CORAÇÃO

CORAÇÃO
UMA HISTÓRIA

SANDEEP JAUHAR

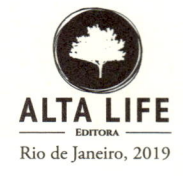

ALTA LIFE
EDITORA
Rio de Janeiro, 2019

Publique seu livro com a Alta Books. Para mais informações envie um e-mail para autoria@altabooks.com.br

Obra disponível para venda corporativa e/ou personalizada. Para mais informações, fale com projetos@altabooks.com.br

Produção Editorial Editora Alta Books	**Produtor Editorial** Juliana de Oliveira Thiê Alves	**Marketing Editorial** marketing@altabooks.com.br	**Vendas Atacado e Varejo** Daniele Fonseca Viviane Paiva comercial@altabooks.com.br	**Ouvidoria** ouvidoria@altabooks.com.br
Gerência Editorial Anderson Vieira	**Assistente Editorial** Adriano Barros	**Editor de Aquisição** José Rugeri j.rugeri@altabooks.com.br		

Equipe Editorial	Carolinne Oliveira Ian Verçosa Illysabelle Trajano Keyciane Botelho	Larissa Lima Laryssa Gomes Leandro Lacerda Livia Carvalho	Maria de Lourdes Borges Paulo Gomes Raquel Porto	Thales Silva Thauan Gomes

Tradução Wendy Campos	**Copidesque** Ana Gabriela Dutra	**Revisão Gramatical** Hellen Suzuki Thaís Pol	**Diagramação** Joyce Matos	**Capa** Christoph Niemann

Erratas e arquivos de apoio: No site da editora relatamos, com a devida correção, qualquer erro encontrado em nossos livros, bem como disponibilizamos arquivos de apoio se aplicáveis à obra em questão.

Acesse o site www.altabooks.com.br e procure pelo título do livro desejado para ter acesso às erratas, aos arquivos de apoio e/ou a outros conteúdos aplicáveis à obra.

Suporte Técnico: A obra é comercializada na forma em que está, sem direito a suporte técnico ou orientação pessoal/exclusiva ao leitor.

A editora não se responsabiliza pela manutenção, atualização e idioma dos sites referidos pelos autores nesta obra.

Dados Internacionais de Catalogação na Publicação (CIP) de acordo com ISBD

J41c Jauhar, Sandeep

   Coração: uma história / Sandeep Jauhar ; traduzido por Wendy Campos. - Rio de Janeiro : Alta Books, 2019.
   272 p. ; 14cm x 21cm.

   Inclui índice.
   ISBN: 978-85-508-1066-9

   1. Medicina. 2. Memórias. I. Campos, Wendy. II. Título.

2019-1770   CDD 610
             CDU 61

Elaborado por Vagner Rodolfo da Silva - CRB-8/9410

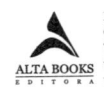

Rua Viúva Cláudio, 291 — Bairro Industrial do Jacaré
CEP: 20.970-031 — Rio de Janeiro (RJ)
Tels.: (21) 3278-8069 / 3278-8419
www.altabooks.com.br — altabooks@altabooks.com.br
www.facebook.com/altabooks — www.instagram.com/altabooks

ASSOCIADO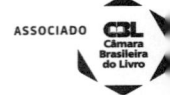

Para Pia, meu coração

A centelha que dá vida ao corpo, enfermeira de sua vida, princípio criativo e elo de harmonização dos sentidos; o elo central na estrutura humana... esteio da nossa natureza, rei, governador, criador.
— Bernard Silvester, filósofo e poeta do século XII

Sumário

SOBRE O AUTOR

Sandeep Jauhar é médico cardiologista e diretor do Programa Heart Failure no Long Island Jewish Medical Center. É autor dos best-sellers *Doctored* e *Intern* e é colunista do *New York Times*. Mora com sua esposa, um filho e uma filha em Long Island.

Agradecimentos

Sou profundamente grato a inúmeras pessoas por toda a ajuda e apoio na redação deste livro, mas nenhuma mais do que aos pacientes de quem tive o privilégio de cuidar e aprender durante meus anos como médico.

Agradeço ao meu agente, Todd Shuster, amigo e aliado há quase duas décadas. Ele me fez acreditar que eu poderia escrever livros.

Tenho uma dívida de gratidão com meu brilhante editor, Alex Star, que teve uma visão clara para este livro quando o discutimos pela primeira vez durante o almoço. "Será sobre o coração, não o médico do coração", lembrava-me continuamente. "Vamos nos aproximar mais de nossos corações lendo este livro." A perspicácia editorial de Alex está presente por toda parte. Tive muita sorte de trabalhar com ele.

Também gostaria de agradecer a vários outros colegas na Farrar, Straus e Giroux: Dominique Lear, que cuidou de tantos detalhes importantes durante o processo de publicação; Jonathan Lippincott, que gerenciou o design; Nick Courage, que criou meu site; Ingrid Sterner, minha editora de textos; Susan Goldfarb, minha editora de produção; Scott Borchert, Laury Frieber e minha equipe de publicidade maravilhosa: Jeff Seroy, Brian Gittis, Sarita Varma e Daniel del Valle.

E é claro que tenho uma imensa dívida de gratidão com Jonathan Galassi e Eric Chinski por me darem a chance de escrever o livro.

Tenho o enorme privilégio de escrever para o *New York Times* por duas décadas. Sou grato aos muitos editores que me ajudaram a me tornar escritor, mas devo um agradecimento especial a Jamie Ryerson, meu excepcionalmente sagaz editor de coluna, que me fez abraçar meu jornalismo tanto quanto qualquer outra pessoa com quem trabalhei.

Tenho a sorte de ter um fantástico grupo de colegas onde trabalho. Quero agradecer especialmente a Tamara Jansz, minha querida amiga; Kim Hammond; Maureen Hogan; Tracey Spruill e Mickey Katz. Também sou grato a Barry Kaplan, Michael Dowling, David Battinelli e Lawrence Smith por seu contínuo apoio.

Vários outros amigos e assistentes merecem minha gratidão, incluindo Eugenie L-Shiah, Angela Goddard, Elias Altman, Sarah Tanchuck, Abbey Wolf, Lisa DeBenedetis, Sung Lee e Paul Elie. Todos analisaram os primeiros rascunhos do manuscrito ou me ajudaram com pesquisas. Dois assistentes se destacaram, Cody Elkhechen e Isabella Gomes, por sua intensa devoção ao manuscrito e por fazer inúmeras sugestões úteis.

É claro que sou o responsável por todo o conteúdo. Se houver algum erro, a culpa é minha e só minha.

Minha mais profunda gratidão à minha família: meu pai, Prem, e minha querida irmã, Suneeta; minha mãe, Raj, de quem sempre sentirei falta; e meu irmão, Rajiv, que foi fonte inesgotável de apoio ao longo de toda a jornada. Também sou grato à família da minha esposa, Sonia, por seu amor e apoio.

Antes de ter filhos, minha mãe me dizia: "Você nunca entenderá o quanto vai amá-los." Ela estava certa. Meu filho, Mohan, é meu braço direito. Minha querida Pia foi a primeira a me dizer para escrever um livro sobre o coração. Eles são as estrelas-guias de minha vida.

Finalmente, serei eternamente grato à minha querida esposa, Sonia, minha parceira há 20 anos, meu amor, minha crítica mais severa e a pessoa sem a qual não sei viver.

CORAÇÃO

Prólogo: Tomografia Computadorizada

Eu estava ficando com falta de ar. Quando subia os desgastados degraus até meu escritório no quarto andar, tinha que parar para descansar. Às vezes, à noite, minha respiração ficava pesada e ruidosa, pois minhas vias aéreas estavam congestionadas pelo muco, e eu tinha episódios de tosse. Como médico, tive o privilégio de ter sido um dos primeiros socorristas do 11 de Setembro, mas muitos de nós que estivemos no Marco Zero relatávamos problemas respiratórios. Então achei melhor procurar meu amigo Seth, um pneumologista, para uma avaliação. Ele solicitou testes de função pulmonar, que envolviam me sentar em uma cabine com paredes de vidro e soprar com força em um tubo de plástico. O fluxo de ar e os volumes pulmonares estavam normais. Seth me diagnosticou com refluxo ácido, uma causa comum de tosse crônica, e receitou um antiácido diariamente. Mas eu o convenci a pedir uma tomografia computadorizada do meu tórax. Meus sintomas pareciam desproporcionais ao seu diagnóstico benigno. Eu estava preocupado que meus pulmões tivessem sido danificados pela fumaça e por toda a fuligem que havia inalado no fatídico dia.

Como Seth previu, a tomografia computadorizada revelou pulmões normais. No entanto, uma descoberta incidental chamou minha atenção. "Presença de calcificações da artéria coronária", afirmou o relatório. O cálcio coronário é um marcador de aterosclerose, o endurecimento das artérias. Uma ocorrência corriqueira em incontáveis tomografias de meus pacientes mais velhos ao longo dos anos, a que eu raramente prestava atenção. Mas agora, aos 45 anos, queria saber mais. Quanto cálcio havia e onde exatamente? Um radiologista me informou que o exame que fiz não tinha a resolução adequada para responder a essas perguntas.

No meu computador, peguei uma calculadora Framingham, uma ferramenta projetada para estimar o risco de um ataque cardíaco no período de dez anos. Inseri minha altura e peso, pressão arterial e colesterol, e a informação de não ser fumante e não ter diabetes. O programa respondeu com um risco de ataque cardíaco de 2% e de qualquer evento cardiovascular (incluindo angina e acidente vascular cerebral) de cerca de 7% nos próximos dez anos. Felizmente, um risco baixo. No entanto, eu também sabia que, para um imigrante indiano com um significativo histórico familiar de doença cardíaca, o cálculo provavelmente subestimou o risco real.

Meu irmão, Rajiv, também cardiologista, sugeriu um teste de estresse em esteira, mas eu jogava tênis aos fins de semana sem sintoma algum. Um teste de estresse só detectaria bloqueios coronarianos superiores a 70%, e eu tinha certeza de que minha doença não estava tão avançada. Então, optei por uma angiotomografia não invasiva para examinar minhas coronárias. Todo Dia dos Pais recebia e-mails de spam sobre esse exame. "Certifique-se de que o papai não esteja entre as centenas de milhares de homens nos Estados Unidos que parecem saudáveis, mas que na verdade são uma bomba-relógio." É estranho pensar que eu possa agora ser um desses homens. Liguei para a Dra. Trost, a radiologista cardíaca de nosso departamento, e agendei a angiotomografia. Ela me garantiu que meu risco de doença cardíaca era baixo. "Mas, para sua paz de espírito, faça o exame", disse ela.

Então, no começo da manhã de junho, fiz o exame. Ainda deitado do lado de fora do escâner em forma de C, um técnico inseriu um acesso intravenoso na parte de trás da minha mão. O escâner teria que registrar uma placa do tamanho de milímetros em um órgão do tamanho de uma toranja, movendo-se a uma velocidade de 200 milímetros por segundo. Recebi um betabloqueador intravenoso para diminuir o ritmo do meu coração e, assim, reduzir o borrão da imagem. Um comprimido de nitroglicerina também foi colocado sob a minha língua para dilatar minhas artérias torácicas para que o aparelho pudesse visualizá-las melhor. Depois de algumas imagens preliminares, uma enfermeira injetou contraste em minha veia. "Você vai sentir um calor no corpo todo", disse-me enquanto eu corava pensando que tinha molhado as calças. A passagem final levou menos de um minuto.

Depois que a Dra. Trost analisou as imagens, ela me chamou para a sala de diagnóstico. As imagens cinza e branco estavam em um grande monitor. Havia manchas brancas, grânulos radiográficos, em todas minhas três artérias coronárias. A artéria principal que alimenta meu coração tinha uma obstrução de 30% a 50% perto da abertura e um bloqueio de 50% na porção média. Havia placas menores nas outras duas artérias também. Sentado atônito naquele quarto escuro, eu parecia vislumbrar como, provavelmente, seria minha morte.

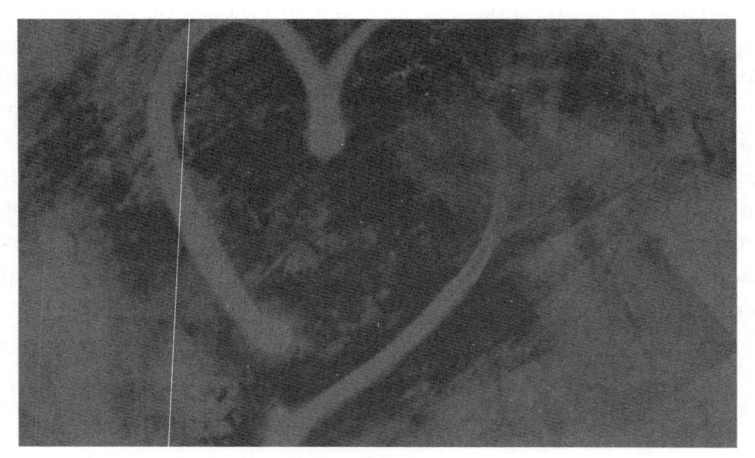

Fear Heart (cortesia de Darian Barr)

Introdução:
O Motor da Vida

Nada existe de vergonhoso num ataque de coração.
— Susan Sontag, *Doença como Metáfora* (1978)

Talvez o acontecimento mais importante de minha vida tenha ocorrido 15 anos antes de meu nascimento. Em um dia sufocante de julho na Índia, em 1953, meu avô paterno morreu repentinamente, com apenas 57 anos. As circunstâncias foram incomuns e, como a maioria das tragédias familiares, a nossa adquiriu toques mitológicos. Todos concordam que, na manhã do dia em que morreu, meu avô foi picado por uma serpente enrolada entre sacos de grãos em sua pequena loja em Kanpur. Ele não chegou a ver a espécie da serpente, mas esse tipo de acidente é comum na Índia e, segundo relatos, meu avô se sentia bem quando chegou em casa para o almoço. Meu pai, com quase 14 anos, tinha uma entrevista na Faculdade Agrícola de Kanpur no dia seguinte, e meu avô planejava acompanhá-lo. Eles estavam sentados no chão de pedra almoçando e examinando o diploma de ensino médio do meu pai, deliciando-se com todas as honras acadêmicas que recebera, quando, no meio da refeição, os vizinhos trouxeram o cadáver de uma reluzente naja negra, que diziam ter mordido meu avô. (Foi morta por um encantador de serpentes convocado até a loja.) Meu avô deu uma olhada e ficou pálido. "Como posso sobreviver a isso?", disse ele, antes de cair no chão. Os vizinhos o incentivaram a recitar o "Ram, Ram", uma oração hindu, mas suas últimas palavras, deitado no chão enquanto seus olhos gradualmente perdiam o brilho, foram: "Eu queria levar Prem para a faculdade."

Uma ambulância do governo costumava fazer rondas na aldeia regularmente. Por volta das 19h, várias horas depois do colapso do meu avô, a família solicitou a ajuda da ambulância que passava. A essa altura, o rigor mortis se instalara, movendo-se como uma onda lenta do pescoço e mandíbula do meu avô para seus membros. Os paramédicos imediatamente declararam o óbito — ele não tinha batimentos cardíacos —, mas a família, em negação, insistiu em levá-lo (e a serpente) para um hospital construído por ingleses a cerca de oito quilômetros de distância. Lá, um médico declarou meu avô morto na chegada.

"Foi um ataque cardíaco", disse o médico, dissipando a crença da família de que seu patriarca havia sido morto por uma naja. Meu avô sucumbira à causa mais comum de morte em todo o mundo, morte súbita cardíaca após um infarto do miocárdio ou ataque cardíaco, talvez desencadeado em seu caso pelo medo da picada da cobra. Sem nada a ser feito, e o calor do verão ameaçando deteriorar o corpo, meu avô foi trazido de volta para a aldeia e cremado no dia seguinte. Diante de um caixão de madeira ornamentado sobre uma pira encharcada de óleo, as pessoas balançavam a cabeça em pesar sob um céu azul-claro.

Ouvindo o folclore familiar, cresci temendo o coração, atribuindo-lhe a reputação de carrasco de homens no auge de suas vidas. Por causa dele, você pode ser saudável e ainda assim morrer; parecia uma trapaça. Essa apreensão foi alimentada por nossa avó, que veio morar conosco na Califórnia no início dos anos 1980 (até que ficou com saudades de casa e voltou para a pequena aldeia em Kanpur, onde seu amado marido havia morrido). Mesmo 30 anos depois de sua morte, ela ainda se enrolava em seu véu branco cheirando a naftalina, típico das viúvas. Certa vez, no Zoológico de Los Angeles, ela se curvou respeitosamente a uma serpente que fazia parte de uma apresentação, entrelaçando as mãos e murmurando uma prece antes de insistir que a levássemos para casa. Ela era uma mulher forte que habilmente assumiu as rédeas da casa depois que seu marido morreu. E, no entanto, como a Srta. Havisham, passou a vida de luto por causa de um incidente bizarro e incompreensível. Na Índia, serpentes simbolizam a infinitude e a atemporalidade, bem como o infortúnio e a morte. Até o fim, em sua mente, havia sido uma serpente venenosa a responsável pela morte de seu marido. E de certa forma, pela rapidez com que um ataque cardíaco pode tirar uma vida saudável e vibrante sem aviso prévio, foi.

Meu avô materno também foi vítima de morte súbita cardíaca, embora muitos anos depois. Ele havia sido médico do exército e depois estabeleceu um consultório particular de sucesso em sua casa em Nova Delhi. Em uma manhã de setembro de 1997, logo após seu 83º aniversário, ele acordou reclamando de dor abdominal, que atribuiu ao excesso de comida e uísque na noite anterior. Depois de alguns minutos, soltou um gemido alto e caiu inconsciente; e, rápido assim, morreu. Provavelmente, sofreu um ataque cardíaco violento, mas não foi isso o que o matou. Foi a arritmia resultante — a fibrilação ventricular em que o batimento cardíaco se torna caótico — que impediu o coração de sustentar o fluxo sanguíneo e a vida. Quando conversei com minha mãe sobre sua morte, ela disse que estava triste por ele ter morrido tão de repente. Mas também estava grata.

Assim, o coração humano se tornou uma obsessão para mim, em grande parte por causa da minha história familiar. Quando menino, eu costumava deitar na cama e monitorar as batidas em meu peito. Eu me deitava de lado, com as mãos em torno da cabeça e ouvia o pulso fluindo em meus ouvidos. Ajustava a velocidade do ventilador de teto para sincronizar com o meu batimento cardíaco, e ficava hipnotizado pelos sons dos dois osciladores, profundamente grato pelo fato de o meu nunca ter feito uma pausa.[1] Eu era fascinado pela natureza dicotômica do coração: vigoroso, trabalhando sem descanso e, ao mesmo tempo,

---

[1] Cientistas do século XIX usavam uma roda giratória acionada por um motor e sincronizaram com o ciclo cardíaco para detectar pequenas variações no ritmo do coração.

tão vulnerável. Anos mais tarde, quando me tornei especialista em insuficiência cardíaca, acabei transmitindo essa preocupação aos meus filhos. Quando meu filho, Mohan, era pequeno, costumávamos assistir a um especial da PBS sobre doenças cardíacas, no qual um homem sofrendo um infarte entra em parada cardíaca. Na parte de trás de uma ambulância, ele é trazido de volta à vida com os choques do desfibrilador, seu corpo sacudindo violentamente com a descarga elétrica. Mohan olhava fascinado para a cena, muitas vezes rebobinando a fita, até eu insistir para que desligássemos o vídeo, com medo do impacto da cena em sua mente em desenvolvimento. E a assistíamos novamente no dia seguinte.

•

Este livro é sobre o que é o coração, como ele tem sido tratado pela medicina e como podemos viver sabiamente com nosso coração no futuro — sem deixar de segui-lo. A importância vital do coração para nossa autocompreensão não é por acaso. Se o coração é o último órgão importante a parar de funcionar, ele também é o primeiro a se desenvolver — começando a bater aproximadamente depois de três semanas de vida fetal, antes mesmo que haja sangue para bombear. Do nascimento até a morte, bate aproximadamente três bilhões de vezes. A quantidade de trabalho que realiza é impressionante. Cada batimento cardíaco gera força suficiente para circular o sangue ao longo de aproximadamente 160 mil quilômetros de vasos. A quantidade de sangue que passa por um coração adulto médio em uma semana poderia encher uma piscina. Mas a vida que ele sustenta pode rapidamente ser extirpada. Quando o coração para, a morte é instantânea. Se a vida é uma luta contínua contra a inexorável marcha da entropia, então a pulsação está no centro desse conflito. Ao fornecer energia às nossas células, ela neutraliza nossa tendência à dissipação e à desordem.

Mais do que tudo, o coração quer bater; esse propósito está incorporado em sua estrutura. Células cardíacas cultivadas em uma placa de Petri começam a se contrair espontaneamente, buscando outras células (por meio de conexões elétricas chamadas junções comunicantes) para sincronizarem sua dança rítmica. Nesse sentido, as células cardíacas — e a organização que elas criam — são entidades sociais. O coração pode continuar batendo por dias, até semanas, depois da morte de um animal. Vencedor do Prêmio Nobel de Fisiologia ou Medicina, o francês Alexis Carrel mostrou em laboratório que o tecido do coração de um pintinho adequadamente nutrido em um meio de plasma sanguíneo e água pulsará por meses e pode permanecer vivo por mais de 20 anos, muito mais do que o tempo normal de vida de seu hospedeiro. Esta é uma propriedade única do coração. O cérebro e outros órgãos vitais não conseguem funcionar sem um coração batendo, mas um coração pulsante não depende de um cérebro funcional — pelo menos não em curto prazo. Além disso, o coração não apenas bombeia sangue para outros órgãos; bombeia sangue para *si mesmo*. Não conseguimos ver nossos próprios olhos. Precisamos de algum esforço para usar nosso cérebro para mudar nossa maneira de pensar. Mas o coração é diferente. De certo modo, e ao contrário de qualquer outro órgão, o coração é autossustentável.

De todas as conexões do coração — com as emoções, com o pensamento —, o elo entre o batimento cardíaco e a vida é talvez o mais forte. Nós associamos o coração à vida porque, como ela, o coração é dinâmico. Segundo a segundo, e em uma escala macroscópica, ele é o único órgão que se move de forma perceptível. Por meio de seus sussurros, fala conosco; por intermédio de suas contrações sincronizadas, transmite um sinal elétrico várias vezes mais poderoso que qualquer outro no corpo. Ao longo dos séculos, diferentes culturas viram o coração como fonte de uma força vital que deveria ser extraída ou colhida. No antigo Egito, o coração era o único órgão que era deixado no corpo durante a mumificação, porque acreditava-se que ele desempenharia um papel central no renascimento de um indivíduo após a morte.[2] Em uma cena frequentemente descrita na mitologia egípcia, o coração de uma pessoa morta é pesado em uma balança contrabalançada por uma pena ou estatueta, representando a verdade e a lei divina. Se o coração se equilibrasse de maneira uniforme, era considerado puro e devolvido ao seu dono. Mas, se estivesse carregado de pecado, era devorado por uma monstruosa quimera, e o falecido, banido para o submundo. Três mil anos depois, em elaboradas cerimônias realizadas no topo da colina, os astecas abriam o peito dos escravos com facas de sílex e arrancavam seus corações ainda batendo como oferendas aos seus ídolos. Nos contos de fadas ocidentais, as bruxas que buscavam a imortalidade consumiam os corações dos inocentes. Em *Branca de Neve,* por exemplo, a Rainha Má insiste que o caçador arranque o coração da menina para garantir que de fato ela está morta. Mesmo hoje, quando a morte cerebral se tornou um sinal amplamente aceito de morte, as pessoas continuam a associar a presença de pulsação à viabilidade de sobrevivência. As famílias se aproximam de mim na unidade de terapia intensiva e dizem: "O coração está batendo. Como ele pode estar morto?"

O balé sanguíneo em algum momento chegará ao fim. A doença cardiovascular interrompe 18 milhões de vidas — quase um terço de todas as mortes — no mundo a cada ano. Desde 1910, a doença cardíaca tem sido a assassina número um nos Estados Unidos. Hoje, 62 milhões de norte-americanos (e mais de 400 milhões em todo o mundo, incluindo 7 milhões no Reino Unido) sofrem de doenças cardíacas.

A segunda causa mais comum de morte nos Estados Unidos é o câncer, mas as doenças cardíacas e o câncer não poderiam ser mais diferentes. No câncer, as células se dividem como loucas, migram e invadem outras partes do corpo de forma impiedosa e descontrolada, em uma espécie de degeneração agressiva do

---

[2] Os rins também eram deixados no corpo, provavelmente porque sua localização dificultava a remoção. Quase é possível ouvir as palavras, escritas no papiro, de um egípcio recém-falecido, curvado em submissão: "Ó meu coração que eu tinha sobre a terra, não se levante contra mim como testemunha... Não fales contra mim a respeito do que tenho feito." Durante a Idade Média, os corações dos reis e príncipes ainda eram frequentemente sepultados separadamente, e em 1989 a rainha da Hungria decidiu ter seu coração enterrado em um monastério na Suíça, onde também estava o coração de seu marido.

corpo. A doença cardíaca é diferente: mais limpa, mais restrita, menos ambígua, mais compreensível. Pacientes com câncer ficam marcados e fragilizados, escreveu Susan Sontag. Os pacientes cardíacos, disse ela, muitas vezes mantêm a vitalidade e uma aparência saudável, como meu avô, até morrerem.

Os números poderiam ser ainda piores. As mortes por doenças cardiovasculares nos Estados Unidos diminuíram quase 60% desde meados da década de 1960. De 1970 a 2000, a expectativa de vida nos Estados Unidos aumentou em seis anos. Dois terços desse aumento na longevidade decorreram de avanços nos tratamentos cardiovasculares. (Nos últimos anos, houve diminuição da expectativa de vida em brancos de meia-idade em decorrência de causas não cardiovasculares.) Embora mais de 60% dos norte--americanos desenvolvam algum tipo de doença cardiovascular em suas vidas, menos de um terço dos casos resultará em morte, por isso sabemos que nossos tratamentos são eficazes. O século XX entrará para a história como o período em que o grande flagelo da doença cardiovascular começou a ficar sob controle.

Há uma desvantagem para esse sucesso, é claro. Pacientes que antes morriam de doenças cardíacas agora precisam conviver com ela, embora muitas vezes em estado debilitado, apenas uma fração de seus antigos eus. Todos os anos, mais de meio milhão de norte-americanos desenvolvem insuficiência cardíaca congestiva, na qual o coração enfraquece ou endurece a ponto de não conseguir bombear o sangue adequadamente para atender às demandas de energia do corpo. A insuficiência cardíaca é agora a causa número um de hospitalização de pacientes com mais de 65 anos, e a maioria deles ainda morre nos 5 anos seguintes ao diagnóstico. Ironicamente, à medida que nos tornamos mais aptos a tratar doenças cardíacas, o número de pessoas acometidas por essas doenças também cresce.

A situação cardiovascular nos Estados Unidos provavelmente se agravará nos próximos anos. A adesão a um estilo de vida saudável para o coração diminuiu. De modo geral, os norte--americanos tornaram-se mais obesos e sedentários, e as taxas de tabagismo quase não mudaram nas últimas duas décadas. Um estudo de autópsias publicado no *JAMA Internal Medici-*

ne sugere que 80% dos norte-americanos de 16 a 64 anos têm
pelo menos os primeiros sinais de doença arterial coronariana.
Essas descobertas indicam que o declínio de quatro décadas na
doença cardíaca pode estar chegando a um abrupto fim. Vamos
precisar de novas maneiras de lidar com essa ameaça.

Nas páginas que se seguem, examinarei as dimensões emocionais e científicas de um órgão que intrigou e iludiu filósofos
e médicos durante séculos. Nenhum outro órgão — talvez nenhum outro objeto na vida humana — é tão imbuído de metáforas e significados. A história que descreverei não é pautada
por avanços contínuos, mas, aos trancos e barrancos, resolveu
grandes desafios, ajudando inúmeras pessoas a sobreviver a uma
doença que já foi considerada terminal. É uma história gran-
diosa — desde os filósofos naturais que se detiveram aos significados metafóricos do coração, passando por William Harvey
e a descoberta da circulação, empreendimentos em larga escala
como o Estudo Framingham, que explorou as causas das doenças cardíacas, até as modernas técnicas e tecnologias cirúrgicas
que até um século atrás, por causa do honroso status do coração
na cultura humana, eram consideradas tabu.

A mística cristã do século XII, Hildegard de Bingen, certa
vez escreveu: "A alma fica no centro do coração, como se estivesse em uma casa." De muitas maneiras, o coração se parece
com uma casa. Está dividido em várias câmaras, separadas por
portas. As paredes têm uma textura característica. É uma casa
antiga, projetada ao longo de muitos milênios. Longe das vistas
estão os fios e tubulações que a mantêm funcionando. E, embora a casa não tenha um significado intrínseco, carrega diversas
significações que atribuímos a ela. O coração já foi considerado
o centro da ação e do pensamento humanos — fonte de coragem, desejo, ambição e amor. Mesmo que essas conotações
estejam desatualizadas, elas ainda são profundamente relevantes
para a forma como pensamos sobre esse órgão e como ele molda
nossas vidas.

PARTE I

A Metáfora

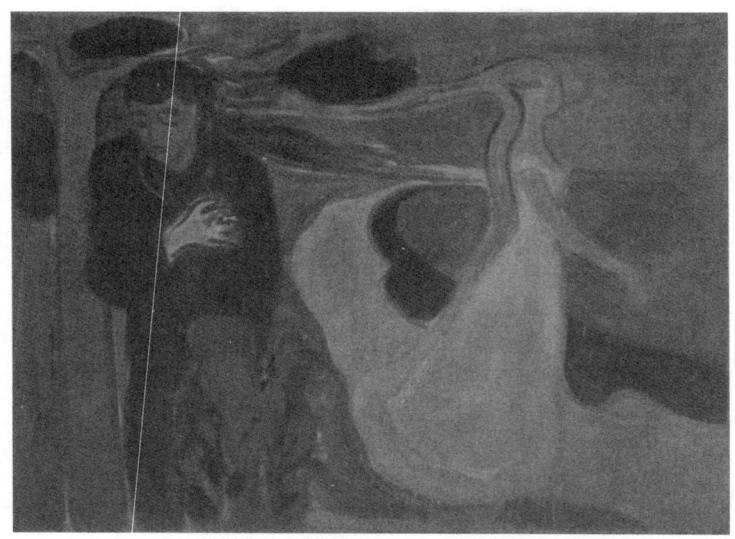

Separação, Edvard Munch, 1896, óleo sobre tela, 96,5 × 127cm (Munch Museum, Oslo [MM M 00024]; fotografia © Munch Museum)

1

Um Coração Pequeno

Você pode morrer de um coração partido — é um fato científico — e meu coração está se partindo desde o primeiro dia em que nos conhecemos. Eu posso senti-lo agora, doendo profundamente atrás de minha caixa torácica do jeito que faz toda vez que estamos juntos, batendo em um ritmo desesperado: *me ame*.
— Abby McDonald, *Getting Over Garrett Delaney* (2012)

Quando eu tinha 15 anos, tive que fazer um projeto de pesquisa para a minha aula de biologia do ensino médio. Decidi medir o sinal elétrico do coração de um sapo vivo. Para fazer o experimento, eu teria que cortar a medula espinhal com o animal ainda vivo, paralisando-o — antes de abri-lo. Pedi emprestado um osciloscópio para medir a corrente, um amplificador de voltagem e alguns eletrodos vermelhos e pretos. Meu professor de ciências, Sr. Crandall, disse que era um projeto impressionante para um aluno de ensino médio.

Mas primeiro tive que capturar alguns sapos. Com uma rede de pesca em uma das mãos e o guidão de minha bicicleta na outra, parti para a floresta perto da minha casa no sul da Califórnia. Era uma tarde de sexta-feira no início da primavera, e os pássaros cantavam de modo insolente. A estrada estava molhada. Os pneus de minha bicicleta raspavam contra o cascalho enlameado. Meu destino era um pequeno lago, não maior que uma piscina de quintal. A superfície estava coberta de folhas, libélulas e algas verdes. Andei ao longo da margem, meus tênis afundando na lama. Então, através de uma abertura nas algas, contemplei um maravilhoso mundo de lépidos girinos e sapos. Mergulhei minha rede, uma malha branca no final de um cabo de madeira de um metro de comprimento, na água e a arrastei pelo fundo viscoso. Quando a puxei, um pequeno sapo amarelo estava preso na rede. Eu o despejei (junto com algumas folhas) em um saco de lixo. Com mais algumas varreduras, capturei mais sapos, cerca de seis ao todo. Fiz pequenos buracos no saco plástico com a ponta de um lápis e amarrei o topo. Então, guardei-o na mochila e voltei para casa.

Larguei a bicicleta ao lado da casa e destranquei o portão de madeira que levava ao quintal. Ervas daninhas cresciam nas rachaduras no chão de cimento. Ao lado do pátio coberto havia um pequeno limoeiro. A presença da pequena árvore sempre me fazia sentir como se meu quintal fosse um lugar melhor e mais livre do que realmente era. A essa altura, a escuridão se aproximava, substituindo o céu amarelado. Da cozinha, minha mãe me chamou para jantar. Deixei o saco com os sapos no pátio. Lá dentro, minha mãe me perguntou se eu pretendia alimentar os animais. Disse a ela que não havia motivo, porque eles seriam sacrificados de qualquer maneira.

A circulação sanguínea dos animais, aprendi com o Sr. Crandall, evoluiu ao longo de milhões de anos. Os moluscos e vermes têm uma circulação aberta de baixa pressão. Os animais maiores desenvolveram vasos em forma de tubo e bombas de complexidade crescente para circular o sangue a uma pressão mais alta, permitindo, assim, a entrega de oxigênio e nutrientes em distâncias mais longas. Os corações dos sapos têm três câmaras. Os corações humanos são mais intrincados, com quatro câmaras: dois átrios (os compartimentos de coleta) e dois ventrículos (as bombas). Sapos requerem menos oxigênio que os humanos porque não tentam manter uma temperatura interna constante. Ao contrário dos humanos que os dissecam, sapos têm sangue frio.

No dia seguinte, um sábado, peguei o saco plástico, meu aparato elétrico, um bisturi e uma bandeja de dissecação e sentei-me em um banquinho de plástico sob o nosso balanço enferrujado. Em 1856, 127 anos antes, os anatomistas Rudolf von Kölliker e Heinrich Müller mediram a corrente elétrica do batimento cardíaco de um sapo, por meio de eletrodos conectados a um imã que produzia uma força que deslocava uma agulha. Com alguma tecnologia moderna, esse era essencialmente o experimento que eu tentaria replicar. Liguei os eletrodos à fonte de tensão para testar o circuito, obtendo um sinal limpo de 60 hertz no osciloscópio. Como as pontas dos eletrodos eram espessas e achatadas, eu não tinha certeza de que elas fariam um bom contato se o coração do sapo fosse muito pequeno, mas naquele fim de semana era o melhor momento para eu fazer o experimento, então decidi prosseguir de qualquer forma.

Peguei um sapo da sacola. Agarrando-o firmemente com a mão, apliquei suavemente o bisturi na pele bege de suas costas. Ele esperneou descontroladamente, lutando para se libertar. Quando inadvertidamente relaxei a pegada, ele escapou, pulando na grama seca até que eu conseguisse capturá-lo. Segurando o quadril e as patas traseiras até que ele parasse de resistir, tentei de novo. A essa altura meu coração saltitava em meu peito, também tentando se libertar. Empurrei a ponta do bisturi alguns milímetros através do delicado forame magno e na base do crânio. O sapo lutou, então empurrei mais forte, sentindo a carapaça cartilaginosa relutantemente ceder. Devo ter prendido a respiração — ou talvez hiperventilado —, porque minúsculos grãos pretos começaram a embaçar minha visão. Movimentei violentamente o bisturi para frente e para trás, quase decapitando o animal. Quando o coloquei na bandeja de dissecação, ele tentou se arrastar até a borda e deu mais um salto fraco antes de ficar imóvel.

Fiz uma incisão linear ao longo do peito, por onde escorreu um líquido viscoso. O coração ainda batia, até onde pude perceber — embora fosse difícil ter certeza, pois o órgão estava envolto em outras estruturas torácicas. Para limpar a área, arranquei esses órgãos com meus dedos. Nesse momento, minhas lágrimas escorriam rapidamente. As pontas dos eletrodos eram grandes demais, quase do tamanho do próprio coração. Mesmo assim, em pânico, direcionei-os ao órgão do tamanho de uma ervilha, esquecendo que ainda estavam ligados à bateria. Quando fizeram contato, uma faísca elétrica estalou, chamuscando o peito do sapo. O cheiro era terrível, ainda pior do que os espécimes encharcados de formol no armário do Sr. Crandall. Quando minha mãe saiu da casa, eu estava chorando. Havia torturado a pobre criatura em vão. Minha mãe examinou a cena com cuidado. Então, com sua costumeira bronca piedosa, disse: "Você deveria fazer um experimento diferente, filho. Seu coração é pequeno demais para isso."

No dia seguinte, preparei-me para tentar novamente, mas, quando fui buscar outro sapo, a sacola estava vazia; os sapos haviam desaparecido. Ainda não sei como eles escaparam (e nem minha mãe). Sem dados originais, conclui meu trabalho com figuras de livros didáticos. Minha nota foi um B. Decepcionado, perguntei ao Sr. Crandall o motivo. Ele disse que era porque eu não tinha aprendido nada novo.

•

Se o coração concede a vida e a morte, também instiga a metáfora: é um receptáculo que se enche de significado. O fato de minha mãe ter associado a falta de coragem a um coração pequeno não é surpresa; o coração sempre esteve ligado à bravura. Durante o Renascimento, o coração em um brasão era um símbolo de fidelidade e coragem. A palavra "coragem" deriva do latim *cor*, que significa "coração". Uma pessoa com um coração pequeno se assusta facilmente. O desânimo ou o medo são atribuídos a um coração em desalento.

Essa metáfora existe em diversas culturas. Depois que meu avô morreu, meu pai, com apenas 14 anos, matriculou-se na Faculdade Agrícola de Kampur, o primeiro de sua família a buscar educação superior. Toda manhã ele andava seis quilômetros até a faculdade porque a família não podia comprar uma bicicleta. A caminho de casa, carregando sua sacola de livros emprestados, ele encontrava minha avó em um local predeterminado na estrada poeirenta. Quando ele se queixava dizendo estar cansado ou sobrecarregado, ela aconselhava o filho a mostrar força. "Dil himmauth kar", ela dizia. Coragem!

Shakespeare explorou esse tema em suas tragédias. Em *Antônio e Cleópatra*, Dercetas descreve o suicídio do guerreiro Antônio pela mão que "com a coragem que o coração lhe dava, lacerado lhe deixou o coração". Antônio estava perturbado com o que acreditava ser a traição de Cleópatra e, com seu coração partido, Shakespeare refere-se a outra concepção do coração: como o locus do amor romântico. "Fiz essas guerras pelo Egito e pela Rainha", declara Antônio, "cujo coração meu era, pois o meu era dela". Como escreve o crítico Joan Lord Hall, Antônio está em conflito sobre duas concepções muito diferentes do coração metafórico. No final, sua ânsia por glória no campo de batalha oprime seu desejo de realização apaixonada e leva à sua autodestruição.

A riqueza e a amplitude das emoções humanas são, talvez, o que mais nos diferencia de outros animais, e ao longo da história e através de muitas culturas o coração foi pensado como o lugar onde residem essas emoções. A palavra "emoção" deriva do verbo francês *émouvoir*, que significa "perturbar, movimentar", e talvez seja lógico que as emoções estivessem ligadas a um órgão caracterizado por seu movimento incessante. A ideia de que o coração é o locus das emoções tem uma história que remonta ao mundo antigo. Mas esse simbolismo persistiu.

Se perguntarmos às pessoas qual imagem elas mais associam ao amor, não há dúvida de que o coração dos namorados estará no topo da lista. A forma ♥, chamada de cardioide, é comum na natureza. Ela aparece em folhas, flores e sementes de muitas plantas, incluindo o sílfio, que era usado para controle de natalidade no início da Idade Média e pode ser a razão pela qual o coração acabou associado ao sexo e ao amor romântico (embora a semelhança do formato de coração com a vulva provavelmente também tenha algo a ver com isso). Qualquer que seja a razão, corações começaram a aparecer em pinturas de amantes no século XIII. (Essas representações foram primeiramente restritas a aristocratas e membros da corte — daí o termo "cortejar".) Com o tempo, essas imagens passaram a ser coloridas de vermelho, a cor do sangue, um símbolo de paixão. Mais tarde, a hera, com folhas em forma de coração, prestigiada por sua longevidade e cultivada em lápides, tornou-se um emblema do amor eterno. Na Igreja Católica Romana, a forma ♥ tornou-se conhecida como o Sagrado Coração de Jesus; adornada com espinhos e emitindo luz etérea, era uma insígnia de amor monástico. Na Idade Média, a devoção ao Sagrado Coração atingiu seu ápice na Europa. No início do século XIV, por exemplo, Heinrich Seuse, um monge dominicano, em um ataque de fervor religioso (e horrível automutilação), entalhou o nome de Jesus do lado esquerdo do peito. "Deus Todo-poderoso", escreveu Seuse, "me dê força neste dia para realizar meu desejo, pois você deve ser entalhado no centro do meu coração". Segundo o próprio Seuse, o êxtase de ostentar sua promessa de conjunção com seu verdadeiro amor fez a dor parecer um "doce deleite". Quando as feridas em sua pele cicatrizaram, o nome sagrado estava escrito em letras "da largura de uma espiga de milho e do comprimento da junta de um dedo mindinho". Essa associação entre o coração e diferentes tipos de amor resistiu à modernidade. Quando Barney Clark, um dentista aposentado com insuficiência cardíaca em estágio terminal, recebeu o primeiro coração artificial permanente em Salt Lake City, Utah, EUA, em 1º de dezembro de 1982, sua esposa, com 39 anos, perguntou aos médicos: "Ele ainda vai me amar?"

Hoje sabemos que o coração não é o local de morada das emoções, mas continuamos a reiterar essas conotações simbólicas. Metáforas envolvendo o coração são abundantes na vida cotidiana e na linguagem. Ter um "coração de leão" é ser corajoso. "Falar de coração" remete à sinceridade. Dizemos que "aprendemos de cor" o que entendemos completamente ou memorizamos. O dono de um "coração mole" é alguém que se emociona com facilidade. Ouvir a "voz do coração" é prestar atenção aos seus sentimentos mais íntimos. Sentir um "aperto no coração" significa tristeza ou angústia. Reconciliação ou arrependimento requer "perdoar de coração".

Como o coração biológico, o coração metafórico tem tamanho e forma. Uma pessoa de bom coração é generosa; uma pessoa de coração pequeno é egoísta (embora, quando minha mãe disse que eu tinha um coração pequeno, acredito que ela tenha se referido a um excesso de compaixão). O coração metafórico é também uma entidade material. Pode ser feito de ouro, pedra e até de manteiga. Ele também possui temperatura — frio ou quente — e geografia própria. O centro de um lugar é o seu coração. O "coração do coração", como Hamlet diz a Horácio, é onde se guardam os sentimentos mais sagrados. Chegar ao coração de alguma coisa é descobrir o que é realmente importante e, assim como a estátua ou monumento no coração de uma cidade tem algo a ver com amor, bravura ou coragem, o mesmo acontece com o coração humano.

•

Ao longo dos anos, aprendi que o cuidado adequado de meus pacientes depende de tentar entender (ou pelo menos reconhecer) seus estados emocionais, tensões, preocupações e medos. Não há outra maneira de praticar a medicina do coração. Pois, mesmo que ele não seja a sede das emoções, é altamente responsivo a elas. Nesse sentido, um registro de toda nossa vida emocional *é* gravado em nossos corações. O medo e o luto, por exemplo, podem causar lesões profundas no miocárdio. Os nervos que controlam processos inconscientes, como o batimento cardíaco, são capazes de perceber a angústia e desencadear uma resposta disfuncional de luta ou fuga, que sinaliza aos vasos sanguíneos que se contraiam, acelera o coração e aumenta a pressão sanguínea, resultando em danos.

Em outras palavras, está cada vez mais claro que o coração biológico é extraordinariamente sensível ao nosso sistema emocional — ao coração metafórico, se preferir.

Na primeira parte do século XX, Karl Pearson, um bioestatístico que estudava lápides de cemitérios, notou que maridos

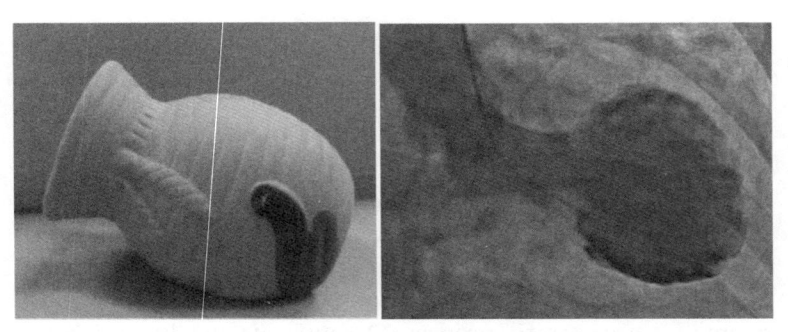

Cardiomiopatia de takotsubo (de *International Journal of Cardiology* 209 [2016]: 196–205)

e esposas tendem a morrer no intervalo de um ano um do outro. Essa descoberta confirma o que agora sabemos ser verdade: o coração partido pode causar ataques cardíacos, e casamentos sem amor podem levar a doenças cardíacas crônicas e agudas. Um estudo de 2004 com quase 30 mil pacientes em 52 países descobriu que fatores psicossociais, incluindo depressão e estresse, eram fatores de risco tão fortes para ataques cardíacos quanto pressão alta e quase tão importantes quanto o diabetes. O coração pode ser uma bomba, mas está longe de ser um mecanismo simples e definitivamente é influenciado pelas emoções.

Há um distúrbio cardíaco reconhecido há cerca de duas décadas chamado cardiomiopatia de takotsubo, ou síndrome do coração partido, em que o coração enfraquece de forma aguda em resposta a um estresse ou luto extremo, como depois de um rompimento amoroso ou da morte de um cônjuge. Os pacientes (quase sempre mulheres, por razões desconhecidas) desenvolvem sintomas que imitam os de um ataque cardíaco. Eles podem desenvolver dor no peito e falta de ar, até mesmo insuficiência cardíaca. Em um ecocardiograma, o músculo cardíaco parece debilitado, frequentemente dilatado na forma de um *takotsubo*, um vaso japonês com um fundo largo e um gargalo estreito, usado como armadilha para polvos.

Embora não saibamos exatamente por que isso acontece, a forma anormal parece refletir a distribuição de receptores de adrenalina no coração normal. Uma alta descarga de adrenalina resulta na liberação de grandes quantidades de cálcio dentro das células do coração, o que danifica o mecanismo celular. Áreas com maior densidade de receptores (como o ápice ou a base do coração) são mais afetadas e, portanto, sofrem o maior dano. Embora a cardiomiopatia de takotsubo geralmente se resolva dentro de algumas semanas, no período agudo pode causar insuficiência cardíaca, arritmias potencialmente fatais e até a morte. Os primeiros estudos sobre esse distúrbio ocorreram no início da década de 1980 em vítimas de traumas emocionais ou físicos (roubo, tentativa de homicídio) que pareciam não ter morrido em decorrência das lesões, mas por causas cardíacas. As autópsias mostraram sinais reveladores de lesão cardíaca e morte celular.

A cardiomiopatia de takotsubo é o arquétipo de uma enfermidade "neurocardíaca" provocada pelas interações entre as emoções e o corpo físico. Em nenhuma outra condição os corações biológicos e metafóricos se confundem de forma tão íntima. Essa síndrome pode ocorrer mesmo quando os pacientes não estão conscientes de seu luto. O marido de uma paciente idosa havia morrido duas semanas antes. Ela estava triste, claro, mas aceitando bem, talvez até um pouco aliviada: tinha sido uma doença longa; ele sofrera de demência. Mas, uma semana depois do funeral, ela olhou para a foto dele e ficou chorosa, então começou a sentir dores no peito e com isso veio a falta de ar, a distensão das veias do pescoço, suor na testa, uma perceptível respiração ofegante mesmo quando permanecia calmamente sentada em uma cadeira: sinais de insuficiência cardíaca congestiva. Um exame de ultrassom mostrou que seu coração perdera mais da metade de sua função normal. Mas os outros exames não apontaram irregularidades — nenhum sinal de artérias entupidas em lugar algum. Duas semanas depois, seu estado emocional voltou ao normal e junto com ele seu coração, o que foi confirmado por um novo ultrassom.

A cardiomiopatia de takotsubo tem sido relatada em muitas situações estressantes, incluindo falar em público, perdas com jogos de azar, discussões domésticas, até mesmo uma festa de aniversário surpresa. "Surtos" dessa síndrome foram associados a perturbações sociais difusas, como depois de um desastre natural. Por exemplo, em 23 de outubro de 2004, um grande terremoto registrando 6,8 graus na escala Richter devastou a província de Niigata em Honshu, a maior ilha do Japão. Trinta e nove pessoas morreram e mais de três mil ficaram feridas. Trens foram descarrilados e os deslizamentos de terra forçaram o fechamento de duas rodovias nacionais, interrompendo o abastecimento de serviços de telefonia, energia e água. Logo após a catástrofe, pesquisadores descobriram um aumento de 24 vezes no número de casos de cardiomiopatia de takotsubo no distrito de Niigata, um mês após o terremoto, em comparação com um período semelhante no ano anterior. Os locais das residências dos pacientes estavam intimamente correlacionados à intensidade do tremor. Em quase todos os casos, os pacientes moravam perto do epicentro.

Usando um banco de dados nacional, cientistas da Universidade do Arkansas identificaram quase 22 mil pacientes diagnosticados com cardiomiopatia de takotsubo nos Estados Unidos em 2011. A maior incidência de casos, quase o triplo da média nacional, foi em Vermont, onde uma tempestade tropical provocou danos não vistos há quase um século. A segunda maior taxa foi no Missouri, onde um enorme tornado atingiu a cidade de Joplin, matando pelo menos 158 pessoas. Embora essas áreas geográficas não tenham sido as únicas atingidas por desastres naturais naquele ano, os cientistas notaram que suas populações talvez estivessem menos preparadas devido à falta de experiência com desastres e, portanto, mais vulneráveis ao estresse que se seguiu.

Até agora, essas descobertas não devem surpreender. Problemas cardíacos, incluindo morte súbita cardíaca, têm sido relatados há muito tempo em indivíduos que experimentam distúrbios emocionais intensos — sofrimento em seus corações metafóricos. As desordens mais incomuns podem ter efeitos especialmente dramáticos. Em seu livro *A Arte Perdida de Curar,* o cardiologista Bernard Lown descreve um caso relatado em uma revista médica indiana em que um prisioneiro é condenado à morte por enforcamento. Um médico convence o prisioneiro a permitir que as autoridades drenem seu sangue em vez de enforcá-lo, porque a morte por hemorragia é relativamente indolor. O homem é amarrado a uma maca e vendado. Então seus braços e pernas são arranhados, levando-o a acreditar que foi cortado e que está sangrando. Lown escreve:

> Recipientes cheios de água foram pendurados em cada uma das quatro pernas da maca e posicionados para pingar em bacias no chão. A água começou a pingar nos recipientes, inicialmente de forma rápida, depois diminuindo progressivamente [imitando o sangramento]. Aos poucos o prisioneiro foi ficando mais fraco, uma condição reforçada pela entonação de voz do médico cada vez mais baixa. Finalmente, o silêncio foi absoluto quando o gotejamento de água cessou. Embora o prisioneiro fosse um jovem saudável, no final do experimento, quando o fluxo de água parou, ele pareceu ter desmaiado. Após um exame, no entanto, descobriu-se que estava morto, apesar de não ter perdido uma única gota de sangue.

Esses tipos de mortes "emocionais" foram observados por pelo menos um século. Em 1942, Walter B. Cannon, fisiologista de Harvard, publicou um artigo chamado "Voodoo Death", no qual descreve casos de morte provocada pelo medo em povos primitivos que acreditavam ter sido amaldiçoados por um feiticeiro em um "ritual do osso"[1] ou como consequência de comer frutas "tabu". Em seu livro *The Australian Aboriginal*, publicado em 1925, o antropólogo Herbert Basedow escreveu:

> O homem que descobre que está sendo amaldiçoado em ritual do osso por um inimigo é, de fato, uma visão las-

---

[1] N.T.:Durante o ritual, o Kurdaitcha aponta um osso – dotado de poderes mágicos – para a vítima, enquanto murmura maldições. Fonte: https://aventurasnahistoria.uol.com.br/noticias/reportagem/kurdaitcha-o-homem-capaz-de-vingar-os--mortos-matando-seus-inimigos.phtml

timável. Ele fica horrorizado, mantém os olhos fixos no ameaçador osso apontando em sua direção e as mãos levantadas para se proteger do feitiço letal, que imagina estar sendo lançado sobre seu corpo. Seu rosto fica pálido, seus olhos, vidrados, e sua expressão torna-se terrivelmente distorcida. Ele tenta gritar, mas geralmente o som é sufocado em sua garganta, e tudo o que se pode ver em sua boca é espuma. Seu corpo começa a tremer e seus músculos se contraem involuntariamente. Ele balança para trás e cai no chão, e depois de um curto período de tempo parece estar desmaiado. Ele finalmente se recompõe, vai até sua cabana e ali é dominado pela angústia até morrer.

O que essas mortes têm em comum é a crença absoluta das vítimas de que havia uma força externa capaz de causar a sua morte e contra a qual estavam impotentes para lutar. Essa percepção de falta de controle, postulou Cannon, resultou em uma resposta fisiológica efetiva em que os vasos sanguíneos se contraíram de tal forma que o volume sanguíneo diminuiu drasticamente, a pressão sanguínea despencou, o coração enfraqueceu severamente e houve um grande dano aos órgãos decorrente da falta de transporte de oxigênio. Cannon acreditava que as mortes provocadas pelo vodu só ocorriam com povos primitivos "tão supersticiosos, tão ignorantes, que se sentem confusos e desamparados em um mundo hostil". Mas, ao longo dos anos, esses tipos de mortes súbitas também vitimaram todo tipo de pessoa no mundo moderno. Hoje temos uma série de síndromes de morte súbita identificadas, incluindo a morte súbita em homens de meia-idade (geralmente após infarto do miocárdio), síndrome da morte súbita infantil, síndrome da morte súbita noturna inesperada, morte súbita durante catástrofes naturais, decorrentes de abuso de drogas recreativas, em animais silvestres e domésticos, por abstinência de álcool, após uma grande perda, durante ataques de pânico e durante a guerra. Quase todas ocorrem por causa de uma parada cardíaca repentina. Atualmente, mortes súbitas representam cerca de metade de todas as mortes por doenças cardiovasculares, e cerca de metade de todas as mortes cardíacas súbitas são o primeiro evento cardíaco nas vítimas.

Foi o que aconteceu com meu avô. Sua morte súbita foi provavelmente causada pelo medo intenso que sentiu ao ver a serpente que o picou. Mas o estresse pode ter efeitos tanto agudos quanto crônicos, e assim acredito que as condições emocionais para sua morte foram provavelmente estabelecidas muito antes, durante a tumultuosa Partição da Índia no verão de 1947. Meu avô morava em um distrito na província de Punjab, hoje Paquistão, onde era dono de uma empresa de gestão de terras, contratando trabalhadores para cuidar de grandes propriedades. Com o fim do domínio britânico em agosto de 1947, a centenária animosidade entre hindus e muçulmanos em Punjab, como no resto do subcontinente indiano, explodiu. Naquele ano, seis anos antes da morte do meu avô, o país foi dividido em Índia, Paquistão Ocidental e Paquistão Oriental (hoje Bangladesh), em termos basicamente sectários. O resultado foi a maior migração em massa registrada na história. Milhões de hindus viajaram para a Índia (a família do meu avô entre eles). Milhões de muçulmanos partiram na direção oposta. A violência de ambos os lados era inimaginável, com massacres, estupros, sequestros e conversões religiosas forçadas. Uma vítima foi o padre da família do meu avô, cuja garganta foi cortada por uma gangue muçulmana quando ele se recusou a dizer "Allahu akbar" [Alá é Grande]. "Nós tínhamos o símbolo do Om tatuado", explica meu pai, apontando para uma tatuagem cinza na mão. "Sem dúvida teriam nos matado também."

Meu avô e sua família escaparam para a fronteira em carroças de bois por estradas esburacadas, levando tudo que puderam carregar. Ao longo da jornada enfrentaram uma terrível carnificina. Vilarejos foram incendiados; famílias deixavam para trás as crianças menores porque não podiam carregá-las. O governo indiano havia enviado escoltas armadas especiais para as garotas adolescentes. Mesmo assim, alguns pais mataram as próprias filhas para evitar que fossem estupradas.

Naquele ano, quando o país foi dilacerado, mais de um milhão de pessoas morreram, e 50 milhões de hindus, muçulmanos e siques foram expulsos de suas casas. O epicentro da violência foi em Punjab, mas as ondas ressoaram pelo subcontinente. Meu avô e sua família sobreviveram, mas os meses de miséria em acampamentos fronteiriços, onde a cólera e a disenteria estavam fora de controle, ceifaram a vida da mãe de meu avô e de seu filho de um ano de idade.

Os ataques e motins durante o verão e o outono de 1947 sem dúvida contribuíram para a morte prematura do meu avô seis anos depois. Aos trancos e barrancos desde a perda de seus negócios, a família acabou instalando-se em um apartamento de um quarto na região rural de Kanpur. Não tinham mobília, eletricidade ou água corrente. Meu pai fazia sua lição de casa sob os postes de rua; minha avó preparava refeições em um fogão a lenha e esterco. Meu avô acabou juntando dinheiro suficiente para abrir uma pequena mercearia que vendia arroz e outros gêneros alimentícios, onde trabalhava praticamente todas as horas em que estava acordado. Ele estava nessa loja no dia em que morreu.

•

As reações fisiológicas de meu avô a emoções como susto, medo ou alegria eram controladas por seu sistema nervoso autônomo, que regula os movimentos inconscientes, como o batimento cardíaco e a respiração. O sistema nervoso autônomo tem duas divisões: o sistema "simpático", que atua como mediador da reação de luta ou fuga, usando adrenalina para acelerar o coração e aumentar a pressão sanguínea; e o sistema "parassimpático", que tem o efeito oposto, diminuindo a respiração e o batimento cardíaco, reduzindo a pressão sanguínea e promovendo a digestão. Nervos dos dois sistemas se estendem ao longo dos vasos sanguíneos e terminam nas células nervosas do coração para ajudar a regular suas reações emocionais. Assim, o sistema nervoso autônomo é o principal canal entre o cérebro e o coração.

No entanto, ainda há muito que não entendemos sobre os efeitos do sistema nervoso autônomo no coração. Por exemplo, em 1957, Curt Richter, cientista da Johns Hopkins, descreveu experimentos em ratos selvagens em que os animais eram mergulhados em um recipiente cilíndrico de vidro com água e uma mangueira lançava água sobre os animais, impedindo-os de flutuar — basicamente provocando um afogamento simulado. Os ratos selvagens são animais ferozes e desconfiados que reagem negativamente a qualquer forma de contenção física. Como era de se esperar, a maioria dos ratos se afogou em minutos (embora alguns, surpreendentemente, tenham conseguido nadar por 80 ou mais horas antes de se afogarem).

Quando Richter mediu o batimento cardíaco dos ratos que se afogavam rápido, usando eletrodos inseridos sob a pele, descobriu, para sua surpresa, que o ritmo cardíaco não estava acelerado, como seria de se esperar em razão da hiperatividade simpática. "Ao contrário de nossas expectativas, os registros do ECG indicaram que os ratos que sucumbiram prontamente morreram pela *desaceleração* da frequência, e não pela aceleração", escreveu Richter, sugerindo uma ativação parassimpática. Além disso, novos experimentos usando drogas para aumentar a atividade parassimpática aceleraram as mortes, enquanto drogas que bloqueavam a atividade as impediram. Portanto, Richter concluiu que os ratos morreram como resultado da hiperativação parassimpática, não simpática. "Os ratos não parecem enfrentar uma situação extrema de luta ou fuga — mas, sim, de desesperança; seja por estarem aprisionados na mão de uma pessoa ou confinados no cilindro de natação, os ratos estão em uma situação contra a qual não têm defesa." Richter notou ainda que ensinar aos ratos que a situação não estava perdida — libertando-os do recipiente em certos intervalos, por exemplo — fez com que se tornassem novamente agressivos e tentassem escapar. Ele conjeturou que essa desesperança, que leva à hiperatividade parassimpática, era a razão de os aborígines morrerem depois do ritual de vodu.

Uma resposta parassimpática pode ter desempenhado um papel na morte do meu avô também. Sem dúvida ele se sentiu aprisionado em seu próprio cilindro de natação em decorrência do sectarismo e da pobreza. Sua morte talvez tenha sido causada não por uma resposta de luta ou fuga, mas por uma exagerada diminuição na frequência cardíaca. O coração precisa bater para que o sangue seja transportado de volta a ele. Se os batimentos cardíacos ficarem muito lentos, o músculo pode não obter oxigênio suficiente e sofrer uma arritmia fatal.

Acredita-se agora que as conclusões aparentemente contraditórias de Cannon e Richter são verdadeiras, e que o estresse envolvendo ameaça à vida desencadeia no coração uma tempestade autônoma que tem componentes simpáticos e parassimpáticos. Ambos os mecanismos já foram associados à cardiomiopatia de takotsubo. Qual deles predomina depende em grande parte do tempo decorrido após o estresse. Logo no início, os efeitos simpáticos são os mais importantes (arritmias cardíacas, pressão arterial elevada), enquanto os efeitos parassimpáticos (diminuição do ritmo cardíaco, diminuição da pressão arterial) surgem mais tarde.

Curiosamente, a cardiomiopatia de takotsubo também pode se desenvolver após um evento feliz, mas o coração parece reagir de maneira diferente — por exemplo, com um inchaço na porção média, e não no ápice do coração. Por que diferentes estímulos emocionais resultam em alterações cardíacas distintas ainda é um mistério. Mas hoje — talvez como uma ode aos filósofos antigos — podemos reconhecer que, mesmo que nossas emoções não estejam situadas dentro de nossos corações, o coração biológico se assemelha à sua contraparte metafórica de maneiras surpreendentes e misteriosas.

Como vimos, o mecanismo de nossos sentimentos tem um impacto forte — e às vezes letal — no movimento de nossos corações. Mas esta é uma via de mão dupla. O sistema nervoso cardíaco não apenas recebe sinais do cérebro, como também envia de volta informações sobre a frequência cardíaca, pressão arterial e tônus vascular. Essas mensagens podem ter profundas consequências no bem-estar emocional. Palpitações cardíacas, por exemplo, podem levar a ataques de pânico. Depois que a arritmia é tratada, a ansiedade geralmente desaparece. Assim, os padrões do coração não apenas refletem emoções, mas também as influenciam. Quando um coração é transplantado, sua extensa rede autonômica é cortada. Um coração transplantado *não consegue* responder às emoções como um coração normal. Apesar de enfrentar altos e baixos emocionais, seu ritmo permanece relativamente constante. Filósofos antigos costumavam dizer que a alma de uma pessoa não pode ser transferida para outra. De certo modo, eles estavam certos.

2

Força Motriz

Meus primeiros dias em St. Louis foram terrivelmente abafados.
As roupas grudavam na minha pele como plástico, e o ar parecia um merengue espesso. Assim, o laboratório de anatomia da
escola de medicina era um refúgio bem-vindo: frio e seco, com
piso de pedra calcária, pé-direito de três metros e uma enorme
pia redonda com diversas torneiras no meio da sala, na qual nos
reuníamos vestindo roupas cirúrgicas três manhãs por semana,
como animais ao redor de um bebedouro, para fazer o procedimento de higienização. Pendurado em um canto, um esqueleto
de plástico dava à sala ares de cenário de um grotesco filme de
terror. Com o frio que fazia na câmara estéril, não me surpreen-
deria se ele começasse a bater os dentes.

Ainda levaria dois anos para entrarmos no hospital para as
rotações clínicas. Até lá, teríamos que nos satisfazer com a dissecação humana. Os cadáveres em breve estariam dissecados e de-

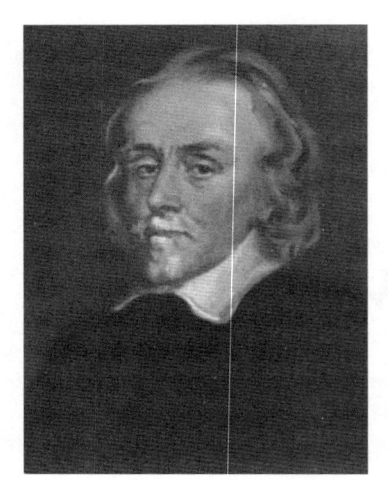

Retrato de William Harvey (de Domenico
Ribatti, "William Harvey e a Descoberta da
Circulação Sanguínea", *Journal of Angiogenesis
Research* 1 [2009]: 3)

sidratados, seus órgãos vitais mergulhados em baldes de formol
no chão. Mas, naqueles primeiros dias depois do início das aulas
em agosto, eles ficariam lá intocados.

O cadáver designado a mim estava em uma maca de aço com
rodas enferrujadas, envolto em um saco plástico branco contendo uma poça rasa de um líquido avermelhado. De pele morena
clara, com peito encovado e abdômen distendido, ele estava nu,
a não ser pelas minúsculas meias que cobriam seus pés, como sa-
patinhos de bebê, e uma máscara de pano sobre o rosto, que es-
corregava de vez em quando, revelando um semblante mórbido
e sereno. Provavelmente estava em seus 80 e poucos anos, tinha
uma aparência ligeiramente hominídea, era careca, um nariz
adunco típico dos habitantes da região de Punjab e bochechas
com rugas profundas e bem marcadas. Sua língua saía parcialmente da boca, conferindo-lhe uma leve expressão de espanto.
Placas amareladas, combinando com sua pele pálida, revestiam
os dentes da frente. Crostas de aspecto esverdeado recobriam
suas pálpebras. Seu corpo enrijecido criava estranhas protube-
râncias sob o plástico.

"Autópsia" significa "ver por si mesmo", e era exatamente
isso que deveríamos fazer. Mas antes de começarmos — antes
mesmo da primeira incisão — nosso professor de anatomia, com

os cabelos presos em um rabo de cavalo, pediu-nos para fazer um exercício. O que poderíamos supor sobre esses cadáveres, ele perguntou, apenas com um exame externo? Que pistas poderíamos extrair de como foram suas vidas ou como morreram? O mais óbvio sobre a pessoa diante de mim era o fato de ter morrido velho. Cicatrizes cirúrgicas — a mais óbvia, uma longa faixa bem no meio do peito, vestígio de uma cirurgia cardíaca de peito aberto — indicavam que tinha acesso a cuidados de saúde. A limpeza das unhas sugeria que vivia confortavelmente, pelo menos o suficiente para cuidar de si mesmo (ou pagar para cuidarem dele). Mãos calejadas geralmente sugerem trabalho braçal. As mãos do "meu" cadáver eram macias e bem cuidadas. A sonda de alimentação em seu estômago indica que seus últimos dias tinham sido difíceis, talvez passados em uma casa de repouso ou alguma outra instituição de cuidados em tempo integral. O edema em seus membros indica insuficiência cardíaca congestiva. E a protuberância em seu abdômen? Provavelmente um marca-passo.

Foi um exercício fascinante, um lembrete para nós, aspirantes a médicos, de que, mesmo na hora em que tentamos descobrir como uma pessoa morreu, não deveríamos nos esquecer de pensar em como teria sido sua vida. Refletir sobre suas vidas, enfatizara o professor, mesmo durante o procedimento de autopsia. Tomei nota dessa lição.

Mesmo em nosso primeiro encontro, meu cadáver me surpreendeu. Ele era do sul da Ásia. Na cultura em que cresci, as pessoas raramente doam seus corpos para a ciência, pois eles pertencem aos entes queridos. Em sua decisão final — pouco antes da morte — ele provavelmente contrariou os desejos de sua família, de seus filhos, talvez até de sua esposa. Por quê? Perguntei-me. Obviamente, eu nunca saberia a resposta, mas mesmo assim senti uma espécie de ligação com o corpo sem vida diante de mim. Nosso professor nos alertou de que muitas vezes o cadáver que precisamos examinar pode nos lembrar de uma pessoa que conhecemos — um amigo íntimo ou parente já falecido. Talvez nos remeta à figura do "vovô" do imaginário popular.

Naquele semestre, eu me senti mais próximo do meu avô
paterno do que nunca. Era difícil não fazer a ligação entre ele
e o cadáver. Ambos eram indianos, obviamente, nascidos quase
na mesma época e, provavelmente, vitimados pela mesma doença. Mas havia ao menos uma diferença importante. Um viveu
uma vida plena, além até do que se pode esperar. O outro teve
uma morte repentina, deixando para trás uma família atônita,
sem chão. Uma vida prematuramente ceifada. Meu avô nunca
teve a chance de ver meu pai entrar na faculdade ou se tornar
um geneticista de plantas de sucesso. O outro pôde viver até a
velhice — em parte por causa do local onde viveu, por ter-se
beneficiado de avanços científicos extraordinários, muitos deles
liderados pelos Estados Unidos. Assim, sua vida não chegou ao
fim, continuou para deixar um legado, como um livro didático
físico para a próxima geração de médicos. O mais interessante
sobre o meu cadáver sem nome, percebi, não era o motivo de sua
morte, mas como conseguira viver por tanto tempo, quando a
jornada terminava de forma tão abrupta para outros.

O líder do nosso grupo de dissecação era um jovem da Califórnia cujos olhos refletiam a vitalidade cinética das ondas que
outrora surfara — uma espécie de alegria leve que contradizia
o profundo desespero que mais tarde descobriríamos que habi-
tava sua alma. Antes do final da faculdade de medicina, Shawn
também estaria em uma maca de metal, vítima de um mergulho
deliberado de uma janela do 12° andar apenas algumas semanas antes da formatura. O motivo, jamais saberíamos. (Quem,
a não ser seu dono, pode dizer o que há dentro de um coração
humano?) Mas naquele primeiro semestre, quatro anos antes da
tragédia, ele foi nosso guia exuberante, conduzindo todos nós
por uma experiência que jamais esqueceríamos.

Tenho vergonha de admitir, mas nas primeiras semanas apenas assisti enquanto os outros dissecavam. Os cadáveres me deixavam perturbado, e meus eloquentes colegas estudantes, que
examinavam o corpo como patologistas experientes, não faziam
nada para diminuir meu desconforto em relação à dissecação, o
qual eu carregava desde meu experimento com o sapo. Assim,
eu ficava à margem, espreitando, por cima dos ombros vestidos

com roupas cirúrgicas verdes, o indiano reluzindo sob as luzes de teto. Alfinetes multicoloridos logo seriam posicionados nas várias estruturas corporais. Imaginei seus últimos e amargos dias no hospital: pernas inchadas, edemas nos pulmões, olhando pela janela enquanto os ruídos mortais da insuficiência cardíaca congestiva começavam a se instalar. Imaginei-o, com os lábios franzidos, tentando resistir enquanto uma enfermeira o obrigava a comer um pudim de chocolate misturado à medicação, o som de um documentário sobre a Companhia Britânica das Índias Orientais abafado ao fundo. Ele deve ter feito careta ao sentir o sabor agridoce do pudim, ressentido-se com os julgamentos que as enfermeiras faziam dele, apenas uma carcaça do homem que havia sido. "Eu espero que seu pai sofra como você está me fazendo sofrer", podia ouvi-lo dizer.

Quando finalmente chegamos à dissecação do coração, tomei coragem e me aproximei. Era a experiência pela qual ansiara a maior parte da minha vida. O manual de anatomia era conciso: "Pegue uma serra manual e abra a parede torácica." A pele sobre as costelas do meu cadáver parecia couro molhado. Cortar através dela foi um esforço de equipe. Ao abrir o tórax, não vimos o coração imediatamente. Estava encoberto pela mortalha carnosa dos pulmões. Apesar de sua simetria externa, o corpo humano não é simétrico. O pulmão esquerdo, por exemplo, tem apenas dois lobos, enquanto sua contraparte direita, três. (O lobo médio do pulmão esquerdo se atrofia durante o desenvolvimento fetal porque o coração se apropria do espaço). Ambos os pulmões do meu cadáver estavam salpicados de preto: alcatrão de tabaco, presumi, ou talvez apenas vestígios de uma vida na cidade. Os pulmões pareciam uma esponja encharcada, mas, quando os apertávamos, não escorria fluido algum. As vias aéreas cartilaginosas eram duras, mas maleáveis, como a extremidade de um osso de galinha.

O coração do meu cadáver era do tamanho de duas mãos entrelaçadas em oração, preenchendo a maior parte da cavidade do externo até a coluna e descendo até o diafragma, a cortina muscular que separa o tórax do abdômen. (Toda vez que você respira, o coração batendo, repousando sobre o diafragma, desloca-se

ligeiramente para baixo.) O coração tinha uma forma elipsoi-
de imperfeita, como um minivulcão inclinado para o lado. Seu
músculo — o miocárdio — estava rígido. O músculo cardíaco
utiliza energia para *relaxar*, não para contrair, assim, depois da
morte, o coração de meu cadáver entrou em um estado de rigor
mortis. Os átrios, as câmaras de coleta superiores, ficavam atrás
dos ventrículos, as câmaras musculares de bombeamento. O
ventrículo direito ficava mais à frente no peito. Tinha a forma de
meia-lua, suas fibras musculares envolviam seu exterior. Nosso
professor nos disse que se, como médicos, tivéssemos de inserir
uma agulha no tórax de um paciente para drenar líquido, o ventrículo direito seria a primeira câmara a ser atingida.

Depois de alguns cortes, desprendemos o coração de seu in-
vólucro bege. Shawn o colocou sobre o antebraço do cadáver.
"Esse cara realmente está com o coração na mão", disse ele.
Agarrando o órgão como um cubo de Rubik, inseri meus dedos
nas delicadas veias centrais. Era difícil não pensar que era apenas
um pedaço de carne, um brinquedo de borracha. O ventrículo
esquerdo apresentava paredes espessas, sinal de hipertensão arterial. O interior do ventrículo direito era um denso pântano de
fibras. Talvez houvesse histórias gravadas naquele emaranhado
de filamentos, mas não poderia vê-las. Depois de abrir todas as
câmaras — pousando o coração entre as sessões em um recipiente circular de alumínio, parecido com o usado para assar tortas
—, a cor e textura do órgão lembravam carne cozida.

Até então, a causa exata da morte de nosso cadáver ainda era
um mistério. Suas costelas pareciam feixes de gravetos — finas,
gastas e tortas —, então alguns membros do grupo presumiram
que ele havia sucumbido a uma das doenças que consomem e
destroem o corpo, como a tuberculose ou o câncer. Mas quando
finalmente dissecamos seu coração a resposta foi revelada. A aorta, a principal artéria que transporta o sangue do coração para o
corpo, estava marmorizada por uma enorme quantidade de rígidas placas de colesterol. Quando cortamos a artéria coronária
esquerda, dava para sentir os grânulos contra o bisturi. Dentro
da artéria havia um longo coágulo marrom-escuro, onde uma
placa aterosclerótica se rompera. Plaquetas de coagulação san-

guínea surgiram como minúsculos peixinhos no local da lesão, aglomerando-se para formar uma trombose que bloqueou a artéria, o que causou um ataque cardíaco e morte do tecido.[1] Esse provavelmente fora o mesmo mecanismo que também matou meu avô (e, receio, acabaria ceifando a vida de outros homens da família Jauhar). Não pude evitar pensar que impregnados naqueles espessos grumos arteriais estavam os fracassos e tristezas do falecido.

Diante do tórax aberto, fomos lembrados mais uma vez do esquema básico que sustenta a vida de todos os mamíferos. O sangue desoxigenado passa do átrio direito, por meio de uma válvula unidirecional, a tricúspide, para o ventrículo direito, que bombeia o sangue para os pulmões. O sangue rico em oxigênio retorna dos pulmões para preencher o átrio esquerdo. O sangue então passa por outra válvula, a mitral (assim chamada porque se assemelha à mitra de um bispo), e entra no ventrículo esquerdo, do qual é bombeado através da aorta para o resto do corpo. Por fim, o sangue é coletado por duas grandes veias, as veias cavas inferior e superior, que o devolvem ao átrio direito, onde novamente passa através da valva tricúspide para o ventrículo direito, para recomeçar o ciclo.

Esse sistema, fundamental para todos os mamíferos, só foi descoberto no início do século XVII. Durante a maior parte da história humana, a função biológica do coração permaneceu um mistério. Dez mil anos atrás, caçadores Cro-Magnon na Europa já sabiam sobre a existência do coração — eles entalhavam figuras nas paredes das cavernas —, mas não sabiam qual sua função. Sete milênios depois, os antigos egípcios desenvolveram teorias incrivelmente visionárias sobre a finalidade do coração. Apesar de sua notória crença de que o coração era o local em que residia a alma, um documento clássico, o Papiro de Ebers, também descrevia o coração como o centro do suprimento de sangue, com vasos direcionados para os principais órgãos. "As ações dos braços, o movimento das pernas, o movimento de

---

[1] Ao contrário das de órgãos secundários, como o fígado, as células do coração não se regeneram em grandes quantidades. Quando morrem, elas são engolidas por células chamadas macrófagos e substituídas por tecido cicatricial.

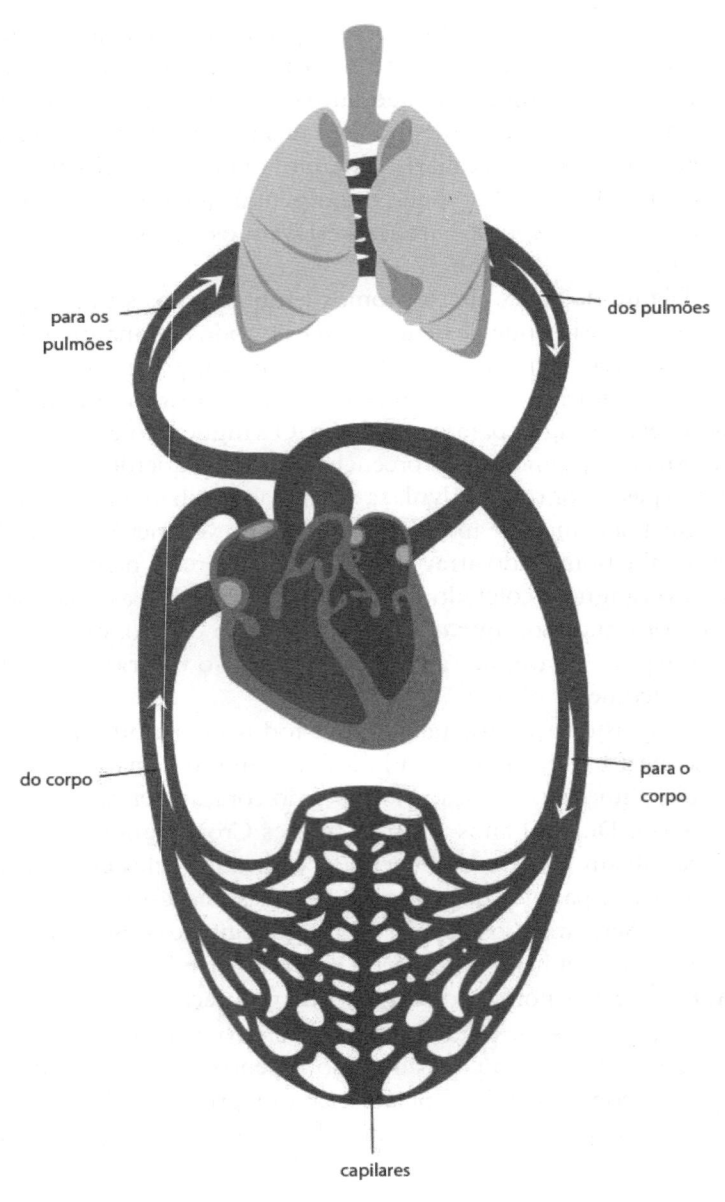

Esquema circulatório em mamíferos (criado por Liam Eisenberg, Koyo Designs)

todos os outros membros é executado de acordo com as ordens do coração que o concebeu", diz o documento. Três mil anos depois, os antigos gregos tinham uma compreensão principalmente simbólica do coração. Eles acreditavam que a localização central do coração no corpo significava que ele era o centro da vida e da moralidade. Platão também propôs a ideia de que o coração é uma sentinela — um *thymos,* a parte mais elevada da alma mortal — para onde o sangue corre para avisar que algo está errado. De fato, esta continua sendo uma descrição mais ou menos precisa do início de uma resposta de luta ou fuga.

Os gregos usavam analogia — metáforas — para tentar entender a verdadeira finalidade do coração. Mas sua sofisticada especulação caiu por terra quando Galeno, médico do imperador romano Marco Aurélio e imponente figura na medicina ocidental do século III ao XVII, empregou um método científico rudimentar embasado na observação e em dissecações de animais — mas ainda calcada em simbolismos — para explicar a circulação. Extraindo suas conclusões de cirurgias em gladiadores feridos, bem como vivissecção em uma série de animais, incluindo gatos, cães, ovelhas e linces — já que dissecações humanas eram proibidas —, Galeno propôs um esquema em que o fígado convertia alimentos em sangue que, como a água em uma vala de irrigação, viajava em um único sentido pelo corpo para ser absorvido e desaparecer, nunca mais sendo usado novamente. No esquema de Galeno, o sangue era sugado do fígado para o ventrículo direito e passava para o ventrículo esquerdo através de poros invisíveis na parede — o septo — que separa as duas câmaras. Ele acreditava que, uma vez que o sangue entrava no ventrículo esquerdo, "espíritos vitais" eram adicionados a ele. O ventrículo esquerdo, então, gerava calor como uma fornalha para fazer circular o sangue através de suas tubulações carnosas para o resto do corpo. "Em rigidez, tensão, força geral e resistência a ferimentos", escreveu Galeno, "as fibras do coração superam todas as outras, pois nenhum outro instrumento realiza um trabalho tão árduo e ininterrupto".

As teorias de Galeno foram aceitas como a palavra final sobre a anatomia cardiovascular — na verdade, sobre toda a anatomia humana — no Ocidente. Durante a Idade Média, seus escritos eram considerados escrituras sagradas, imunes ao questionamento. As pessoas se concentravam em suas conclusões, não nas observações (muitas vezes escassas) em que elas se baseavam. Embora seu raciocínio fosse muitas vezes falso e analógico — campos irrigadores de água, tubulações de aquecimento de fornos —, o método científico, medidas cuidadosas que sustentavam ou refutavam as proposições, ainda não havia sido estabelecido. Quando as observações não coincidiam com o galenismo, eram marginalizadas e descartadas.

Uma compreensão mais avançada do coração provavelmente existia na Pérsia, onde o médico Ibn al-Nafis escreveu *Comentários sobre Anatomia* [em tradução livre] em 1242. Ibn al-Nafis nasceu na Síria e recebeu sua formação médica em Damasco, antes de se mudar para o Cairo. Em sua obra, um dos pináculos da "era de ouro da medicina islâmica", Ibn al-Nafis escreveu que os ventrículos recebem nutrição de vasos coronários — não, como Galeno alegara, do sangue depositado dentro de suas câmaras —, e que o pulso é decorrente da força da contração cardíaca, não, como sustentou Galeno, da contratilidade arterial natural. Talvez o mais importante, Ibn al-Nafis afirmou que não há poros na parede entre os dois ventrículos. "Não há passagem entre essas duas cavidades; pois a substância do coração é sólida nesta região e não tem nem uma passagem visível, como alguns pensavam, nem invisível, e que permitiria a transferência do sangue, como alegado por Galeno."

Apesar desses insights essencialmente corretos, o livro de Ibn al-Nafis não estava disponível na Europa e foi esquecido até que uma cópia dele foi descoberta por um estudante de pós-graduação na Biblioteca Estadual da Prússia em 1924. E assim o funcionamento do coração permaneceu um mistério no Ocidente, "mais profundamente escondido que o andar da formiga negra na rocha negra no escuro da noite", como al-Ghazali, o místico islâmico, declarou.

Felizmente, o vitalismo pré-científico que dominou o pensamento europeu deu lugar ao Renascimento e a um maior compromisso com a investigação e o bom senso. Talvez nenhum outro pensador desse período tenha feito mais para desenvolver o conhecimento sobre o coração do que Leonardo da Vinci, que o considerava "um admirável instrumento inventado pelo Ser Supremo". Das centenas de ilustrações anatômicas de Leonardo, muitas são dedicadas ao sistema cardiovascular. Seus primeiros estudos foram sobre porcos e bois, mas ele também dissecou cadáveres humanos — cerca de 30 ao todo, de bebês a centenários — que recolhia de hospitais em Florença e Roma. Leonardo, como seus antecessores, usou fenômenos e analogias naturais para elucidar o funcionamento do coração. Por exemplo, ele observou que a água que flui contra as margens de um rio contribui para a sinuosidade do leito e, confiando nessa metáfora, supôs que algo semelhante acontecesse com os vasos sanguíneos. Leonardo construiu modelos de vidro da aorta e da válvula aórtica para investigar a dinâmica do fluxo sanguíneo usando água tingida.[2] Suas dissecações também forneceram insights sobre doenças vasculares. "A artéria e a veia adquirem um revestimento tão espesso que restringem a passagem do sangue", ele escreveu em uma descrição mais ou menos precisa da placa aterosclerótica obstruindo o fluxo sanguíneo. No entanto, o conceito de uma circulação contínua e incessante lhe escapou.

Um século depois, multidões ruidosas se reuniam na Universidade de Pádua para dissecações públicas. Era ali — o centro da anatomia europeia, onde o primeiro teatro anatômico do mundo abrigava galerias para espectadores — que trabalhava Andreas Vesalius, talvez o maior cirurgião da história. O retrato de Vesalius pendia em local de destaque em nosso laboratório de anatomia em St. Louis, seus olhos atentos vigiando nossas dissecações como um sumo sacerdote. Filho de um farmacêutico, Vesalius dissecava ratos e cachorros quando adolescente. Como acadêmico, realizou suas investigações em cadáveres roubados de sepulturas e casas funerárias fora de Pádua. Ele os levava para casa escondidos sob seu sobretudo e os guardava (sem preservação) por semanas em seu apartamento. Um juiz criminal amigo também deu a Vesalius acesso à forca e chegava a programar as

---

[2] A importância do fluxo turbulento para o fechamento da válvula aórtica, ideia originada por Leonardo, só foi confirmada na última década.

execuções em horários convenientes para o anatomista. Em *De Humani Corporis Fabrica* ["A Estrutura do Corpo Humano", em tradução livre], publicado em 1543 e talvez o mais venerado livro de anatomia já escrito, Vesalius corrigiu muitos dos erros de Galeno sobre o coração, especialmente sua afirmação de um septo poroso entre os ventrículos esquerdo e direito. Vesalius deduziu corretamente que, para chegar ao lado esquerdo do coração, o sangue deve passar pelos pulmões. No entanto, ele também reforçou algumas das conclusões errôneas de Galeno, como a de que o sangue é produzido pelo fígado e consumido no corpo e que o coração funciona como uma fornalha.

Somente com William Harvey, o brilhante anatomista inglês que estudou em Pádua, aos 20 e poucos anos, que a teoria da circulação de Galeno foi totalmente superada. Harvey nasceu em Kent, na Inglaterra, em 1578 e concluiu seu bacharelado em Artes em Cambridge aos 19 anos. Ele então se transferiu para a Universidade de Pádua para estudar medicina. Embora Harvey tenha descoberto o mecanismo de circulação em 1615, ele esperou 13 anos antes de publicar seus resultados. Temia por sua segurança, já que desafiar o dogma galênico era considerado um sacrilégio. Talvez estivesse preocupado em sofrer o mesmo destino de Michael Servetus, um teólogo que foi queimado na fogueira em Genebra aos 42 anos, em parte por promover a ideia de que o sangue passa pelos pulmões. "O que ainda resta dizer sobre a quantidade e a origem do sangue que passa pelos pulmões", escreveu Harvey, "é de um caráter tão novo e desconhecido que temo não apenas os prejuízos à minha pessoa causado pela inveja de uns poucos, mas temo ter a humanidade em geral por inimiga".[3]

Em *De Motu Cordis* ["Sobre o Movimento do Coração e do Sangue", em tradução livre], uma monografia de 72 páginas escrita em latim e publicada em 1628, quando tinha 50 anos, Harvey definiu sua tarefa como "examinar um pouco mais pro-

---

[3] Em seus últimos anos, Harvey teria dito a um amigo: "Você conhece muito bem a tempestade que minha pesquisa anterior causou. Muitas vezes é melhor ganhar conhecimento na privacidade de seu lar do que publicar o que conseguiu coletar com árduo trabalho e provocar tempestades que podem roubar sua paz e tranquilidade pelo resto de seus dias."

fundamente a questão [da circulação]; contemplar os movimentos das artérias e do coração não só no homem, mas também em outros animais". No início, escreveu: "Achei a tarefa tão incrivelmente árdua... que fiquei quase tentado a pensar... que o movimento do coração era apenas para ser compreendido por Deus." Harvey decidiu estudar os corações de peixes e rãs, cujas contrações eram lentas o suficiente para serem analisadas. Ele também fez experimentos em seres humanos vivos e mortos. Em um experimento simples, mas engenhoso, Harvey amarrou um braço humano com tecido, interrompendo o fluxo sanguíneo. Ele então relaxou o torniquete de modo que o sangue arterial, em alta pressão, pudesse passar, mas o sangue venoso não. O braço inchou rapidamente, levando Harvey a inferir que o sangue fluía pelas artérias e era drenado através de conexões invisíveis em veias antes de voltar para o coração. A natureza dessas conexões — hoje as chamamos de capilares — foi um enigma que Harvey nunca resolveu.[4] No entanto, isso não o impediu de chegar a suas conclusões fundamentais: que o coração é uma bomba e que o sangue circula continuamente em um circuito fechado, das artérias para as veias e vice-versa.

A obra de Harvey é repleta de referências ao trabalho de Galeno, mas, como tantas vezes acontece na ciência, o aluno superou seu mestre. Quando Harvey amarrou uma seção da artéria com duas ligaduras e abriu-a, descobriu que havia apenas sangue no interior, não ar ou espíritos, como Galeno alegara, ou os "vapores fuliginosos", como Harvey chamava com desdém. Sobre os minúsculos orifícios no septo ventricular que Galeno dizia permitirem que o sangue passasse do lado direito para o esquerdo, Harvey escreveu: "Ora, não há poros. Não é possível

---

[4] Os capilares foram descobertos três décadas depois, em 1661, quando Marcello Malpighi examinou as seções do pulmão do sapo sob um microscópio. Malpighi referiu-se aos sapos como o "microscópio da natureza", porque permitiam que ele visse estruturas que não eram visíveis em animais maiores. A natureza está acostumada, escreveu ele, a "empreender suas grandes obras somente depois de uma série de tentativas em níveis mais baixos e delinear em animais imperfeitos o plano de animais perfeitos". Ele acrescentou: "Para desemaranhar esses nós, exterminei quase todos os sapos."

demonstrar isso."[5] Ele deduziu corretamente, como alguns outros antes dele, que o fluxo tinha que ser através dos pulmões. Harvey calculou que, se o coração adulto médio é capaz de expulsar 60 mililitros de sangue por batida (o que é próximo da verdade) a 72 batidas por minuto, o fígado teria que produzir aproximadamente 226 quilos de sangue *por hora* a partir dos alimentos se o sangue fosse consumido como nutriente, uma impossibilidade óbvia. Portanto, no esquema de Harvey, o sangue era o veículo de transporte para a nutrição, não o alimento em si. Como Galeno e os filósofos naturais anteriores a ele, Harvey empregava o raciocínio metafórico. "O coração é o centro da vida, o sol do microcosmo, como o próprio Sol pode ser chamado de coração do mundo", escreveu ele. Mas as metáforas de Harvey — o movimento circular dos planetas, a reciclagem de água na terra — eram mais adequadas ao problema da circulação do que as de Galeno.[6]

Embora Harvey tenha resolvido um problema que atormentou os filósofos por milênios, talvez sua maior contribuição tenha sido demonstrar o poder dos experimentos para confirmar ou rejeitar hipóteses. Em sua Harveian Oration[7] em 1906, Sir William Osler, médico canadense, afirmou que com *De Motu Cordis:* "Finalmente, chegamos à era da mão — a mão que pensa, elabora e planeja; a mão como um instrumento da mente; e que agora é reintroduzida ao mundo em uma pequena e modesta monografia a partir da qual podemos datar o início da

---

[5] Por meio de experimentos, Harvey provou que, quando a artéria pulmonar é atada e o ventrículo direito é injetado com água, nenhum fluido atravessa o septo para o lado esquerdo do coração.

[6] As analogias de Harvey se estendiam ao corpo político. Ele escreveu ao rei Carlos I no prefácio de *De Motu Cordis:* "O que escrevo aqui sobre os movimentos do coração me sinto mais encorajado a apresentar à Sua Majestade, de acordo com o costume da época atual, porque quase todas as coisas humanas são feitas após exemplos humanos, e em muitas coisas um Rei segue o padrão do coração. O conhecimento de seu coração, portanto, não será inútil para um Príncipe, será como abraçar uma espécie de exemplo Divino de suas funções — e ainda é comum aos homens comparar pequenas coisas a grandes. Aqui, em todo caso, o melhor dos Príncipes, colocado como está no ápice dos assuntos humanos, pode contemplar de uma vez o principal motor do corpo do homem e o emblema de seu próprio poder soberano."

[7] Palestra anual realizada na Royal College of Phisicians of London, criada por Willian Harvey.

medicina experimental." Entretanto, apesar de suas descobertas fundamentais, Harvey nunca entendeu o propósito da circulação. Ele descobriu o *como* da circulação, mas não o *porquê*. Em seu livro, escreveu que o sangue "retorna à sua fonte, o coração, o templo interno do corpo, para recuperar sua virtude". Mas o que era essa "virtude"? E por que havia uma diferença de cor entre o sangue venoso, carmim, e o arterial, vermelho vivo? As respostas a essas duas perguntas são, naturalmente, as mesmas. Mas Harvey e seus seguidores não sabiam da função de transporte de oxigênio dos glóbulos vermelhos — na verdade, desconheciam o próprio oxigênio. Essas descobertas teriam que esperar 100 anos.

Hoje sabemos que o ventrículo direito bombeia sangue para os pulmões, onde o oxigênio é adicionado por intermédio de bolsas de ar microscópicas aos glóbulos vermelhos nos capilares do pulmão. Dos pulmões, o sangue rico em oxigênio passa pelas veias pulmonares para o lado direito do coração, que o bombeia através da aorta e de artérias cada vez menores para o resto do corpo, atendendo às demandas metabólicas do corpo. O sangue que entregou seu oxigênio é drenado através dos capilares para as veias e finalmente para as veias cavas superior e inferior para retornar ao lado direito do coração e, assim, iniciar o ciclo novamente. De ponta a ponta, a vasta rede de capilares no corpo humano seria capaz de envolver o globo. Sua área total de seção transversal cobriria vários campos de futebol. Embora a pressão nas veias seja baixa, a pressão no lado direito do coração é ainda menor, e isso fornece o impulso necessário para levar o sangue de volta à sua bomba.

Os ventrículos musculares bombeiam o sangue contraindo suas fibras em resposta à estimulação elétrica. Cada fibra muscular é composta de filamentos proteicos que são estimulados pela corrente elétrica para deslizarem uns sobre os outros, permitindo que o órgão se contraia e então relaxe, esvaziando e enchendo, de maneira repetitiva, bilhões de vezes ao longo da vida do animal. A pressão que o coração gera é a mais alta de todos os órgãos, impulsionando o sangue através de uma imensa gama de artérias que ficam cada vez menores, ramificando-se como galhos para nutrir todas as células do corpo.

O sangue circula apenas em uma direção. O refluxo é evitado pelas válvulas unidirecionais. Quando uma válvula não fecha corretamente, ela permite que o sangue flua na direção oposta, um gasto inútil de energia. Quando uma válvula não abre corretamente, ela limita o fluxo para frente. Em ambos os casos, a circulação é prejudicada. Em uma pérola indelével de sabedoria, nosso professor de anatomia nos disse que uma anomalia cardíaca pode às vezes cancelar outra anomalia, ainda que de forma incompleta. Por exemplo, se uma válvula não abre, o sangue deve encontrar um caminho ao redor da obstrução. Tal desvio — um buraco entre as câmaras, por exemplo, ou uma conexão anômala — pode ter consequências devastadoras em um coração normal, mas em um coração doente pode atenuar a patologia. No coração humano, disse ele, dois erros podem fazer um acerto imperfeito.

•

No final do semestre, em uma noite fria de janeiro, honramos uma tradição acadêmica e realizamos um velório para nossos cadáveres no 12º andar do hospital. (Seus restos mortais seriam cremados em seguida.) Quatro longas filas de cadeiras de madeira estavam lotadas. Diminuímos as luzes e acendemos velas; a cerimônia foi sóbria e ritualística, condizente com a ocasião solene. As pessoas se levantaram para recitar poemas escritos de próprio punho. Um capelão falou. Alguns alunos cantaram e tocaram músicas em um violão. Nosso professor, agora sem luvas de látex e roupa azul, vestindo um terno azul-marinho, subiu no púlpito para um discurso fúnebre. "Quem eram seus doadores?", ele nos perguntou novamente. Teríamos tido tempo para pensar sobre as vidas que devem ter levado? A essa altura, havíamos dissecado seus corpos quase por inteiro, no entanto, o último ato deles viveria em cada um de nós. Era nossa responsabilidade, disse ele, garantir que seu presente — o derradeiro — valesse a pena.

Uma parte de mim queria subir no púlpito e contar a narrativa que havia inventado sobre o meu cadáver. Ele tinha vindo para os Estados Unidos para a pós-graduação, um dos bravos pioneiros em uma onda de imigrantes do sul da Ásia após a Segunda Guerra Mundial. Provavelmente nunca havia pisado fora do país antes. Só conhecera sua casa cinzenta com gradil branco no telhado e as ruas congestionadas de Punjab, onde os animais da fazenda vagavam em meio a nocivos vapores de esterco e de escapamentos. Quando foi aceito em uma universidade norte-americana, seu pai certamente se arrependeu de ter obrigado o filho a buscar educação nos Estados Unidos. Ele se perderá, pensou o pai, e não se lembrará de como voltar para casa. Ou pior, pensou, não desejará retornar.

Eu teria gostado de contar aos meus colegas uma história sobre um imigrante com o coração partido. Teria mantido o clima daquela noite. Mas perdi a coragem e permaneci sentado.

Aos 27 anos, fui apresentado a um homem sem nome. Havia manuseado, destrinchado e recomposto seu corpo. Daquele momento em diante, pensei, todo e qualquer erro que eu cometesse no hospital seria uma desonra ao seu nome; todo sucesso, um tributo a ele, que fora meu primeiro paciente. Ele se entregou livremente — de todo o coração — e agora eu precisava retribuir e deixá-lo descansar em paz.

PARTE II

A Máquina

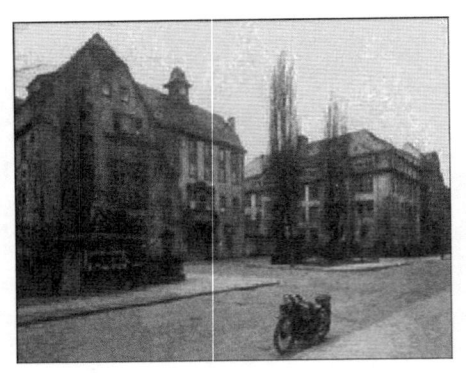

Hospital em Frankfurt, Alemanha, onde Ludwig Rehn realizou a primeira cirurgia cardíaca bem-sucedida (cortesia de *Journal of Medical Biography* 20, nº. 1 [2012]: 32–34)

Engrenagem

O homem não pode viver com o coração partido.
— Gabriele Falloppio, anatomista do século XVI

Desde o início de minha especialização em cardiologia na modalidade *fellowship*,[1] nunca houve de fato qualquer dúvida de como devemos pensar sobre o coração. Apesar de suas metáforas, o coração doente era melhor entendido como uma complicada bomba. Na orientação, em 1º de julho de 2001, uma dezena de colegas em jalecos brancos ocupavam o auditório do Bellevue Hospital na cidade de Nova York para ouvir os professores dissertarem sobre a miríade de procedimentos que aprenderíamos naquele ano. Isaac Abramson, chefe de ecocardiografia, gabou-se das muitas aplicações da ultrassonografia cardíaca, que permitiu aos cardiologistas fazer diagnósticos que antes requeriam métodos invasivos. Vestindo um paletó empoeirado de tweed, Abramson era um israelense rabugento da velha escola, mal-hu-

---

[1] N. T.: Fellowship, no âmbito acadêmico da medicina norte-americana, é um período de formação de um a três anos para médicos que já realizaram a residência. É um treinamento teórico e prático em uma especialidade médica, e no fim do período os médicos são submetidos a um teste obrigatório chamado speciality board examination, por meio do qual são habilitados a receber o título de médico especialista. Em determinadas áreas e para atuação em grandes cidades e hospitais, o fellowship é obrigatório. Ao longo do livro usaremos o termo especialização sempre para se referir a essa modalidade específica.

morado e grosseiro demais mesmo para aquela parte do mundo.
Ele basicamente inventou a ecocardiografia com Doppler junto
com dois alunos de medicina em 1970 e passara os anos subsequentes colhendo os louros. Certa vez ele me disse: "Sam, quero
que os alunos se sintam tão desimportantes que eu não precise
me incomodar sequer em recordar seus nomes." Abramson tinha certos princípios, pérolas de sabedoria, e naquele dia compartilhou uma de suas favoritas: "Tudo depende de diferenças
de pressão." Ele nos encorajou a pensar sobre o fluxo sanguíneo,
congestão pulmonar e até questões humanas nesses termos.

Sentados ao seu lado estavam seus colegas: David Asch, o
austero chefe assistente de eco, que se achava superior quase tanto quanto o próprio Abramson porque trabalhava com o mestre, gozando dos reflexos de sua glória, o que em sua mente o
tornava importante também; Cindy Feldman, a única mulher
do grupo, cujo humor perverso e o excêntrico delineador azul
contradiziam sua surpreendente competência clínica; e Richard
Belkin, o metódico diretor de bolsas de estudo, que só se importava com os estudantes na medida em que poderiam refletir em
sua imagem e desempenho no trabalho.

Os eletrofisiologistas se sentaram duas fileiras atrás. O chefe,
Robert Dresner, uma presença por si só eletrizante — mais ra-
bino do que médico —, falou sobre as maravilhas das ablações
por radiofrequência, em que cateteres que emitem radiação são
inseridos pelas veias até o coração para curar muitos distúrbios
cardíacos comuns. Ao lado dele, estava seu assistente, Mitch
Shapiro, um homem severo e despudoradamente vulgar, com
um cavanhaque bem aparado, de aparência ligeiramente canina,
que se orgulhava de dizer coisas ultrajantes em nome da fran-
queza. ("O que você quer dizer com 'sei de coração'? 'Saber
com a porra do seu coração' não se sustenta em um tribunal.")
Em atitude e comportamento, Shapiro era um cão boxer. Seu
colega, Jim Harwood, o típico pesquisador, sentado um pouco
mais distante, provavelmente pensando na pesquisa sobre o canal iônico celular da qual resmunga aos quatro cantos sem que
ninguém — talvez nem ele mesmo — entenda.

Sid Fuchs, chefe de cateterização cardíaca, falou por último. Fuchs era um cara estranho; segundo rumores que circulavam pelo hospital, seu minúsculo apartamento era praticamente todo ocupado por um gigantesco trem de brinquedo. Com sobrancelhas arqueadas e olhos muito próximos, Fuchs se assemelhava a um Art Carney de barba. "Esqueçam meus colegas", disse ele aos estudantes depois que todos já haviam discursado. "No fim das contas, cardiologia é na maioria das vezes um problema de encanamento."

Independentemente de suas idiossincrasias, eu admirava esses médicos. Não tinha certeza de quanto tinha em comum com eles, mas sabia que queria ser como eles. Entender como e por que meu avô havia morrido, e quais as implicações de sua morte prematura para meu pai, meus irmãos e para mim, estava fundamentalmente entrelaçado em minha decisão de me especializar em cardiologia. A área também era dinâmica e empolgante, como se movesse-se ao ritmo de um coração batendo. E, tão importante quanto, o considerável esforço da prática cardiológica era contrabalançado por recompensas tangíveis aos pacientes. Ao contrário dos neurologistas, exímios diagnosticadores que tristemente tinham tão pouco a oferecer a seus pacientes, cardiologistas têm estado na linha de frente da inovação tecnológica ao longo do último meio século. Essa era de ouro testemunhou uma tempestade de avanços capazes de prolongar a vida, incluindo a cirurgia de bypass coronário, stents coronários e marca-passos e desfibriladores implantáveis. A impressionante complexidade tecnológica da área se refletia na apreensão de muitos médicos em tratar a doença cardíaca. O mesmo médico que se sentia confortável em tratar diabetes, falência renal ou anemia preferia consultar um cardiologista por causa de uma leve alteração em um eletrocardiograma (ECG). O coração pode matar rapidamente, sem aviso, mais rápido do que qualquer outro órgão, o que causa medo até no médico mais experiente. E, assim, uma especialização em cardiologia era como entrar para um clube exclusivo, que incrivelmente havia decidido aceitar-me como membro.

Obviamente, eu estava nervoso. Todo médico novato deveria ficar. Cardiologistas se especializam em emergências. A cultura é a pressão. Em neurociência, existe o conceito de arco reflexo, em que um estímulo ameaçador pode gerar uma resposta que não passa pelo cérebro consciente — por exemplo, quando você vê a luz de freio de um carro à sua frente se acender e seu pé automaticamente se move para o pedal do freio. Eu temia que agora, como um cardiologista em treinamento, precisaria adquirir um novo arco reflexo.

Durante os primeiros anos de especialização, no verão de 2001, eu passava uma boa parte de cada noite de plantão andando de um lado para outro em minha sala de estar, com as axilas suadas — e não apenas por causa do ar-condicionado quebrado — tentando memorizar algoritmos para tratar as principais emergências cardíacas; seria mais fácil se simplesmente ficasse no hospital. Muitas vezes me recordava de uma experiência vivida na faculdade. Ocorreu em meu primeiro ano de internato em clínica médica no início de meu terceiro ano em St. Louis. Eu estava trabalhando com um brilhante residente do programa de clínica médica. David, em termos de cardiologia, era confiante, competente e rápido. Ele se superava sob pressão.

Em uma tarde, minha equipe foi chamada na unidade de cuidados coronarianos (UCC). Um paciente chamado James Abbott acabara de dar entrada com excruciante dor no peito que começara algumas horas antes. Ele tinha 50 e poucos anos, muitas tatuagens, o tipo de valentão que não gostaria de encontrar à noite em um estacionamento deserto, mas naquele momento ele apenas choramingava. Esfregava o esterno de cima a baixo como se tentasse arrancar a dor. Era óbvio que estava tendo um ataque cardíaco. Apresentava todos os fatores de risco clássicos: hipertensão, colesterol alto, um histórico de tabagismo. Seu eletrocardiograma e exames de sangue mostraram sinais característicos de baixo fluxo sanguíneo para o músculo cardíaco. Não me recordo de o examinarmos, mas para esse tipo mais comum de emergência cardíaca o exame físico tem pouca função no diagnóstico.

Algumas horas depois, fomos chamados de volta à UCC. Abbott estava se retorcendo de dor e a pressão sanguínea despencava. David pediu que um enfermeiro fizesse outro ECG. Solicitou que um interno se preparasse para inserir um cateter na artéria radial de Abbott. Depois, pediu uma bandeja de entubação para colocá-lo no respirador. "Verifique a pressão sanguínea", ordenou-me.

Como estudante de medicina, eu medira a pressão poucas vezes, e na maioria das vezes de meus colegas de classe. Cuidadosamente passei a braçadeira em torno do braço esquerdo de Abbott e a inflei. Então, liberei a pressão lentamente, ouvindo com meu estetoscópio na dobra de seu braço. "Cem por sessenta", declarei.

"Verifique o outro braço", David disse. Neste momento, ele limpava o braço de Abbott com sabão de iodo para o acesso arterial. Mais pessoas chegaram, atraídas pela comoção. Passei a braçadeira no braço direito e rapidamente a inflei, mas quando liberei a pressão não havia pulsação. Devia estar fazendo alguma coisa errada, pensei. Tentei novamente em meio ao tumulto. Mesmo resultado. Deve ser o barulho, disse a mim mesmo, então dei de ombros e desisti. Por um momento, pensei em pedir a David para verificar a pressão, mas ele estava ocupado fazendo coisas mais importantes. Então me afastei para dar acesso aos outros, antes de ser rapidamente empurrado para a margem.

Na manhã seguinte, David me encontrou antes da ronda. Seu rosto estava pálido. "Aquele cara teve uma dissecção aórtica", disse ele. Uma tomografia computadorizada revelara uma laceração em forma de saca-rolhas da aorta abdominal até o coração. "O residente da noite descobriu", ele disse. "Ele notou que havia um deficit de pulso entre os braços. Não havia pressão do lado direito."

Escutei em silêncio. Um deficit de pulso é um sinal clássico de dissecção da aorta, mas, na algazarra da tarde anterior, eu de alguma forma o ignorei. Pensei em contar a David sobre a minha medição de pressão, mas não o fiz. A dissecção de Abbott já estava bastante avançada e os cirurgiões consultados disseram que ele não sobreviveria a uma operação. Ele morreu oito horas depois.

Durante semanas eu não consegui parar de pensar que eu era de alguma forma responsável pela morte de Abbott. Se tivéssemos descoberto a dissecção no dia anterior, havia pelo menos uma chance de que ele pudesse ser salvo. Finalmente consegui convencer-me de que a morte não era totalmente minha culpa. Mas isso não me deixou com menos medo de pacientes cardíacos.

Como estudante de primeiro ano de especialização em cardiologia, a principal razão pela qual se é chamado no meio da noite é fazer um ecocardiograma, usar uma sonda de ultrassom para tirar fotos do coração, o que os residentes não são treinados para fazer. Havia muitas razões possíveis para fazer um eco com urgência, mas a mais comum era verificar tamponamento cardíaco: acúmulo de líquido no pericárdio, o saco ao redor do coração, que o comprime e impede sua capacidade de se encher de sangue. O tamponamento cardíaco é uma ameaça à vida; o súbito acúmulo de líquido pericárdico ou sangue pode rapidamente fazer o coração parar. Sem o adequado preenchimento e esvaziamento cardíaco, o fluxo sanguíneo e a pressão caem e a pessoa entra em choque. (Cristo, pregado na cruz, provavelmente sucumbiu ao tamponamento depois de ter o coração perfurado pela lança de um soldado romano.)

Em 1761, Giovanni Battista Morgagni, anatomista italiano, falou dos perigos da compressão cardíaca proveniente da hemorragia no pericárdio. Ele observou que a punção de uma artéria coronária na superfície externa do coração poderia fazer com que o sangue penetrasse no saco pericárdico, comprimindo todas as câmaras. A seriedade do comprometimento depende da rapidez com que o fluido se acumula. O pericárdio é como um balão. Ao inflar um balão, é preciso gerar pressão suficiente para superar a tensão do látex. Fica mais fácil na segunda tentativa, porque a borracha já foi esticada. Da mesma forma, o lento acúmulo de fluido distende a membrana pericárdica, tornando-a fina e aderente e mantendo a pressão interna baixa. O enchimento rápido, por outro lado, antes que o pericárdio seja esticado, pode resultar em um rápido aumento da pressão pericárdica que pode comprimir e colapsar as câmaras do coração, comprometendo o fluxo sanguíneo. Nesse ponto, você teria que colocar uma agulha no peito, dentro do saco pericárdico, para drenar o líquido, o que eu nunca havia feito.[2] Enquanto caminhava pela sala de estar naquelas noites de verão em 2001, ocorreu-me que havia uma curiosa simetria entre o tamponamento e minhas primeiras noites de plantão. Eu sabia que minha tolerância para emergências se desenvolveria. Sabia que um lento acúmulo de experiência acabaria por gerar confiança e coragem. Mas, até que isso acontecesse, temia que um paciente pelo qual fosse responsável sofresse as consequências.

Colegas mais experientes nos avisaram de que os cirurgiões solicitavam ecos por motivos bastante triviais. Um paciente no pós-operatório pode ter uma ligeira diminuição na pressão arterial e o cirurgião já pedir um eco para descartar tamponamento. Um paciente apresenta um ligeiro aumento em suas enzimas hepáticas e o cirurgião diria que a causa deve ser a congestão da veia hepática — o que é improvável — e querer descartar tamponamento. Às vezes, pedíamos os sinais vitais de um paciente e a resposta era que os batimentos cardíacos e a pressão sanguínea estavam normais, mas mesmo assim o colega cirurgião — de plantão e sob enorme pressão — admitia que estava apenas sendo cauteloso. Nesses casos, os mais experientes nos pediam para nos opor, questionar e tentar dissuadir: "Cara, isso não pode esperar até amanhã?" Qualquer coisa menos uma recusa terminante, o que poderia nos levar à demissão.

•

Na maioria das noites, apenas a expectativa do pager tocar era o suficiente para me manter acordado, ansiosamente esfregando meus pés na cama, esperando a inevitável ligação. E justamente quando minha consciência começava a se dissipar na escuridão pálida, irrompia o sinistro som. Você nunca sabe há quanto tempo o pager estava tocando, apenas que a noite finalmente começara. Eu me levantava, tomando cuidado para não acordar minha esposa, Sonia, rapidamente tentando juntar os

---

[2] O tamponamento é um fenômeno de última gota: uma pequena quantidade de fluido extra no pericárdio pode fazer com que a pressão sanguínea caia. Felizmente, também é um fenômeno de primeira gota: extrair até mesmo uma pequena quantidade de fluido pode restaurar o fluxo sanguíneo e a vida.

pedaços da minha consciência e, em seguida, caminhava para a sala para atender à chamada.

A primeira ligação que recebi foi para fazer um eco em uma mulher com câncer de mama sofrendo de intensa falta de ar. Comecei questionando o pedido — como estavam os sinais vitais da paciente, por quanto tempo sua pressão estava baixa —, mas algo no tom do colega cirurgião me disse para calar a boca e atendê-lo. Então vesti meu uniforme, peguei meu estetoscópio, coloquei uma nota de 20 dólares, uma caneta esferográfica e meu cartão de identificação do hospital no bolso do jaleco, e corri até a rua para pegar um táxi para o centro da cidade.

Três horas da manhã em meu bairro era quando os ratos saíam, e a mera ameaça de um daqueles monstros saindo de dentro da lixeira na calçada era o suficiente para me deixar paralisado no meio da rua vazia. As vitrines estavam praticamente apagadas, exceto por algumas janelas brilhantes aleatórias. Um táxi em alta velocidade parou derrapando para me deixar entrar. Fizemos um percurso estilo montanha-russa pela FDR Drive, sob pontes e túneis, as paredes de concreto se aproximando rapidamente enquanto as sombras da metrópole refletidas no painel lembravam colônias em um placa de ágar. Ao longe, era possível ver os arranha-céus da Ilha Roosevelt, pontilhados de luzes amarelas, como catapora, e, além deles, a ponte do Brooklyn e as chaminés do Lower East Side. Na minha cabeça, revisei as diferentes imagens de ultrassom que teria que mostrar ao Dr. Abramson na manhã seguinte. Será que me lembrava de como ajustar os filtros de frequência e a velocidade de varredura? Abramson, o chefe de eco, sabia ser rigoroso. Seu interrogatório impiedoso em uma conferência matinal já havia feito uma colega do primeiro ano desmaiar e cair no chão.

O motorista me deixou no estacionamento atrás do Bellevue. Aqui os ratos eram ainda maiores, movendo-se quase ao acaso, como folhas sopradas por rajadas de vento. O hospital se elevava no céu límpido como uma espécie de hotel gótico. Olhando para o prédio, eu só podia imaginar que drama de vida ou morte me aguardava. Na entrada, jovens descolados com jaquetas de couro pretas e piercings nos lábios se esparramavam na calçada. No saguão, o ar estava seco, levemente esfumaçado. Rapidamente mostrei meu crachá ao corpulento segurança. Então corri para o laboratório de eco no segundo andar para pegar uma garrafa de gel Aquasonic e o volumoso aparelho Siemens, que conduzi por corredores desertos e estreitos até a unidade de terapia intensiva cirúrgica.

Três e meia da manhã é uma hora estranha para estar acordado, o nexo entre a noite e o dia — quando as coisas devem se mover devagar, tentar acelerá-las parece quase obsceno. Quando empurrei as portas duplas da unidade cirúrgica, foi como entrar em um cassino, com luzes piscando, sinos tilintantes e sua parcela de almas perdidas. Familiares de pacientes vagavam pelos corredores ou sentavam à beira dos leitos, vigiando-os. O cheiro levemente agradável de desinfetante e talco flutuava pelos corredores. Espiei a sala de conferência procurando pelo colega cirurgião. A sala estava cheia de impressos, raios X e restos da refeição da noite anterior. Nada do cirurgião. Fui até o posto de enfermagem, onde uma jovem digitava dados em uma estação de trabalho. Sem olhar para cima, ela apontou para o quarto no canto da unidade. Manobrei minha máquina de eco no minúsculo espaço entre a cama da paciente e o lamurioso monitor. A mulher tinha um olhar obstinado, como se tentasse não parecer em pânico, mesmo que isso fosse óbvio. Cabelos curtos e finos brotavam em seu couro cabeludo como grama recém-germinada. Seus olhos corriam de um lado para o outro, como os de uma criança assustada, mesmo ela insistindo que estava bem. Sua pressão arterial, o monitor acima de sua cama me informou, estava no chão.

O corpo tenta compensar a queda rápida na pressão sanguínea (chamada choque) por meio de vários mecanismos. Há aumento da atividade parassimpática e uma redução na atividade simpática nos nervos autônomos, acelerando a frequência cardíaca e aumentando o débito cardíaco. Sal e água são reabsorvidos nos rins. Pequenas artérias periféricas se contraem para desviar o sangue de áreas não essenciais do corpo, como a pele e os músculos esqueléticos, para órgãos vitais, como o coração, os rins e o cérebro. A troca gasosa nos pulmões é prejudicada, fazendo com que os ácidos do sangue se acumulem e a frequência respiratória suba.

Todas essas mudanças pareciam estar acontecendo na minha paciente de uma só vez. Na luz ictérica, ela parecia pálida, da cor de um osso. Seu batimento cardíaco parecia um cavalo galopante. Ela estava calada, porque não conseguia falar e respirar ao mesmo tempo. Quando apliquei a sonda de eco no peito enfaixado, onde um tumor de mama fora removido cirurgicamente, pude perceber que uma grande quantidade de sangue havia se acumulado no saco pericárdico. O coração parecia um pequeno animal confinado a uma pequena piscina, como um dos ratos de Richter preso em um cilindro de natação lutando para se libertar. O ventrículo direito estava comprimido como uma panqueca. Foi quase um alívio finalmente me deparar com o que mais temia e enfrentar. Corri para contar para meu colega cirurgião, e quase imediatamente ele já vestia a roupa cirúrgica e me pedia para que me afastasse, ficasse fora do caminho, mas ainda perto o suficiente para segurar a sonda de eco no lugar para guiar a agulha de drenagem via ultrassom.

Uma enfermeira colocou um campo cirúrgico sobre a paciente. O cirurgião abriu um kit cirúrgico. A mulher havia parado de se mover. Estava sendo extremamente cooperativa ou mergulhando em um choque. Depois de entorpecer a pele abaixo do esterno com lidocaína, um anestésico, meu colega perfurou-a com uma agulha de 15 centímetros de comprimento, direcionando a ponta, com a ajuda de minha ultrassonografia, diretamente para o coração. O ventrículo direito fica mais à frente no peito, protegido apenas pelo pericárdio e uma fina camada de gordura. Lembrei-me do que o nosso professor de anatomia nos havia dito: se alguma vez tivéssemos que perfurar a parede torácica com uma agulha, o ventrículo direito seria a primeira estrutura a ser atingida. Na tela de eco, a ponta da agulha entrava no pericárdio, dissipando o ultrassom em um halo branco, como um sol ofuscante em um nebuloso mar negro. O êmbolo da seringa foi puxado e um líquido amarronzado invadiu a coluna de plástico. O cirurgião retirou a seringa da agulha e a efusão sangrenta escorreu. Em seguida, ele empurrou um cateter pelo cano da agulha, prendeu-o a uma bolsa de drenagem e fixou-o rapidamente. Em poucos minutos, o campo cirúrgico havia sido retirado e, pelo que pude perceber, a paciente recuperava sua cor. Sua pressão sanguínea agora estava quase normal conforme o líquido canceroso e sanguinolento era drenado para dentro da bolsa.

Alguns minutos de atraso, discutindo com o cirurgião ou pegando o táxi, e a mulher certamente teria morrido. Meu colega, um amável indiano, ficou grato. Descobri, mais tarde, que ele próprio fizera uma cirurgia cardíaca quando criança (ele puxou o decote em V de sua blusa para me mostrar a cicatriz desbotada e quase imperceptível na parte superior do esterno). Nós nos demos bem depois daquela noite. Como é comum em um hospital de ensino, criamos uma afinidade nascida da necessidade de encarar experiências angustiantes juntos. Foi a primeira vez que enfrentei um coração vivo em uma emergência. E durante alguns meses, pelo menos, nunca discuti outro pedido de eco.

•

Inge Edler, cardiologista, e Carl Hellmuth Hertz, físico, inventaram a ecocardiografia na Universidade de Lund, na Suécia, no início dos anos 1950. Eles visitaram estaleiros para estudar sonares, fazendo a extrapolação conceitual de que, se é possível usar o ultrassom para ver um navio a 500 metros de distância, talvez possamos usá-lo para enxergar o coração também, bastaria mudar a profundidade de penetração. Eles desenvolveram uma sonda protótipo e a colocaram no peito de Edler. No início, não sabiam o que estavam vendo, mas conseguiram perceber que se tratava de um coração pulsante. Em 1954, publicaram o primeiro artigo sobre ultrassom cardíaco, intitulado "The Use of Ultrasonic Reflectoscope for the Continuous Recording of the Movements of Heart Walls" [O Uso do Reflectoscópio Ultrassônico para a Gravação Contínua dos Movimentos das Paredes do Coração, em tradução livre]. Em meados da década de 1960, Harvey Feigenbaum usou o ultrassom pela primeira vez para estudar o acúmulo de fluido no pericárdio. Logo, a ecocardiografia foi amplamente empregada para localizar com rapidez acúmulos de fluido e ajudar os cirurgiões a direcionar as agulhas de drenagem. O ultrassom tornou a verificação de tamponamento cardíaco quase um protocolo. De fato, depois de alguns meses em minha especialização, tamponamento não parecia mais um grande problema.

Mas o tamponamento era muito sério nos primórdios da cirurgia, e as lesões cardíacas decorrentes eram especialmente grandes. E foi ele a força motriz em um revolucionário dia do verão de 1893, quando o Dr. Daniel Hale Williams, cirurgião do Provident Hospital em Chicago, drenou um derrame peri-cárdico traumático no que se acreditava ser a primeira cirurgia de coração aberto. O paciente de 24 anos, James Cornish, havia sido esfaqueado no peito em uma briga de salão. Ele sangra-va profusamente quando chegou ao hospital, levado por uma ambulância puxada por cavalos. Sem nenhum equipamento de diagnóstico além de um estetoscópio — os raios X só seriam descobertos cinco anos depois —, Williams o examinou. A fa-cada foi levemente à esquerda do esterno e diretamente sobre o ventrículo direito. Inicialmente, Williams achou que era super-ficial, mas quando Cornish começou a exibir letargia, apatia e pressão baixa — sinais de tamponamento e choque —, ele sabia que precisava agir.

Nada na vida difícil de Williams seria capaz de prever esse mo-mento revolucionário. Seu pai, que era barbeiro, morreu de tuber-culose quando Williams tinha apenas dez anos. Ele foi enviado para morar com amigos da família em Baltimore. Em grande parte autodidata, começou a fazer bicos, tornando-se aprendiz de sapa-teiro, depois barbeiro e violonista em barcos de passeio no lago, antes de decidir estudar medicina. Ele acabou em Chicago, traba-lhando como aprendiz de cirurgia e, finalmente, concluindo seu treinamento na Chicago Medical College (mais tarde, Northwes-tern University Medical School). Montou seu próprio consultório em South Side, trabalhando como médico em um orfanato e tor-nando-se o primeiro cirurgião negro a trabalhar para o sistema fer-roviário da cidade. Williams, descendente de escravos, trabalhou na Equal Rights League, uma organização de defesa de direitos civis de afrodescendentes que atuava durante a Reconstrução e além. Em 1891, fundou o Provident Hospital em uma casa de tijolo vermelho de três andares em Cook County, a primeira instalação racialmen-te integrada do país para jovens médicos e enfermeiros negros. A instalação, apoiada pelo reformador social Frederick Douglass, proporcionou um local de atendimento médico a afrodescendentes em Chicago, além dos hospitais beneficentes superlotados.

Até aquele dia de verão de 1893, raramente se havia tentado uma cirurgia em um coração humano vivo.[3] Embora seja difícil imaginar isso hoje, quando os tratamentos cardíacos invasivos estão na vanguarda da medicina, o coração era praticamente proibido para os médicos até quase o começo do século XX. Todos os principais órgãos humanos, o cérebro inclusive, já haviam sido operados, mas o coração permanecia à parte, envolto em projeções históricas e culturais muito mais densas do que seu pericárdio membranoso. Cirurgias cardíacas haviam sido realizadas em animais, e em 1651 o próprio Harvey cateterizou a veia cava inferior em um cadáver humano, mas suturar um órgão saltitante em uma pessoa viva era considerado além do possível. "O coração, dentre todos os órgãos, não é capaz de resistir a ferimentos", escreveu Aristóteles, porque se acreditava ser impossível repará-lo. Por estar cheio de sangue, o coração sangra rapidamente. Parecia não existir uma maneira de isolá--lo da corrente sanguínea para permitir uma sutura cuidadosa. O próprio Galeno notou que ferimentos no coração de gladiadores eram sempre fatais. "Quando uma perfuração atinge um dos ventrículos cardíacos", ele escreveu, "eles morrem no local, principalmente pela perda de sangue, e ainda mais rápido se o ventrículo esquerdo for lesionado". Sendo assim, já no início do século XIX, o tratamento prescrito para ferimentos cardíacos que levavam ao acúmulo de líquidos e ao tamponamento era o repouso absoluto e a aplicação de sanguessugas. Não é de surpreender, portanto, que mais de 90% dos pacientes tenham morrido.[4] Mas, apesar dessa terrível mortalidade, Theodor Billroth, ilustre professor e cirurgião vienense, escreveu em 1875 que "[a drenagem] do pericárdio é uma operação que, na minha opi-

---

[3] Há relatos de tentativas esporádicas no campo de batalha, que provavelmente não tiveram êxito. Henry Dalton, um cirurgião pouco conhecido de St. Louis, é frequentemente creditado como tendo realizado a primeira sutura de pericárdio de uma vítima esfaqueada em 1891, mas seu feito não foi amplamente relatado.

[4] Em 1868, Georg Fischer analisou 452 casos de ferimentos cardíacos e descobriu que a taxa de sobrevivência era de apenas 10%.

nião, aproxima-se muito desse tipo de intervenção que alguns cirurgiões denominariam como depravação do ato cirúrgico e outras insanidades". No entanto, acrescentou, "novas gerações podem pensar de forma diferente".

Billroth não precisou esperar uma geração. Já no final do século XIX, as proibições contra cirurgias cardíacas começaram a ser flexibilizadas. Em 1881, na Sociedade de Anatomia e Cirurgia do Brooklyn, o cirurgião John Bingham Roberts anunciou que "possivelmente chegará o momento em que lesões do próprio coração serão tratadas por incisão pericárdica para permitir a extração de coágulos e talvez suturar o músculo cardíaco". Em 1882, M. Block, médico alemão, revelou que havia feito e depois suturado incisões em corações de coelhos, que sobreviveram. Ele sugeriu que técnicas semelhantes poderiam funcionar em humanos. Em Nova York, o cirurgião Charles Albert Elsberg relatou que seus experimentos com animais "parecem demonstrar que um coração de mamífero consegue suportar uma quantidade muito maior de manipulação do que se suspeitava até agora".

Entre eles estava Daniel Williams, um arrogante cirurgião que supria com ousadia e destreza técnica o que lhe faltava em humildade. Mais tarde em sua carreira, quando frequentava a Howard University, ficou famoso por convidar o público para o hospital nas tardes de domingo para vê-lo operar — "quando o público negro ainda não se acostumara a ter médicos negros e não aprendera a ter total confiança neles", como observou o antropólogo W. Montague Cobb. "Muitos temiam entrar em um hospital, qualquer hospital", acrescentou Cobb. "Dr. Williams deu o passo mais ousado e extremo possível para combater esse medo irracional. Ele abriu as portas de sua sala de cirurgia uma vez por semana para o público e disse: 'Venha nos observar trabalhar, observar as condições e ver por si mesmo que não há nada a temer.'"

James Cornish não foi uma boa escolha para uma demonstração pública. Quando Williams abriu o ferimento no peito de Cornish com uma incisão de 15 centímetros naquele dia sufocante em 1893, não tinha ideia do que encontraria. Na superfície interna das costelas, uma artéria dilacerada vertia sangue.

Williams a suturou com categute.[5] A sala de cirurgia parecia uma sauna; assistentes limpavam gotículas de suor na testa de Williams. O cirurgião se preparava para fechar o tórax quando notou que a faca havia atingido mais fundo, perfurando o pericárdio com um orifício de cerca de 0,25 centímetros de diâmetro. Com pouco tempo para refletir sobre suas opções, pediu mais fio e agulha e costurou a lesão pericárdica, sincronizando cuidadosamente o movimento de sua agulha com as batidas do coração em uma espécie de tango cirúrgico. Ele observou que também havia uma pequena lesão nas finas paredes do ventrículo direito — no próprio músculo cardíaco —, mas o sangramento havia parado, contido pela formação de um coágulo escuro. Williams decidiu não intervir.

O ferimento de Cornish voltou a sangrar depois de alguns dias, então Williams levou-o de volta ao centro cirúrgico para remover mais coágulos. A ferida finalmente cicatrizou, e Cornish conseguiu escapar das garras da sépsis, a grande assassina do pós-operatório naqueles dias. Em 30 de agosto, quase dois meses depois de ter sido esfaqueado, Cornish teve alta do hospital. Além de mais algumas brigas de bar, teve uma vida normal, e 12 anos mais longeva do que a de seu cirurgião.

A operação de Williams, sabemos agora, não foi a primeira cirurgia de pericárdio. Provavelmente, três outras foram realizadas na década anterior, embora não tenham sido amplamente relatadas. Williams seguramente não tinha conhecimento sobre elas, e a maioria dos pacientes morreu logo após as operações. Ao utilizar uma agulha no pericárdio no "primeiro caso bem ou malsucedido de sutura do pericárdio já registrado", como Williams mesmo declarou, ele fez tanto quanto qualquer médico na história para desmistificar o coração e desenvolver a noção de que era uma máquina que podia ser consertada. Por isso foi mundialmente aclamado. O fato de ser um homem negro vivendo na era de Jim Crow torna sua conquista muito maior. Em 1894, mudou-se para Washington, D.C., onde o presidente Grover Cleveland nomeou-o cirurgião-chefe do Freedmen Hos-

---

[5] N.T.: Fio de origem animal, feito geralmente de tripa de carneiro, e que se utiliza em suturas e ligaduras cirúrgicas.

pital, que tratava de ex-escravos. Finalmente voltou para Chicago, onde teve uma carreira honrosa (e honrada), e faleceu em 1931 por complicações decorrentes de um derrame.

Embora Williams seja frequentemente creditado pela realização da primeira cirurgia de coração aberto documentada, ele não cortou de fato o coração, apenas suturou o pericárdio, o saco que envolve o coração. O crédito pela primeira sutura miocárdica em que o paciente sobreviveu pertence a Ludwig Rehn, um cirurgião alemão que, em 9 de setembro de 1896, quase três anos depois de Cornish ter alta do Provident Hospital, suturou uma laceração de dois centímetros no ventrículo direito de um jardineiro de Frankfurt, de 22 anos, que havia sido esfaqueado no peito enquanto caminhava em um parque. A vítima, Wilhelm Justus, foi encontrada pela polícia em estado de choque, com as roupas encharcadas de sangue. Ele foi levado ao Hospital Estadual de Frankfurt no alvorecer. Embora o rastro da ferida apontasse para o ventrículo direito, os médicos o internaram para observação — sem dúvida, cientes de que uma cirurgia cardíaca adiantaria pouco mais do que uma oração. Mas logo surgiram sinais de que o sangue se acumulava rapidamente em seu peito. Justus apresentou picos de febre e sua frequência respiratória aumentou para 68 respirações por minuto (6 vezes a normal). Cânfora, estimulante e sacos de gelo foram utilizados, mas o estado de Justus piorou. Naquela noite, com a pele azulada, o pulso fraco e a respiração cada vez mais difícil, ele foi finalmente levado por Rehn para a sala de cirurgia.

Nascido em 1849 em Allenstein, Alemanha, Rehn, assim como Williams, enfrentou ainda jovem a morte do pai, médico, e acabou tendo que morar com parentes. Mas, ao contrário de Williams, quando se deparou com a oportunidade de suturar um ferimento do miocárdio, ele a aproveitou. Fez uma incisão de 14 centímetros no espaço entre a quarta e a quinta costelas de Justus ao longo da linha do mamilo, cortou a quinta costela e depois a curvou para cima, ainda presa ao esterno, para criar espaço para operar. Encontrou um ferimento de 2,5 centímetros no ventrículo direito, que cuspia sangue, jorrando descontroladamente a cada contração. "A visão do coração batendo dentro do saco pericárdico aberto foi extraordinária", escreveu Rehn. "A pressão local controlava o sangramento, mas meu dedo tendia a escorregar por causa do coração batendo rapidamente." Ele inseriu um dedo na ferida, depois suturou o corte com três pontos usando um delicado fio de seda. "Foi muito inquietante ver o coração pausar a cada passagem da agulha", escreveu ele. Mas o coração logo "recuperou suas fortes contrações". Depois do último ponto, o pulso estava forte. Rehn baixou a costela, realinhou a pele e os tecidos moles e enfaixou o peito.

Naquela época, em que basicamente não havia antissepsia, o Anjo da Morte aparecia com muito mais frequência carregando um termômetro do que uma foice. Dez dias depois da operação, Justus teve picos de febre de 40 graus. A ferida em seu peito vazava pus. Ele havia desenvolvido sépsis. Rehn levou-o de volta ao centro cirúrgico para drenar a infecção. Felizmente, a febre rapidamente cessou, e Justus foi liberado para casa uma semana depois.

Seis meses depois, em 22 de abril de 1897, Rehn descreveu sua operação em uma convenção cirúrgica em Berlim, declarando que "a viabilidade do reparo cardíaco não é mais uma dúvida". "Confio que este caso não será apenas uma curiosidade, mas que o campo da cirurgia cardíaca será agora mais investigado", disse ele, acrescentando que "muitas vidas, que antes eram consideradas perdidas, poderão ser salvas". Rehn escreveu um relato detalhado de sua operação em uma revista especializada. Suas palavras foram cuidadosas, até um pouco defensivas. Nem uma década antes, o grande Billroth havia afirmado que "o cirurgião que tentasse suturar uma ferida no coração deveria perder o respeito de seus colegas". Talvez por sentir o peso da história recair sobre ele, Rehn escreveu: "Fui forçado a operar. Não havia outra opção para mim, com o paciente deitado à minha frente, sangrando até a morte."

As operações de Rehn e Williams inauguraram uma nova era na medicina, em que o bisturi finalmente passou a ser utilizado no órgão mais famoso e elusivo do corpo humano. Os médicos começaram a prestar atenção a seus resultados. Em 1899, o cirurgião alemão Sanitatsrath Pagenstecher escreveu: "Estou longe de querer transformar as cirurgias cardíacas em procedimentos corriqueiros praticados por qualquer médico, embora os esforços até agora tenham mostrado resultados muito bons." Em 14 de setembro de 1902, em uma mesa de cozinha sob as luzes bruxuleantes de dois lampiões de querosene em um casebre em um bairro pobre de Montgomery, Alabama, Luther Hill se tornou o primeiro cirurgião norte-americano a suturar com sucesso uma lesão cardíaca no ventrículo esquerdo de um garoto de 13 anos que havia sido esfaqueado 5 vezes. Em uma conferência em 1907, Rehn relatou que 120 cirurgias no coração haviam sido realizadas em todo o mundo, sendo 40% delas bem-sucedidas, uma diminuição de 4 vezes na mortalidade em comparação com a era pré-cirúrgica. Vários anos depois, o cirurgião alemão Rudolf Haecker escreveu: "Desde a Antiguidade, o coração tem sido considerado 'intocável' [mas] com [a cirurgia cardíaca] o último órgão do corpo humano está agora nas mãos do médico cirurgião."

No entanto, a aurora da cirurgia cardíaca foi longa e a luz do dia demorou décadas para se instalar. Embora as tentativas de reparar lesões cardíacas quase sempre fatais fossem recebidas com resignada aceitação, abrir o órgão para corrigir válvulas doentes, perfurações nas paredes ou vasos mal posicionados, condições que matavam lentamente, ainda era totalmente rejeitado. Os obstáculos eram muitos, mas o principal deles era a falta de tempo. Como G. Wayne Miller escreveu em seu consagrado livro *King of Hearts*: "Abrir o coração vivo era matar em meio a um rio de sangue que se esvaía em menos de um minuto." Para evitar a hemorragia, o coração teve que ser isolado da circulação e parado antes de ser aberto. Mas parar o coração por mais de alguns minutos resultaria em danos no cérebro e em outros órgãos. Como fazer circular sangue e oxigênio depois de interromper o batimento cardíaco? Este era um desafio de proporções nunca vistas na medicina. Poderia o coração, a máquina suprema da natureza, ser substituído por uma bomba feita pelo homem?

4

Dínamo

"Deixe-me dizer uma coisa. Há um desses médicos em Atlanta que pegou uma faca e cortou o coração humano — o coração humano", repetiu ele, inclinando-se para a frente, "do peito de um homem e segurou-o na mão", e estendeu a mão, com a palma para cima, como se estivesse ligeiramente pesada com o coração humano... "[E] ele não sabe mais sobre ele do que você ou eu."
— Flannery O'Connor, "The Life You Save May Be Your Own"

Véspera de Natal de 2001, Fargo. A vista da sala dos meus pais era serena. Galhos de árvores salpicados de branco se bifurcavam como dendritos no céu cinzento. Dentro da casa, raquetes de neve se empilhavam no vestíbulo. Nossos convidados estavam sentados conversando animadamente, homens e mulheres em grupos separados, como sempre acontecia nas festas de fim de ano de meus pais em Dakota do Norte, para onde eles se mudaram quando meu pai assumiu a cátedra de genética antes de eu entrar para a faculdade de medicina. Vinny Shah, um cirurgião cardíaco e amigo da família, encontrou-me na cozinha. Ele acabara de ser chamado para operar um paciente com endocardite, uma infecção da válvula mitral, que separa o átrio esquerdo do ventrículo esquerdo.

A endocardite infecciosa aguda é uma das doenças mais letais. O risco de morte entre alguns pacientes começa em cerca de 20% e aumenta em taxas galopantes de 1% ou 2% por hora. Sir William Osler, o famoso médico canadense que fundou o primeiro programa de residência médica nos Estados Unidos, na Universidade Johns Hopkins, observou que "poucas doenças apresentam maior dificuldade" e que "em metade dos casos o diagnóstico é feito após a morte". Pousando o prato sobre a mesa, Shah me perguntou se eu, um colega no primeiro ano de especialização, queria assistir. Mas não havia tempo a perder.

Lá fora, minha respiração esfumaçava o ar gelado. Nós escorregamos e deslizamos em ruas recobertas de sal até o hospital. A instalação era uma sequência de edifícios solitários — planos, retangulares — em meio a uma paisagem branca e sombria. O terreno havia sido arado, mas os poucos carros estacionados estavam cobertos de neve e com os limpadores apontados para cima pareciam se render. Nossos pés trituravam o chão congelado enquanto seguíamos para a entrada. Em frente à loja de presentes, fechada para as festas de fim de ano, um jovem de uniforme e jaqueta de neve, técnico em cirurgia, fumava um cigarro. Ele nos seguiu em silêncio.

A sala de cirurgia no segundo andar tinha um ar estranhamente improvisado, como se ninguém planejasse estar lá naquela noite. Instrumentos estavam espalhados, e as mesas, tortas. O ar tinha um leve odor químico. A equipe se movia de forma compenetrada, quase sem ruído. Pareciam o tipo de pessoa que você poderia encontrar trabalhando no Walmart em uma noite de sábado. Uma enfermeira adicionava e subtraía bisturis e espátulas em um campo estéril. O anestesista ajustava registros e seringas. O auxiliar cirúrgico se preparava para inserir um cateter. O estranho do grupo era o corpulento perfusionista sentado em um banquinho ao lado da máquina coração-pulmão, lendo uma revista.

O paciente estava deitado em uma bancada no canto da sala, sendo preparado. Estava pálido, apático, apresentava suores noturnos e fadiga debilitante havia semanas. De perto, notei que ele tinha longos cabelos grisalhos, como um hippie, seus olhos eram duas poças de nanquim. As costelas saltavam de seu peito magro como raios de uma roda. Veias congestionadas ondulavam em suas têmporas emaciadas. Como a de muitos pacientes idosos, sua pele estava marcada com manchas arroxeadas onde acessos intravenosos vazaram sangue. Seu ecocardiograma mostrava vegetações — partículas de matéria infecciosa de aspecto esponjoso — em ambos os folhetos mitrais, agitando-se como bandeiras ao vento. O folheto inferior tinha sido parcialmente corroído, deixando um espaço através do qual o sangue vazava de volta para o átrio esquerdo e mais ao fundo para os pulmões, enchendo os sacos aéreos com fluido, lentamente afogando-o. Isso o impedia de recuperar o fôlego. Shah e eu nos apresentamos. O homem virou-se para nós lentamente, sem de fato nos olhar. "Vou partir desta para a melhor?", disse ele.

No vestiário, tirei e dobrei minhas calças, sob a luz brilhante. Pendurei minhas roupas em um armário e vesti a roupa cirúrgica verde, como a que usava no laboratório de anatomia de St. Louis seis anos antes. No lavatório de metal, Shah e eu esfregamos as mãos e os braços até o cotovelo com sabão iodado marrom. Ele falava em um tom ligeiramente evasivo que parecia querer dizer mais do que de fato dizia, mesmo quando era algo bastante óbvio. "Este cara está mal", declarou em um tom sério, chutando um painel de alumínio para desligar a torneira. "Se não operarmos esta noite, ele morrerá." Eu não disse nada. Era minha primeira cirurgia cardíaca e não sabia o que dizer ou fazer. Devo fazer perguntas e tentar aprender alguma coisa? Ou manter minha boca fechada e tentar não atrapalhar?

De volta à sala de cirurgia, vestimos as batas cirúrgicas, luvas estéreis e máscaras azuis. Tudo na sala era cinza, bege ou azul, exceto pelas toucas cirúrgicas multicoloridas. Shah colocou pequenos binóculos, semelhantes aos óculos de um joalheiro. Ele era um homem bonito, alto e esguio, com cabelos negros como os de um ator de Bollywood, parcialmente cobertos pela touca de algodão. "Fique aqui perto de mim, mas não toque em nada", disse ele. Agarrou a cobertura plástica estéril do foco cirúrgico e ajustou a luz. A essa altura, o paciente estava anestesiado e entubado, parecendo mais um cadáver. Uma confusão de tubos e fios deslizava pela mesa em direção a ele. A cirurgia iniciaria.

Com um bisturi, Shah cortou a pele sobre o esterno. Um colar de contas vermelhas escuras rapidamente surgiu. Com uma serra que parecia uma prancha de passar, Shah fez um corte linear ao longo de todo o comprimento do esterno. Seu assistente rapidamente cauterizou os minúsculos vasos sanguíneos, liberando pequenas baforadas de fumaça proteinácea. Usando um retrator de aço inoxidável, eles separaram os dois lados do esterno, fazendo surgir a cavidade torácica rósea e amarela. Segurando uma pinça e um bisturi, Shah abriu o pericárdio prateado. O coração dançava descontroladamente, uma visão incrível. Lembrei-me daqueles sufocantes dias de verão em St. Louis, mas o que vi era muito diferente do coração marrom e seco de meu cadáver sem nome. Este era rosa, como frango cru, e por um momento pareceu ser a única coisa que se movia na sala. Cateteres plásticos foram rapidamente fixados no átrio direito e na aorta. Eles seriam usados para criar um circuito para a máquina coração-pulmão que manteria nosso paciente vivo.

A máquina em si era uma caixa bege, do tamanho de uma pequena geladeira, com uma variedade estonteante de mostradores e tubos. Já havia sido preparada com solução salina para retirar todo o ar. Shah conectou a máquina por meio de mangueiras aos cateteres no peito e disse ao perfusionista para ligá-la. Assim que ele o fez, o coração, de forma incrível, começou a encolher quando o sangue, fluido da vida, foi desviado para o aparato de plástico e metal. No entanto, o coração continuou a bater, embora de maneira fraca e mais lenta. Em grande parte da minha vida, tive medo de que o coração pudesse parar a qualquer momento e a vida de alguém chegasse ao fim. E aqui estava ele, se encolhendo como um balão com um pequeno vazamento. Essa imagem me causou arrepios por todo o corpo. Nunca a fronteira entre a vida e a morte parecera tão tênue.

Com um clamp de metal, Shah comprimiu a aorta, cortando o fluxo sanguíneo do coração, isolando-o. Então, injetou solução de potássio gelada na principal veia cardíaca. O potássio concentrado tem a função de parar o coração em execuções e, como o esperado, o ECG do paciente rapidamente mostrou uma linha reta. Shah despejou solução salina gelada diretamente no coração para esfriá-lo ainda mais. Então, com o coração em quarentena e a circulação e a oxigenação do paciente sendo controladas pela máquina coração-pulmão, ele começou a cortar o órgão doente.

•

Muitos avanços (principalmente nos Estados Unidos) permitiram que essa cirurgia realizada na véspera de Natal acontecesse, mas talvez o maior deles tenha sido a máquina coração-pulmão, como é também chamada a máquina de circulação extracorpórea. Foi descrita pelo médico e autor James Le Fanu como "um dos feitos mais ousados e mais bem-sucedidos da mente humana". A máquina foi concebida por John Gibbon, cirurgião da Filadélfia, em 1930, mas demorou quase 25 anos para ser desenvolvida. Uma razão para o atraso foi a desaceleração econômica durante a Grande Depressão, e logo depois veio a Segunda Guerra Mundial. Mas o progresso também foi retardado por falácias culturais. Embora um rim artificial tenha sido desenvolvido relativamente com pouco alarde, o coração sempre ocupou um lugar especial na imaginação popular. Como poderia uma máquina feita pelo homem substituir o órgão que abriga a alma?

Sem essa máquina, os cirurgiões cardíacos estavam de mãos atadas. Uma vez que o coração é pausado para ser aberto, começa uma corrida contra o tempo. Sem o sangue rico em oxigênio do coração, o cérebro e os órgãos vitais sofrerão danos irreversíveis dentro de três a cinco minutos. No entanto, a maioria das malformações cardíacas congênitas exige pelo menos dez minutos de parada circulatória para reparo, tempo demais para evitar lesões cerebrais. Assim, a maioria dos cirurgiões acreditava que tais cirurgias nunca poderiam ser realizadas, pelo menos não até que uma máquina fosse construída para assumir a função cardíaca e pulmonar durante esses minutos cruciais.

Um cirurgião que acreditava que havia uma alternativa era C. Walton Lillehei, considerado por muitos o cirurgião mais inovador do século XX. Nascido e criado em Minneapolis, Lillehei cresceu como um inventor obstinado. Em sua adolescência, quando os pais se recusaram a comprar uma motocicleta, ele construiu uma com peças de reposição. E levava essa mentalidade de engenheiro para a pesquisa cirúrgica. Seu pequeno laboratório de pesquisa no sótão do Millard Hall, na Universidade de Minnesota, não passava de duas mesas de operação, uma pia e alguns tanques de oxigênio. Mas foi lá, seguindo a determinação de seu chefe, Owen Wangensteen, de transformar o departamento em um centro de invenção cirúrgica, que Lillehei desenvolveu talvez a ideia mais bizarra da história da cirurgia: a circulação cruzada controlada.

As ideias de Lillehei foram inspiradas pela circulação sanguínea entre mãe e feto em mamíferos. Como o feto é imerso em líquido amniótico, não consegue obter oxigênio respirando. Seu sangue deve ser desviado para a mãe, onde é oxigenado e limpo de resíduos antes de retornar ao feto. Por que, cogitou Lillehei, o mesmo esquema não poderia ser empregado em cirurgia cardíaca? Um animal (um "doador") poderia ser usado para limpar e oxigenar o sangue de outro animal (o "receptor"), retornando o sangue ao receptor para nutri-lo enquanto o coração do paciente fosse parado e isolado da circulação. Parecia tão simples, e contornava a necessidade de uma máquina.

Nos primeiros experimentos de Lillehei, os sistemas circulatórios de dois cães anestesiados foram conectados por meio de uma mangueira de cerveja a uma bomba de leite, que empurrava quantidades iguais de sangue em direções opostas sem introduzir bolhas de ar. Com o peito do cão receptor aberto, a entrada e a saída de seu coração foram isoladas com clamps, seus pulmões colapsaram, e seu sangue azul venoso impulsionado pela bomba de leite para dentro do cão doador. O sangue vermelho, oxigenado, foi devolvido do doador ao receptor por meio de uma artéria no peito do receptor. Dessa forma, o doador servia como coração e pulmões do receptor, enquanto o coração do receptor era parado e drenado de sangue.

No início, Lillehei e sua equipe cometeram erros na complexa conexão do circuito, e os cães, que eles pegaram da carrocinha, sofreram danos cerebrais. Mas, depois de algumas tentativas, eles conseguiram realizar seus experimentos, e os cães, receptor e doador, acordaram incólumes. Após os experimentos, os cães foram eutanasiados e seus órgãos examinados ao microscópio. Não houve evidência de que a circulação cruzada causasse danos a qualquer dos animais. O receptor recebeu sangue e oxigênio suficientes para manter as funções básicas, e a capacidade do doador de fazer circular o próprio sangue também não foi comprometida. Poucos meses depois, Lillehei testou seu método em cães treinados, incluindo os golden retrievers de um colega cardiologista. Mesmo após 30 minutos de circulação cruzada, os cães ainda foram capazes de atender aos comandos e fazer seus truques habituais.

Em 1954, após anos de experimentos em cerca de 200 cães, Lillehei e sua equipe estavam ansiosos para testar seu método em seres humanos. Seu intuito era corrigir defeitos cardíacos congênitos. Na época, 50 mil bebês ou mais nasciam todos os anos com tais anomalias. (Até hoje, a cada 15 minutos nasce um bebê com um defeito cardíaco nos Estados Unidos.) A maioria dos defeitos são buracos do tamanho de moedas na parede entre os átrios ou os ventrículos, permitindo a mistura de sangue rico e pobre em oxigênio. Esses buracos podem resultar em atrofia no crescimento, privação de oxigênio, desmaios e até morte súbita. "Congênitos" eram presença constante nas enfermarias dos hospitais na década de 1950, frequentemente vistos sentados nas bordas de suas camas, inclinando-se para a frente para recuperar o fôlego, pernas inchadas como troncos de árvores, vertendo um líquido amarelo pálido (resultado da insuficiência cardíaca congestiva) pela pele, que se empoçavam no chão de ladrilhos. Regularmente, apresentavam deformidades faciais, pois é comum que defeitos cardíacos coexistam com anomalias como a síndrome de Down. Eles também sofriam infecções incapacitantes, metade morria antes dos 20 anos. Em suma, eram aleijados cardíacos, uma existência condenada com prognóstico pior do que muitos cânceres infantis. Um importante cirurgião afirmou que seria possível consertar algumas das anomalias do coração "da mesma forma que um encanador conserta encanamentos", mas tal cirurgia era proibitivamente longa.

Embora a necessidade fosse grande, a proposta de Lillehei de usar um humano como circuito vivo para outro era chocante; para alguns até imoral: a primeira cirurgia na história da humanidade com potencial de matar duas pessoas. A ideia de anestesiar um ser humano sadio na sala de cirurgia para servir de suporte de vida a outro enquanto seu coração fosse parado, cortado e reparado era inaceitável para a maioria dos médicos, uma violação do seu juramento mais fundamental. No entanto, na falta de uma máquina artificial coração-pulmão, e apesar da fervorosa oposição de seus colegas, Lillehei avançou.

Lillehei tinha um atributo que o diferenciava de outros médicos: era um sobrevivente de câncer. Em seu último ano de residência, fora diagnosticado com um linfossarcoma no pescoço, que costuma ser fatal. Quem o operou foi ninguém menos que Wangensteen, seu chefe de departamento, em uma cirurgia de dez horas e meia. Os resultados da biópsia saíram vários meses antes, mas Wangensteen esperou até poucos dias antes da formatura de Lillehei para lhe contar, de modo que o jovem cirurgião terminasse sua residência. Na cirurgia, Wangensteen e sua equipe extirparam o tumor, os gânglios linfáticos e grande parte do tecido mole circundante do peito e do pescoço de Lillehei. A cirurgia exploratória, alguns meses depois, não mostrou qualquer vestígio de câncer.

Com um contato tão próximo com a própria mortalidade, Lillehei parecia mais familiarizado com a morte do que a maioria dos cirurgiões e, portanto, menos temeroso. Recebeu um prognóstico de taxa de sobrevida de 25% em 5 anos, de modo que, durante grande parte do início de sua carreira, caminhava à beira de um precipício esperando pelo inevitável deslize que o levaria ao abismo. O tênue domínio da própria vida lhe conferia coragem, talvez até uma espécie de imprudência. Ele gastaria o tempo que lhe restasse enfrentando o enigma da cirurgia de coração aberto. Estava disposto a tentar coisas novas, procedimentos experimentais com baixas chances de sucesso, apesar dos custos iniciais. De sua parte, Wangensteen deu a Lillehei tempo e recursos para realizar seu trabalho inovador. A relação deles era de proteção, como a de um pai com uma criança vulnerável. Ele também estava convencido de que Lillehei tinha mais chance do que qualquer outro de seus protegidos de ganhar um Prêmio Nobel.

Havia outra alternativa à máquina coração-pulmão além da circulação cruzada, pelo menos para cirurgias cardíacas simples: resfriar o corpo até temperaturas congelantes para retardar o metabolismo e, assim, reduzir a necessidade de oxigênio. Uma queda de 12 graus na temperatura reduz à metade a taxa da maioria das reações químicas, incluindo os processos celulares, e é por isso que as pessoas conseguem sobreviver submersas em um lago congelado por até 40 minutos. O primeiro uso de hipotermia cirúrgica foi apresentado por Wilfred Bigelow, um cirurgião canadense, em uma conferência em Denver em 1950. Bigelow anestesiou cães de laboratório, resfriou-os em um banho de gelo, abriu o peito e aplicou grampos para interromper o fluxo sanguíneo nos corações de ambos. Em seguida, removeu os grampos, suturou o peito, aqueceu e acordou os cães sem danos cerebrais permanentes. Mais tarde, ele descobriu que os macacos eram ainda melhores que os cães para tolerar a hipotermia. A 20 graus Celsius, eles poderiam ter sua circulação interrompida por quase 20 minutos sem dano à sua função cerebral.[1]

A primeira demonstração bem-sucedida em humanos da estratégia do "lago congelado" de Bigelow ocorreu em 2 de setembro de 1952, mais de meio século após a primeira sutura miocárdica de Ludwig Rehn, quando o Dr. John Lewis, um colega sênior de Lillehei na Universidade de Minnesota, usou a hipotermia para corrigir um "defeito do septo atrial", um buraco na parede entre os átrios esquerdo e direito, em uma menina de cinco anos de idade. Embora o coração da menina Jacqueline Johnson estivesse aumentado, ela própria estava frágil e abaixo do peso. Ela esteve doente durante a maior parte de sua vida com uma recorrente pneumonia, e os médicos determinaram que ela teria apenas alguns anos de vida. Diante de um prognóstico tão sombrio, seus pais deram a Lewis e sua equipe a permissão para operar.

---

[1] A hipotermia também foi testada como um tratamento para câncer metastático, leucemia, esquizofrenia e dependência de drogas, com resultados desanimadores.

Usando uma manta de borracha que fazia circular uma solução de álcool gelada, Lewis resfriou a temperatura corporal de Jacqueline por muitas horas; a leitura do termômetro caía constantemente do normal, em torno de 37 graus Celsius, para 26 graus. Ele rapidamente aplicou um torniquete nas principais veias e artérias, de modo que nenhum sangue pudesse entrar ou sair do coração, conseguindo um órgão quase sem sangue. Nesse ponto, não havia sangue circulando no corpo gelado da pequena paciente. Então, com um bisturi, cortou a parede do átrio direito, tomando cuidado para evitar as artérias coronárias e as estruturas elétricas essenciais. Demorou cerca de três minutos para encontrar o buraco do tamanho de uma moeda de dez centavos. Dentro de dois minutos ele o havia suturado. Para testar a integridade do reparo, injetou no coração uma solução salina para garantir que não haveria vazamento. Quando pareceu que o reparo estava intacto, soltou os grampos nos principais vasos sanguíneos. O coração começou a bater lentamente. Com as mãos no peito aberto, Lewis o massageava, desejando que fizesse seu trabalho, e, em poucos minutos, o coração começou a acelerar. Depois de alguns minutos, Lewis aqueceu a menininha em água à temperatura ambiente usando uma calha comprada na Sears. Embora tenha havido alguns pequenos solavancos no pós-operatório, Jacqueline se saiu bem. Onze dias após a operação, ela foi para casa. No final do mês, era apenas mais uma garota na escola.

A aclamação de Wangensteen e seu departamento se disseminou. "Garota do Coração 'Congelado' Se Recupera Rapidamente", anunciava a manchete do *New York Times*. O *Minneapolis Tribune* noticiou que a cirurgia "parece proporcionar aos cirurgiões um método, muito almejado, de cortar um coração humano vivo à vista de todos". Embora os vivisseccionistas estivessem atônitos, um colunista de jornal, ao se referir ao número de cães que foram sacrificados no desenvolvimento da técnica, escreveu: "Uma criança ao preço de 14 cães é uma barganha notável."

Ainda assim, a hipotermia não era a resposta geral para todos os defeitos cardíacos congênitos. Ela permitia aos cirurgiões apenas uma fração do tempo de que necessitavam, porque protegia o cérebro não perfundido por um período relativamente curto. Enquanto cinco minutos eram tempo suficiente para reparar uma lesão simples como um defeito no septo atrial (DSA), defeitos mais complexos, como defeitos no septo ventricular (DSVs), o tipo mais comum de anormalidade cardíaca congênita, em que orifícios na parede que separa os dois ventrículos permitem que o sangue flua de maneira anormal, requerem mais tempo, pelo menos dez minutos. E, assim, esses pacientes continuaram a ser rotulados como "inoperáveis".

Lillehei propôs usar a circulação cruzada nessas crianças. Ele apelou para Wangensteen, esperando seu total apoio, mas o chefe recusou-se a autorizar. A técnica era nova demais, disse Wangensteen, arriscada demais para ser usada em uma criança frágil, e ele previu corretamente o furor que irromperia se uma criança — ou o genitor doador — que não enfrentasse a morte iminente morresse na mesa de operações. Lillehei prosseguiu, fornecendo a Wangensteen relatórios publicados mostrando resultados ruins de reparos experimentais de DSV usando o método da hipotermia, mas Wangensteen mostrou-se indiferente. Ele deu permissão a Lewis, rival de Lillehei, para realizar o primeiro reparo de DSV usando hipotermia. Somente depois de Lewis ter falhado rapidamente em suas duas primeiras tentativas, que resultaram em duas mortes, Wangensteen cedeu e deu a Lillehei a oportunidade que ele tanto esperava.

O primeiro paciente de Lillehei foi um menino de 13 meses com um DSV. Gregory Glidden, como era chamado, morava com seus pais e oito irmãos nas florestas do norte de Minnesota, a cerca de 160 quilômetros de Minneapolis. Seu pai, Lyman, um minerador, e sua mãe, Frances, estavam tragicamente familiarizados com doenças cardíacas congênitas. A irmã mais velha de Gregory também nascera com DSV e morrera inesperadamente em seu sono três anos e meio antes. (Frances a encontrou morta na cama certa manhã.) Como sua irmã, Gregory passou a maior parte de sua jovem vida no hospital. Suas primeiras palavras e primeiros passos foram dados em uma solitária ala hospitalar. Em dezembro de 1953, o pediatra de Gregory o encaminhou com urgência para a Universidade de Minnesota. O menino estava tendo febres frequentes e não conseguia respirar direito. Ele pesava apenas 5kg, não muito mais do que seus bichos de pelúcia. Seu coração também estava aumentando em um ritmo alarmante; já era mais que o dobro do tamanho normal, um sinal de falência circulatória iminente.

Os cardiologistas em Minneapolis admitiram Gregory ao Variety Club Heart Hospital na Universidade de Minnesota. Depois de realizar exames para confirmar a presença do DSV, eles solicitaram uma consulta com Lillehei, pois tinham ouvido falar sobre sua pesquisa inovadora no sótão do Millard Hall. Talvez esse dissidente fosse o único a finalmente consertar o temido DSV e impedir a morte de outro bebê. Depois de conhecer Gregory, Lillehei propôs uma operação em que corrigiria o DSV do menino por meio da circulação cruzada, usando o pai, Lyman Glidden, que tinha o mesmo tipo sanguíneo do filho, como doador. Lillehei deixou claro para os Gliddens que ele usara a circulação cruzada apenas em vira-latas, mas disse a eles que, se um filho seu precisasse de uma cirurgia de coração aberto, não hesitaria em usar a técnica. Desesperados, os Gliddens deram o sinal verde. O termo de consentimento que assinaram em março de 1954 era uma única sentença: "Eu, abaixo assinado, concedo permissão para uma operação ou qualquer outro procedimento que a equipe da Universidade considere necessário para meu filho."

Hoje, a autonomia do paciente e a tomada de decisão compartilhada são mantras em um hospital, imperativos éticos que superam todos os outros, incluindo a beneficência. Mas a situação era muito diferente na década de 1950, quando os médicos estavam mais aptos a agir sem o que consideramos consentimento informado. O paternalismo médico era extremo, mas seria um erro pensar em Lillehei como autoritário. Segundo relatos, ele era um médico incomumente compassivo, já que ele mesmo fora paciente. Assim, conhecia a vulnerabilidade que acompanha a doença. Sabia em um nível visceral como os pacientes procuram seus médicos para orientação e proteção. Mas, como cirurgião, também entendia que seus pacientes jovens não tinham chance de uma vida normal e que não havia outros procedimentos disponíveis para ajudá-los. Pais desesperados não queriam ouvir que não havia opções. Eles queriam que um médico fizesse — tentasse — alguma coisa.

Como pai, só posso imaginar a agonia dos Gliddens. Consigo vê-los correndo pela paisagem plana de Minnesota naquele inverno, com a criança doente a tiracolo, os traços brancos na longa estrada reta estendendo-se como um zíper até o horizonte. Ainda vivenciavam o luto por sua filha e estavam desesperados para evitar outra morte precoce na família. Seus corações estavam cheios de medo — do pior tipo, o do amor prestes a ser arrebatado —, mas também de coragem: a coragem de ser os primeiros, de oferecer seu filho em troca de uma chance, ainda que pequena, de uma vida normal, e talvez também para o bem da ciência.

Os experimentos de Lillehei são um doloroso lembrete de que a inovação e a especialização em medicina são obtidas dos pacientes e, infelizmente, há sempre uma curva de aprendizado. Como proteger os pacientes enquanto os médicos aprendem é um enigma ainda enfrentado em todas as áreas da medicina. Por exemplo, no início da década de 1990, um hospital em Bristol, na Inglaterra, introduziu uma operação inovadora para corrigir uma anormalidade cardíaca congênita em bebês chamada transposição das grandes artérias. Antes disso, os recém-nascidos com essa condição eram tratados com um procedimento paliativo que tinha poucos resultados em longo prazo. As crianças no hospital acabaram beneficiando-se da inovação, mas um alto preço foi pago. A taxa de mortalidade de bebês nos primeiros anos era muitas vezes maior do que com o procedimento paliativo. Comentando sobre os resultados ruins, um cirurgião pediátrico escreveu que já se sabia que "inicialmente haveria um período de resultados decepcionantes".

No entanto, observadores ficaram horrorizados, exigindo a suspensão do procedimento. Argumentavam que os cirurgiões com as vidas de crianças nas mãos não deveriam assumir responsabilidade além de sua capacidade. Como então, responderam os cirurgiões, poderíamos inovar? Em uma nova tecnologia, não há oportunidade para ensaio. Para uma inovação beneficiar os pacientes, tem que haver uma primeira vez.

Parece não ter havido qualquer preocupação da parte de Lillehei, nenhuma crise de consciência de como proteger bebês e crianças enquanto aprendia. As crianças, Lillehei sabia, estavam condenadas de qualquer maneira, e isso justificava os riscos. Mas ele subestimou a repercussão. Até o hospital estava contra ele. Na tarde antes da operação, Cecil Watson, chefe de medicina, e Irvine McQuarrie, chefe de pediatria, escreveram uma carta ao chefe do centro médico exigindo que a cirurgia fosse cancelada. Havia muito a perder, não apenas um menininho e seu pai saudável, mas também a reputação do hospital como o primeiro instituto do coração no país. Levara anos para conquistar esse título, e eles não estavam dispostos a deixar que um jovem cirurgião iniciante prejudicasse os progressos conquistados. No entanto, o diretor, Ray Amberg, recusou-se a intervir. Disse que não se envolveria em assuntos médicos, dando a Lillehei, na prática, um sinal verde para prosseguir.

A sala de operações naquela manhã de final de março estava repleta de espectadores. Deitado sobre uma das mesas estava Gregory, ainda segurando o ursinho de pelúcia. Uma injeção de tiopental sódico o deixou inconsciente. Depois que um tubo de respiração foi inserido, Lillehei trabalhou rapidamente. Fez uma incisão no pequeno peito e separou o frágil esterno. Quando o coração do tamanho de uma noz surgiu, chamou Lyman, o pai, que foi trazido em uma maca e colocado a um metro do filho. O doador também foi rapidamente sedado, mas apenas levemente, para que o medicamento em sua corrente sanguínea não matasse o menino. Ao observá-los, Lillehei sabia que, se sua técnica não funcionasse, pai e filho poderiam ser enterrados naquela exata posição.

Lillehei inseriu cateteres de plástico em Gregory, enquanto seus assistentes inseriram cateteres em Lyman. O menino foi então conectado ao pai, veia com veia, artéria com artéria, por meio de uma mangueira de cerveja passando por uma bomba de leite Sigmamotor. A equipe de Lillehei tinha que ser cuidadosa: sangue de menos passando pela bomba resultaria em privação de oxigênio para os órgãos de Gregory; sangue demais poderia causar edema cerebral e tecidual. Depois que a bomba foi ligada (e confirmaram que não havia vazamentos), Lillehei pinçou

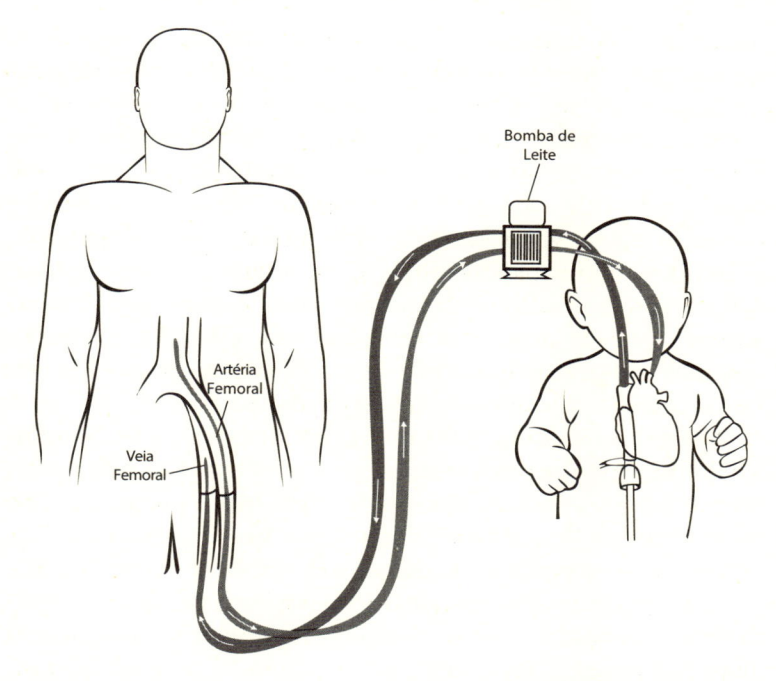

Circuito usado na primeira cirurgia de circulação cruzada de Lillehei (criado por Liam Eisenberg, Koyo Designs)

todas as entradas e saídas do coração de Gregory, isolando-o da circulação. Nesse ponto, o coração e os pulmões de Lyman Glidden mantinham pai e filho vivos — exatamente como os da mãe fariam com um feto em desenvolvimento.

Durante 13 minutos e meio, mais tempo que a hipotermia conseguiria proporcionar, Lillehei operou a pequena ameixa azulada no peito de Gregory. Ele cortou a parede externa do coração. Com um ambiente relativamente sem sangue, a visibilidade era boa. Rapidamente, o médico conseguiu encontrar o DSV. Poderia ter sido qualquer uma dentre inúmeras morfologias — um único buraco, uma laceração, uma membrana extra envolvendo as válvulas, até mesmo um padrão de queijo suíço — mas, felizmente para Lillehei (e seu paciente) naquele dia, era um único buraco do tamanho de uma moeda de dez centavos no alto do septo ventricular, que ele suturou com uma dúzia de pontos de fio de seda.

Depois que terminou, os assistentes de Lillehei soltaram o torniquete em torno das veias cavas de Gregory, permitindo que o sangue voltasse ao seu coração. Quase imediatamente — e para surpresa de todos, e mais ainda de Lillehei — o coração começou a bater vigorosamente. A bomba de leite foi desligada, pai e filho foram rapidamente separados e suas incisões fechadas. Lillehei e seu aliviado ajudante apertaram as mãos por cima do garoto. Os pacientes foram enviados para salas de recuperação separadas. Algumas horas depois, Lillehei informou à Frances que o marido e o filho estavam acordados e ilesos.

Nos primeiros dias, o pós-operatório de Gregory foi tranquilo. Embora grogue pelos analgésicos, bebeu leite e comeu alguns bocados de ovo poché e mingau de trigo. Mas a pneumonia, "o melhor amigo dos idosos", como disse Osler, instalou-se. Os lábios de Gregory ficaram azuis e sua respiração acelerou. Sua traqueia precisava ser constantemente aspirada de muco sanguinolento. Embora recebesse os antibióticos mais poderosos, sua condição piorava. Perto do final, os anestesiologistas comprimiam oxigênio de uma bolsa diretamente em seus pulmões. Na manhã de 6 de abril de 1954, 11 dias após a operação histórica, o coração de Gregory Glidden finalmente parou. Uma autópsia mostrou que a causa da morte foi uma infecção no tórax. Seu DSV permanecia fechado.

Apesar do contratempo, Lillehei decidiu realizar outro reparo de DSV duas semanas depois, desta vez em uma menina de quatro anos chamada Pamela Schmidt, que vivia há quase um ano em uma tenda de oxigênio. Ela lutava contra a pneumonia quando Lillehei a examinou, por isso ele teve que esperar que a penicilina fizesse o seu trabalho. Durante a operação de quatro horas e meia, o coração de Schmidt foi isolado do sistema circulatório por quase 14 minutos. Mas, dessa vez, a paciente de Lillehei sobreviveu à cirurgia. Seu pai, o doador, também se recuperou sem intercorrências.

Em 30 de abril de 1954, Lillehei realizou uma coletiva de imprensa em Minneapolis para descrever sua técnica de circulação cruzada. Mostrou slides descrevendo a patologia do DSV e falou sobre sua primeira tentativa fracassada em Gregory Glidden. Em seguida apresentou Pamela, uma linda garotinha de cabelos castanhos, que foi trazida ao palco em uma cadeira de rodas. Os repórteres ficaram emocionados, e a operação de Lillehei se tornou uma sensação mundial. A *Time* chamou o feito de "ousado". *O New York Times* a considerou "impossível". O londrino *Daily Mirror* proclamou-a "tão extravagante e fantástica quanto qualquer thriller científico barato". Pamela também se tornou uma celebridade nacional, aparecendo na televisão e em uma matéria especial de seis páginas da *Cosmopolitan*. A American Heart Association apelidou-a de "a rainha de copas".

Mas Lillehei, familiarizado com a tragédia, não se esqueceu de Lyman e Frances Glidden. Algumas semanas antes, impossibilitados de pagar por um jazigo, os pais enlutados enterraram Gregory em uma cova sem identificação ao lado de sua irmã. Em 4 de maio, Lillehei lhes enviou uma carta. "Ainda é fonte de amargo desapontamento para mim não termos sido capazes de superar o pós-operatório de Gregory, depois que a cirurgia parecia ter corrido tão bem", escreveu ele. "Desejo reiterar que, não fosse pelo incentivo obtido com a operação de Gregory, não teríamos coragem de ir em frente... Sou muito grato a vocês dois." O mundo também deveria agradecer.

Durante a primavera e o verão de 1954, Lillehei era a única pessoa no planeta que realizava cirurgias avançadas de coração aberto. Seu centro cirúrgico, de acordo com um visitante, o cirurgião cardíaco britânico Donald Ross, "era como um circo. Havia uma grande tribuna na sala de cirurgia com cerca de 50 pessoas. As pessoas entravam e saíam apressadas... A sala de cirurgia era um caos, com canos e tubos por toda parte". Mas seus pacientes se saíram bem.

No entanto, naquele outono, Lillehei enfrentou uma onda de extraordinário azar. Seis dos sete casos de circulação cruzada terminaram em morte. Em uma operação em outubro, uma mãe doadora sofreu danos cerebrais graves depois que um anestesista inadvertidamente injetou ar em seu acesso intravenoso. Colegas irritados cochichavam que Lillehei era um "assassino"; ninguém conseguia tolerar assistir à morte de bebês. Em resposta, Lillehei teria dito: "Você não se aventura em um deserto esperando encontrar uma estrada asfaltada."

Lillehei continuou a utilizar a circulação cruzada por vários anos, corrigindo defeitos congênitos cada vez mais complexos. Procurava doadores voluntários em lugares incomuns, incluindo a penitenciária estadual. Quando condenados brancos se recusaram a servir de doador para um homem negro, Lillehei decidiu usar o pulmão de um cão para oxigenar seu sangue. O homem morreu rapidamente na mesa de operações.

Apesar de sucessos isolados, a circulação cruzada caiu em desuso. "Ainda estamos convencidos de que é preferível realizar cirurgias... usando algum procedimento que não envolva outra pessoa saudável", declarou John Gibbon, professor de cirurgia na Filadélfia que trabalhava em uma máquina coração-pulmão havia décadas. O próprio Lillehei abandonou a técnica no final dos anos 1950. No final, ele realizou 45 operações com a técnica com 28 sobreviventes de longo prazo, uma taxa de mortalidade de 40%, que ainda era melhor do que o prognóstico natural de defeitos congênitos não corrigidos. No final, a história julgou seu trabalho como um sucesso.

Em meados da década de 1950, um protótipo de uma máquina coração-pulmão foi construído e estava pronto para ser usado em seres humanos. "A invenção proporcionaria aos cirurgiões um campo seco para a operação, permitindo pela primeira vez que usassem melhor seus ativos mais valiosos — suas mãos e olhos", disse o renomado cirurgião Claude Beck na Case Western Reserve University, em Cleveland, em 1951. A máquina era um enorme salto tecnológico, mas exigia um salto conceitual igualmente grande: que o sangue pudesse ser circulado e oxigenado por uma máquina e que, no fim das contas, não houvesse nada essencialmente especial sobre o coração humano.

5

Bomba

Somos, em grande parte, recompensados pelas longas e difíceis horas ao ver mudanças milagrosas em crianças e testemunhar a alegria e o alívio dos pais quando veem seus filhos correndo alegremente e sem esforço como as outras crianças.

— Lorde Brock, cirurgião cardíaco,
Guy's Hospital, Londres

As doenças cardíacas nos anos 1950 se equiparavam à AIDS na década de 1980: uma doença que dominava a medicina norte-americana tanto clínica quanto politicamente. Mais de 600 mil norte-americanos morriam de doenças cardíacas por ano. Em 1945, o orçamento para pesquisa médica nos Institutos Nacionais de Saúde era de US$180 mil. Cinco anos depois, passou a US$46 milhões. Uma grande parcela era destinada à pesquisa cardíaca, em parte por causa da defesa política organizada pela American Heart Association e outros lobbies. Em 1950, o presidente Harry Truman, em um comunicado público sobre doenças cardíacas, muito parecido com seu discurso sobre a expansão da Cortina de Ferro pela Europa, declarou que "medidas para lidar com essa ameaça eram a preocupação imediata para todos nós".

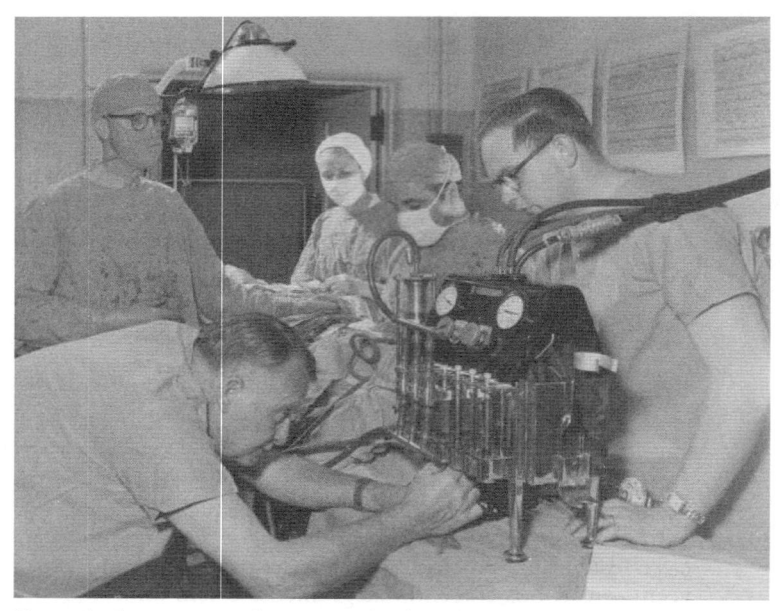

Uma máquina coração-pulmão, por volta de 1954 (cortesia de Walter P. Reuther Library, Archives of Labor and Urban Affairs, Wayne State University)

Ainda me impressiona que tantos avanços no tratamento do coração tenham ocorrido na década seguinte à morte de meu avô, e muitos deles em Minnesota, a apenas algumas horas de carro do hospital em Fargo, em cuja sala de cirurgia estávamos, eu e Dr. Shah, naquela manhã de Natal. O peito aberto de nosso paciente estava emoldurado por campos estéreis, lembrando cortinas azuis manchadas de ponche. Os dedos avermelhados de Shah se moviam com segurança, de forma precisa, como se cada um deles seguisse um roteiro programado. Havia se passado 15 minutos, o coração tremendo em fibrilação, quando ele aplicou a lâmina no músculo e cortou o átrio esquerdo. Lágrimas de sangue escorreram da fenda. Ele alcançou o coração e laçou a válvula mitral infectada do paciente com fios de sutura, encorajando-me a me aproximar para ter uma visão melhor. As massas infectadas nos folhetos eram pequenas e brancas, como os dentes de um bebê, e aparentemente tão inofensivas. Era difícil acreditar que quase mataram o homem.

Jamais esquecerei o quanto Shah parecia relaxado. Ele falou sobre a cidade, o clima, sua amizade com meus pais, o treinamento na residência, e até comentou sobre sua crença de que pacientes idosos, com menos tempo restante, têm uma vontade maior de viver do que os mais jovens. Ele aproveitou cada oportunidade para explicar o que estava fazendo, talvez na tentativa de recompensar minha dedicação em um feriado importante. Não houve o pânico velado que eu esperava depois que o peito do paciente foi aberto. Em determinado momento, Shah usou o dedo para vedar um buraco vertendo sangue e se virou para mim com a naturalidade de um homem esperando o trem. "Pretendemos usar uma válvula de tecido, não de metal, porque na idade dele não é bom que dependa de anticoagulantes em longo prazo." Assenti com a cabeça, nervoso. Não conseguia acreditar que, mesmo naquele momento tenso, Shah tentava me ensinar alguma coisa. Claro, ele podia se dar ao luxo de levar o tempo que precisasse, porque a máquina coração-pulmão mantinha nosso paciente vivo. Sem isso, a atmosfera na sala de cirurgia teria sido muito diferente.

•

A pessoa que mais contribuiu para a invenção da máquina coração-pulmão era uma alma igualmente generosa, embora ambivalente. Perto do final de seu primeiro ano na Jefferson Medical College, na Filadélfia, John Heysham Gibbon Jr. considerou abandonar a medicina para se tornar escritor, uma paixão que nutria desde seus anos de bacharelado em Princeton. Seu pai, pragmático, aconselhou-o a primeiro obter seu diploma de médico, dizendo (um conselho que me soa muito familiar) que ele não "seria um escritor pior por ter o diploma de médico". Então, Gibbon perseverou e se formou três anos depois, em 1927.

Durante o internato no Boston City Hospital, começou a cogitar a ideia de uma "circulação extracorpórea". Uma noite, seu mentor de pesquisa, Edward Churchill, pediu que ele monitorasse uma jovem que estava morrendo e desenvolvera um grande coágulo no pulmão após uma operação rotineira de vesícula. Churchill sabia que cortar artérias pulmonares cheias de sangue para remover o coágulo, uma operação chamada embolectomia pulmonar, quase certamente resultaria em um sangramento fatal. Mas isolar o coração para evitar a hemorragia não era uma opção; sem oxigênio, o cérebro seria irreversivelmente danificado em poucos minutos. A operação de embolectomia pulmonar foi inventada por Friedrich Trendelenburg, cirurgião alemão, em 1908, mas nenhum de seus pacientes sobreviveu. "Realizamos o procedimento 12 vezes na clínica", lamentou em 1912, "meus assistentes com mais frequência do que eu, e não tivemos sucesso uma única vez". Ao observar essa terrível mortalidade, o cirurgião sueco Gunnar Nyström, contemporâneo de Trendelenburg, declarou: "Nossa regra é não operar até que o paciente, na medida em que for humanamente possível julgar, não tenha mais chance de retornar à vida."[1]

Assim, Churchill, diante de um dilema cirúrgico, hesitou. Talvez o coágulo se dissolvesse por conta própria ou se despedaçasse e migrasse por vias arteriais menores. Talvez outras áreas do pulmão aumentassem a oxigenação para compensar. Ele instruiu Gibbon a notificá-lo quando a condição da paciente se tornasse tão frágil, tão próxima da morte, que uma operação, como medida desesperada, seria justificada. Na manhã seguinte, quando a pressão arterial da paciente despencou e ela não respondia aos procedimentos, Gibbon ligou para o chefe. A mulher foi levada para a sala de cirurgia, mas morreu na mesa.[2]

Embora Gibbon fosse um pesquisador austero, mais à vontade em torno de pipetas do que de pessoas, chorou pela jovem. Mas a morte da paciente provocou um momento eureca. "Durante aquela longa noite", disse ele em 1970, "observando impotente a luta da paciente pela vida conforme seu sangue es-

---

[1] O próprio Edward Churchill disse em 1934: "Embora o nosso entusiasmo seja um tanto atenuado por uma série de dez fracassos, continuaremos a recomendar a operação de Trendelenburg em circunstâncias favoráveis."

[2] A primeira embolectomia pulmonar bem-sucedida nos Estados Unidos ocorreu no Peter Bent Brigham Hospital, em Boston, em 14 de janeiro de 1958, muito depois da invenção da máquina coração-pulmão.

curecia e suas veias se distendiam cada vez mais, naturalmente me ocorreu a ideia de que se fosse possível remover continuamente um pouco do sangue azulado das veias inchadas da paciente, colocar oxigênio nesse sangue e permitir que o dióxido de carbono escapasse, e depois injetar continuamente o sangue agora vermelho de volta nas artérias da paciente, poderíamos ter salvado sua vida. Teríamos contornado a embolia obstrutiva e realizado parte do trabalho do coração e pulmões da paciente fora do corpo".

Gibbon e sua assistente de pesquisa (e esposa), Mary Hopkinson, devotaram essencialmente o restante de suas vidas profissionais a esse objetivo. Seus mentores o desencorajaram, acreditando que sua desmedida ambição seria melhor empregada em um projeto menos arriscado. O próprio Churchill passou a desaprovar o trabalho proposto. Na academia médica, tanto na época quanto agora, enormes gastos de tempo e dinheiro para ideias mirabolantes não eram bem vistos. Em um mundo no qual impera o "publicar ou morrer", era preciso colocar seu nome nos principais periódicos com regularidade. Os mentores de Gibbon o aconselharam a buscar problemas iterativos, problemas que poderiam até tentar adaptar o paradigma existente, mas não suplantá-lo.

No entanto, Gibbon era dotado de uma obstinação incomum, mesmo para um cientista médico, e, assim, dedicou-se e perseverou. O resultado foi uma carreira acadêmica de 30 anos dedicados a uma grande ideia. Mas isso mudou a medicina para sempre.

O que Gibbon enfrentou foi um problema de engenharia: como drenar o sangue do corpo, oxigená-lo em uma máquina de metal e plástico sem formar coágulos[3] e depois bombeá-lo de volta para o corpo sem bolhas de ar para nutrir os órgãos vitais. Para resolver esse problema, ele precisava de animais. Ele e Mary realizaram seus primeiros experimentos em gatos sem dono que capturavam com iscas de atum e um saco de juta nas

---

[3] O problema da coagulação foi resolvido com o uso de heparina, uma proteína anticoagulante descoberta por Jay Maclean, estudante de medicina na Universidade Johns Hopkins, no cérebro da salamandra. (A substância inicialmente foi chamada de cefalina.) Na década de 1920, experimentos com animais confirmaram que a heparina era um anticoagulante eficaz.

ruas de Boston. Partiam para o laboratório bem cedo porque os preparativos para os experimentos levavam várias horas. Eles anestesiavam um gato, faziam uma traqueotomia e conectavam o animal a um respirador artificial. No meio da tarde, estavam prontos para iniciar o procedimento principal: extrair o sangue do animal, circulá-lo através de uma máquina enquanto o coração estava parado e, em seguida, bombeá-lo de volta ao animal para mantê-lo vivo. Depois de muitas tentativas e erros, eles estabeleceram o seguinte esquema: isolar o coração do gato atando as principais veias e artérias; retirar sangue de uma veia na cabeça a uma taxa de cerca de meia lata de refrigerante por minuto; passá-lo em um fluxo fino por um cilindro de metal rotativo em uma atmosfera de oxigênio quase puro, o que permitia ao sangue captar oxigênio e liberar o dióxido de carbono por meio da difusão; e finalmente recolher o sangue no fundo do cilindro, aquecê-lo e devolvê-lo a uma artéria na perna do animal por meio de uma bomba de ar, que Gibbon comprou por alguns dólares em uma loja de usados perto do hospital. Mary disse mais tarde: "Nós mantínhamos o clamp ocluindo completamente a artéria pulmonar pelo tempo que achássemos que o gato aguentaria, ou o equipamento não falhasse, mas o número de coisas que poderiam dar errado era infinito."

Sua máquina era, como Gibbon descreveu, uma junção de "metal, vidro, motores elétricos, banhos-maria, interruptores elétricos, eletroímãs etc. [que] para o resto do mundo parecia uma ridícula máquina de Rube Goldberg". O aparelho passou por vários refinamentos ao longo dos anos 1930, chegando ao tamanho de um piano de cauda. Mas, apesar de deselegante, funcionou. No final da década, Gibbon conseguia manter os cães e gatos vivos por várias horas e, o mais importante, era capaz de desmamar os animais da máquina para que retomassem suas próprias funções cardíacas e pulmonares. Em 1939, Gibbon publicou suas descobertas em um artigo intitulado "The Maintenance of Life During Experimental Occlusion of the Pulmonary Artery Followed by Survival" [A Manutenção da Vida Durante a Oclusão Experimental da Artéria Pulmonar Seguida pela Sobrevivência, em tradução livre]. Mais tarde, ele escreveu: "Nunca esquecerei o dia em que fomos capazes de travar o clamp até o fim, ocluindo completamente a artéria pulmonar, com o circuito de sangue extracorpóreo em operação e sem alteração na pressão sanguínea do animal. Minha esposa e eu nos abraçamos e dançamos no laboratório rindo e gritando." Ele acrescentou: "Embora seja muito gratificante para mim e para outros saber que cirurgias [do coração] estão sendo realizadas diariamente em todo o mundo, nada em minha vida se igualou ao êxtase e à alegria daquela dança com Mary no laboratório do antigo Bulfinch Building, no Hospital Geral de Massachusetts."

Entretanto, os seres humanos são muito maiores que os gatos; temos aproximadamente oito vezes o volume de sangue de um felino. Então Gibbon começou a pensar em maneiras de adaptar sua máquina para uso humano. Sua pesquisa foi interrompida quando ele foi chamado para servir como cirurgião de trauma no fronte do Pacífico de 1941 a 1945. Depois da guerra, quando Gibbon retomou seu projeto, grandes problemas ainda precisavam ser resolvidos. As células sanguíneas acabavam por ser maceradas pela bomba. Partículas de proteína, fibrina, gordura e gás lesionavam órgãos vitais. E, claro, uma máquina maior era necessária para lidar com o maior volume de sangue em humanos — não mais uma lata de refrigerante, mas um galão de leite. Para ajudá-lo a resolver esses problemas, Gibbon recorreu à IBM Corporation, cujo presidente, Thomas Watson, era sogro de um de seus alunos. Com a ajuda dos engenheiros da IBM, Gibbon refinou sua máquina: adicionando filtros para capturar coágulos, aumentando o tamanho do oxigenador e incorporando bombas de roletes especiais. Os anos do pós-guerra foram oportunos para essa pesquisa. Grandes projetos público--privados estavam sendo lançados em computação, tecnologia nuclear e exploração espacial. A equipe de Gibbon aproveitou-se desse ambiente político para basicamente comprimir 3 bilhões de anos de evolução em duas décadas de intenso esforço humano. No início dos anos 1950, a taxa de mortalidade em seus experimentos com animais diminuíra de 80% para 12%, e Gibbon acreditava que havia chegado a hora de testar sua máquina em um ser humano.

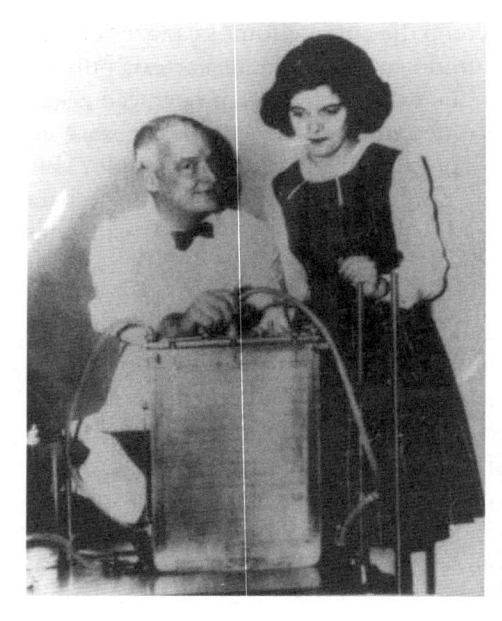

John Gibbon e Cecelia Bavolek ao lado de uma máquina coração-pulmão, em 1963 (cortesia da Thomas Jefferson University, Archives and Special Collections)

Gibbon não era o único cientista que trabalhava em uma máquina coração-pulmão. Entre 1950 e 1955, cinco centros médicos estavam envolvidos na mesma busca, cada um com um design diferente. Na Universidade de Toronto, William Mustard desenvolveu uma máquina que usava pulmões isolados de macaco rhesus para oxigenar o sangue. Na Wayne State University, em Detroit, Forest Dodrill e engenheiros da General Motors construíram uma bomba cardíaca que se parecia muito com o motor de um Cadillac. Na Mayo Clinic, John Kirklin e equipe construíram uma máquina coração-pulmão baseada no design de Gibbon, que usava um oxigenador vertical e bombas de rolete (acabou sendo chamada de oxigenador Mayo-Gibbon). Na Universidade de Minnesota, Clarence Dennis, colega de Lillehei, desenvolveu sua própria máquina com base em desenhos que Gibbon compartilhara quando Clarence esteve em seu laboratório. Dennis seria o primeiro a testar a máquina coração-pulmão em uma humana, Patty Anderson, de 6 anos, que morreria na mesa de operações. Sua tentativa seguinte também fracassou quando seus auxiliares deixaram o reservatório secar e acabaram bombeando ar para dentro das artérias da paciente, matando-a instantaneamente. De 1951 a 1953, dos 18 pacientes submetidos à cirurgia de coração aberto com apoio de máquina coração-pulmão, 17 morreram.

Nada mais justo que Gibbon, o idealizador da máquina coração-pulmão, que trabalhou nela mais do que qualquer outra pessoa, tenha sido o primeiro, e não Dennis, a usá-la com sucesso em uma pessoa. A primeira tentativa de Gibbon, após décadas de experimentos com animais, revelou-se trágica quando uma bebê de 15 meses sangrou até a morte enquanto Gibbon procurava freneticamente por um defeito do septo atrial que não existia. (Ela havia sido diagnosticada incorretamente.) Em 27 de março de 1953, ele tentou novamente, dessa vez em Cecelia Bavolek, caloura de 18 anos na Wilkes College, na Pensilvânia. Ela havia sido hospitalizada três vezes nos últimos seis meses com insuficiência cardíaca. A cirurgia para reparar seu DSV levou mais de cinco horas. Administrada por seis assistentes e pesando mais de uma tonelada, a máquina de Gibbon assumiu a circulação de sua paciente por aproximadamente 30 minutos, enquanto ele suturava o orifício do tamanho de uma moeda de 50 centavos com fios de algodão. A operação teve uma complicação inesperada: a máquina entupiu porque ficou sem anticoagulante e teve que ser operada manualmente. Quando Gibbon tirou Bavolek da máquina, suas expectativas eram baixas. Mas o jovem coração recomeçou a bater quase imediatamente. Uma hora depois que seu tórax foi fechado, ela estava acordada e conseguia mexer os membros quando solicitada. Sua recuperação transcorreu sem incidentes, e após 13 dias a jovem recebeu alta do hospital. Ela se recuperou e viveu por quase 50 anos, morrendo em 2000 (um ano antes de eu começar meu treinamento em cardiologia), aos 65 anos.

Embora a revista *Time* proclamasse que Gibbon tinha "tornado o sonho [da cirurgia de coração aberto] uma realidade", ele era excessivamente tímido e evitava publicidade. Posou para uma foto com sua máquina somente depois de Bavolek concordar em se juntar a ele. No final, publicou o único relato de sua operação em um periódico de pouco prestígio, o *Minnesota Medicine*.

Após a cirurgia de Bavolek, Gibbon fez mais quatro tentativas com sua máquina coração-pulmão, com resultados ruins. Embora sua carreira de pesquisa tenha sido marcada por tremenda perseverança e coragem, após a morte dessas quatro crianças sob seu bisturi, ele perdeu o ânimo. Ao contrário de Walt Lillehei, que nunca perdeu de vista o objetivo maior, mesmo em face das mortes cirúrgicas, Gibbon não conseguia tolerar colocar crianças pequenas em risco, mesmo que isso significasse desistir do projeto de toda uma vida. Decidiu, assim, que sua máquina não era avançada o bastante para ser utilizada com segurança e pediu uma suspensão de um ano em seu uso. Nunca mais operou um coração novamente. A pesquisa sobre sua máquina foi retomada por universidades e empresas privadas. Em 1973, Gibbon morreu de um ataque cardíaco enquanto jogava tênis.

Hoje, as máquinas coração-pulmão são quase do tamanho de uma pequena geladeira. Os hospitais têm funcionários em tempo integral para operá-las. É claro que ainda há complicações: as células do sangue são maceradas no aparelho de plástico e metal e os pacientes sofrem derrames. Um pequeno, mas significativo número de pacientes apresenta algum grau de comprometimento cognitivo, como deficits de memória e atenção e problemas de linguagem, uma condição conhecida como "cabeça de bomba", que pode persistir anos após a cirurgia e, em muitos casos, pode ser irreversível. A causa não é clara, mas pode incluir pequenos coágulos sanguíneos ou bolhas, fluxo sanguíneo inadequado para o cérebro durante a cirurgia, deslocamento de material gorduroso da aorta e inflamação do cérebro.

Mas, apesar desses problemas, a máquina coração-pulmão tem sido indispensável para o avanço da área de cirurgia cardíaca nos últimos 50 anos, salvando inúmeras vidas. A cirurgia de coração aberto já era o baluarte das proezas médicas norte-americanas no início dos anos 1950, e a invenção de Gibbon apenas acelerou o progresso da área. A taxa de mortalidade por cirurgia cardíaca caiu de 50% em 1955, para 20% em 1956, para 10% em 1957. No final da década de 1950, mesmo as mais complexas lesões congênitas estavam sendo reparadas. "Um médico à beira do leito de uma criança morrendo de uma malformação intracardíaca em 1952 só poderia rezar por uma recuperação!", escreveu Lillehei. "Hoje, com a máquina coração-pulmão, esse reparo é rotineiro." O coração se tornou, como disse um escritor, "objeto de ataque cirúrgico".

Talvez minha própria história de família tivesse uma trajetória diferente se a invenção de Gibbon estivesse disponível para meu avô, que certamente tinha doença coronariana e quase certamente morrera de uma trombose coronária. Infelizmente, a área de cirurgia cardíaca teria que esperar até 1960, quando a primeira operação bem-sucedida de revascularização miocárdica foi realizada pelo Dr. Michael Rohman no Bronx. Em 1967, na Cleveland Clinic, René Favaloro realizou a primeira cirurgia de revascularização miocárdica do mundo, utilizando veias da perna para contornar as obstruções coronarianas, ainda usando a técnica-padrão. Hoje, mais de 1 milhão de cirurgias cardíacas são realizadas anualmente em todo o mundo — 3 mil por dia — com a máquina coração-pulmão.

•

Uma dessas operações foi a cirurgia valvar em Fargo no dia de Natal. O procedimento tinha começado havia mais de duas horas quando o Dr. Shah finalmente cortou a válvula infectada com uma tesoura. Eu estava em silêncio ao lado dele o tempo todo, minhas pernas cada vez mais pesadas e doloridas, imaginando quando a operação terminaria. Shah passou linhas Gore-Tex verdes e amarelas, do mesmo tipo de meu casaco de inverno, através do anel de tecido que segurava a válvula de tecido protético. Era uma bagunça, pareciam cordas emaranhadas de um paraquedas, um pesadelo topológico, mas, quando ele deslizou a nova válvula pelo conjunto de pontos circulares, as suturas se endireitaram e a válvula se encaixou.

Quando ele terminou, inclinou a cabeceira da mesa para baixo de modo que, se houvesse ar no coração, seria deslocado para cima, para longe do cérebro. O perfusionista girou um botão e o fluxo da máquina coração-pulmão diminuiu. Quando Shah tirou o clamp da aorta, o sangue começou a fluir pelas coronárias, lavando a solução de potássio que fibrilara o coração. O coração começou a bater fracamente, quase em sincronia com a respiração ofegante do ventilador. Shah removeu os tubos restantes do peito. Então, com fios de aço inoxidável, seu assistente fechou o esterno.

Estava terminado. Fiquei tão aliviado, principalmente pelo paciente, mas também, devo admitir, porque queria ir para casa. Eram quase 5h da manhã e eu mal conseguia ficar de pé. Mas Shah parecia preocupado. A pressão arterial do paciente era de 70/40, perigosamente baixa. O coração ainda não havia retomado a função adequada. Depois de conferir com o anestesista, Shah inseriu um balão de contrapulsação cheio de hélio dentro da aorta para auxiliar a pressão sanguínea. Com uma expressão de dor, sentou-se em um banquinho ao lado do paciente ainda inconsciente e esperou.

Esperei também, por um tempo, ansioso para que algo acontecesse e pudéssemos encerrar a noite. A essa altura, Shah me ignorava. Fui ao vestiário para me trocar. Algum tempo depois, uma enfermeira me acordou no banco duro em que eu estava deitado e disse que me levaria para casa. Nós dirigimos rapidamente ao longo de estradas lamacentas que lembravam purê de batatas e molho. O sol estava nascendo e as árvores ao longo da estrada carregavam o peso de vários centímetros de neve que haviam caído durante a noite. Ela me deixou na casa dos meus pais. Entrei e imediatamente apaguei.

Shah nunca me ligou para me contar o que acontecera, mas no dia seguinte ouvi de meus pais que o paciente não saiu da sala de cirurgia. A pressão sanguínea continuava a diminuir, apesar do balão de contrapulsação e dos medicamentos intravenosos, e por volta das 7h da manhã, quase sete horas depois de chegarmos ao hospital, ele morreu, outra vítima da endocardite, a grande assassina de Osler. Foi uma lição importante para mim nesse estágio inicial de minha carreira. Não importa o progresso extraordinário ocorrido na cirurgia cardíaca no último século, o coração continua sendo um órgão vulnerável. Apesar de nossos melhores esforços, os pacientes cardíacos ainda morrem.

6

Parafusos

O vislumbre de um tempo em que a doença arterial coronariana pode ser evitada ou retardada produz uma aura de grandeza. Ao lado do alimento, abrigo e ausência de guerra, provavelmente não há nada mais importante.
— Claude Beck, *Journal of Thoracic Surgery* (1958)

Quando comecei minha especialização em cardiologia em 2001, os sombrios laboratórios de cateterismo em Bellevue pareciam não ver uma reforma desde que André Cournand e Dickinson Richards desenvolveram seu trabalho seminal sobre cateterismo cardíaco — um procedimento usado para medir pressões e fluxos cardíacos e para fazer estudos angiográficos — em Bellevue nos anos 1930. A tinta estava descascando; as luzes, ofuscadas pela poeira; e os angiogramas ainda eram gravados em rolos de filme — não digitalizados, como nos outros grandes hospitais de ensino de Manhattan. Rhoda, a severa enfermeira encarregada, e seu quadro de assistentes grisalhos e abatidos também pareciam artefatos da Segunda Guerra Mundial. Rhoda nunca dizia o que queria que você fizesse. Ela preferia gritar conosco depois que cometêssemos um erro. Meu primeiro mês no laboratório de cateterismo parecia muito com o internato — exceto que agora eu tinha

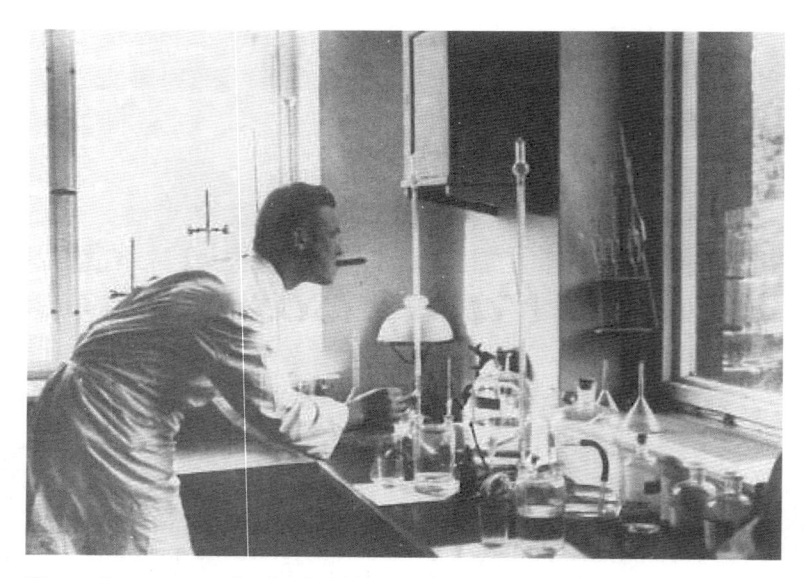

Werner Forssmann, por volta de 1928 (cortesia de *The American Journal of Cardiology* *79*, n°. 5 [1997]: 651–60)

mais de 30 anos, era casado e tinha 7 anos de formação médica. Caso eu perguntasse se um paciente precisava de um exame de sangue pré-operatório, Rhoda ou seus assistentes agiriam como se eu fosse estúpido ou arrogante, porque estava em seu protocolo e eles faziam isso há anos. Eu não deveria saber disso? Quem era eu para lhes dizer o que fazer? Mas também havia tanta coisa para lidar: colher o histórico, examinar o paciente, pedir raios X, exames de sangue, consentimento e assim por diante. O ritmo do dia era ditado por minúsculas caixas de tarefas, preenchidas de hora em hora. A motivação das longas horas era o medo: medo de negligenciar algo que poderia prejudicar um paciente, é claro, mas o mais imediato era o medo da represensão, de ser acusado de má conduta ou negligência. Então, passei a pensar em meu treinamento em cardiologia sob dois prismas: aprender *sobre* o coração, obviamente, mas ao mesmo tempo também o que estava *em* meu coração — do que eu era feito.

Dr. Fuchs, o chefe do laboratório de cateterismo, não aliviava nem um pouco a tensão com seu olhar intimidador, suas advertências condescendentes para que nos vestíssemos como ele (uniforme azul, somente tênis brancos) e sua fala pomposa de Henry Green e outros romancistas enigmáticos. A primeira vez que o encontrei na escovação cirúrgica, Fuchs disparou uma série de instruções sobre como operar o defletor, uma pequena engenhoca de plástico com uma série de válvulas presas a linhas cheias de fluido, o centro nervoso de todo procedimento de cateterismo. Minhas mãos tremiam ligeiramente enquanto ele discorria sobre as diferentes maneiras de abrir e fechar as válvulas para limpar o cateter, livrar-se das bolhas, injetar contraste nas artérias coronárias e assim por diante. "Faça o que fizer", ele disse, batendo em uma pequena trava branca, "não injete a menos que você gire essa válvula". Caso contrário, ele avisou, uma quantidade perigosa de pressão poderia se acumular no cateter. Um minuto depois, ele empurrou o cateter até a aorta, contornou o arco e, com alguns movimentos delicados dos dedos, inseriu-o na artéria coronária direita. "Ok, aqui vamos nós", disse ele, movendo a mesa para cima e para baixo e de um lado para o outro, ajustando a posição logo abaixo da câmera. Ele pisou no pedal de fluoroscopia, que controlava a câmera de raios X que gerava imagens das artérias coronárias. Isso produziu um som crepitante, como acender o fogão. "Injete" — ele bravejou. Imediatamente pisei no pedal que liberava o contraste. "Pare!", gritou. "Eu lhe disse para nunca fazer isso!" Fiquei paralisado, pensando no que havia feito de errado. Ele rapidamente girou a trava de segurança para aliviar o excesso de pressão no cateter. Depois, empurrando-me para longe da mesa, colocou um pé no pedal de fluoroscopia e o outro no pedal do contraste e fez o angiograma sozinho.

Com o tempo, ficou mais fácil. Não achei que era possível, mas aconteceu. Lucas, um colega cardiologista sênior, deu-me um defletor para praticar e, metódica e professoralmente, ensinou-me todas as travas e combinações com as quais deveria me familiarizar. A cardiologia procedimental, aprendi rapidamente, era um ofício; você melhora com a prática. Nunca fui especialmente talentoso com as mãos, mas depois de alguns meses consegui fazer a primeira metade de um cateterismo cardíaco sozinho. A satisfação que senti ao fazer um angiograma foi totalmente inesperada. O procedimento tornou-se um ritual: avental de chumbo, bata estéril, arranjos cuidadosos dos instrumentos que usaríamos com a precisão de um sushiman. Em seguida, um rápido jato de lidocaína para entorpecer a virilha. A agulha localiza a artéria femoral. Uma explosão marrom preenche a seringa. Sangue jorra, respingando no campo estéril (e às vezes no chão de pedra). O fio guia é introduzido na artéria. Um corte profundo com o bisturi. O tecido mole é dilatado para criar um caminho para o cateter. Empurra, empurra. Sangue jorrando, não entre em pânico. O cateter desliza sobre o fio, conecte-o rapidamente ao defletor. Ok, respire fundo, respire, aqui vamos nós...

Assim como o próprio batimento cardíaco, o cateterismo é mecânico, repetitivo; todos os dias realizávamos vários procedimentos. O conforto procedimental acabou por proporcionar um certo equilíbrio, uma certa confiança, à minha experiência na especialização. Pela primeira vez, a ação física aliviava minha ansiedade, proporcionando-me uma zona de tranquilidade em que operar. Enquanto realizava um cateterismo, o mundo lá fora desaparecia por apenas alguns minutos. O procedimento, do qual eu era o condutor, era tudo o que importava. No laboratório de cateterismo eu era um executor, um artesão, e não apenas um pensador. Ver um tubo de plástico dentro do coração rapidamente deixou de me chocar, o que, no final, foi a coisa mais chocante de todas.

•

Durante a maior parte da história, inserir algo como um cateter no coração humano foi considerado uma loucura. Mas as coisas mudaram em uma tarde quente de maio de 1929, quando um interno em cirurgia chamado Werner Forssmann e uma enfermeira chamada Gerda Ditzen entraram na sala de cirurgia do Auguste-Viktoria Hospital em Eberswalde, Alemanha, uma pequena cidade a 80 quilômetros a noroeste de Berlim. Por mais de uma semana planejavam esse encontro, mas não do tipo carnal. Calmamente, fechando a porta atrás deles, Forssmann colocou Ditzen em uma mesa cirúrgica, onde a amarrou, imobilizando o braço dela. Suando profusamente pelo calor da emoção, ela aguardava com apreensão o toque do bisturi, acreditando, como Forssmann lhe dissera, que seria sujeito de um experimento que mudaria o curso da medicina. Mas Forssmann tinha um plano diferente. De costas para a "paciente", aplicou sabão antisséptico em seu próprio braço e rapidamente injetou anestésico na pele e nos tecidos moles. Então, armado com um bisturi, abriu a pele sobre seu cotovelo com uma incisão de 2,5cm de comprimento. Gotas de gordura e sangue, como cachos de minúsculas uvas, seguiam o rastro da lâmina.

Nada no passado de Forssmann poderia ter previsto uma ação tão ousada e quase criminosa. Nascido em Berlim em 29 de agosto de 1904, era o filho único de um advogado e de uma dona de casa. Louro e de olhos azuis, foi criado em uma casa prussiana, com regras prussianas e um respeito prussiano pela lei e pela ordem. Seu pai foi morto em batalha durante a Primeira Guerra Mundial, deixando sua mãe e avó (a quem carinhosamente chamava de "espartilho antigo", por ser muito rígida) sozinhas para cuidar de sua educação inicial. No entanto, foi seu tio Walter, um médico de cidade pequena com quem Forssmann fazia visitas domiciliares em uma carruagem amarela puxada por dois cavalos, que o encorajou a estudar medicina. Seu tio era um cara intransigente que não tolerava melindres. Certa vez, obrigou Forssmann, ainda adolescente, a ir à prisão local para praticar em um prisioneiro que se enforcara em sua cela.

Em 1922, sete anos antes de seu encontro com Ditzen, Forssmann, de 18 anos, entrou para a faculdade de medicina na Universidade de Berlim. Em seu primeiro ano, ficava nauseado com os experimentos com animais; como muitos, o jovem hesitante não gostava de dissecar sapos vivos. No laboratório de anatomia, segundo relatos posteriores de Forssmann, certa vez um professor brincou dizendo que "o único caminho para o coração de uma mulher é através de sua vagina. Vá do útero e das trompas de Falópio para a cavidade abdominal, depois através do espaço linfático para os vasos linfáticos e veias e, então, para o alvo!" Talvez isso, Forssmann escreveu com insolência, tenha inspirado suas tentativas posteriores de alcançar o coração através do sistema vascular.

Em seu primeiro ano na faculdade de medicina, Forssmann ficou fascinado pelo coração, particularmente com os experimentos do cientista francês Claude Bernard, considerado o pai da fisiologia experimental moderna. Bernard mediu a pressão nas câmaras cardíacas de cavalos e outros animais inserindo cateteres de borracha através dos vasos sanguíneos até seus corações. (Na verdade, foi ele quem cunhou o termo "cateterismo cardíaco".) Os estudos de Bernard em animais convenceram Forssmann de que inserir um cateter em um coração humano também seria seguro. O jovem estudante de medicina queria verificar as pressões e fluxos do coração, para entender e operacionalizar suas funções básicas, como faria em uma máquina complexa. Sem dúvida, pretendia expurgar o coração de suas conotações emocionais. Mas a ideia de que o coração humano era apenas uma bomba, como o de um animal, ainda era um anátema.

Depois de se formar, na primavera de 1928, Forssmann se juntou à equipe cirúrgica do Auguste-Viktoria Hospital, em Eberswalde, perto de Berlim. Pouco depois de iniciar seu internato, Forssmann mencionou seu interesse em cateterismo cardíaco para seu chefe, Richard Schneider, um administrador modesto e reservado e amigo da família Forssmann. O jovem interno descreveu um plano audacioso para inserir um tubo fino e flexível em uma veia e empurrá-lo ao longo da veia cava superior até o lado direito do coração. Além disso, pretendia executar o procedimento em uma pessoa viva: ele mesmo. Schneider imediatamente rejeitou o plano. O coração humano era um santuário inviolável; invadi-lo com um objeto estranho era um tabu médico e cultural. Como a maioria dos administradores acadêmicos de nível médio, Schneider não ansiava por esse tipo de aventura. "Lembre-se da sua mãe" — gritou o chefe. "Imagine como seria se eu tivesse que informar a essa senhora, que já perdeu o marido, que seu único filho morreu no meu hospital, como resultado de um experimento aprovado por mim." No entanto, Schneider relutava em desencorajá-lo por completo. Sugeriu que testasse sua ideia primeiro em animais.

Mas Forssmann — impetuoso, ambicioso e ingênuo nos meandros acadêmicos — não abandonou a ideia. Persuadiu um colega interno, Peter Romeis, a ajudá-lo a realizar o experimento.[1] Uma semana antes de sua proeza com a enfermeira Ditzen, conta a história, Forssmann e Romeis reuniram-se em uma sala de cirurgia do hospital. Com a ajuda de seu colega, Forssmann fez uma incisão em seu braço esquerdo e inseriu um cateter de borracha usado na bexiga pela veia antecubital, que drena o sangue da mão. Infelizmente, o cateter de 35 centímetros não era longo o suficiente para alcançar o coração. (A distância típica da mão ao coração em um adulto é de 68 centímetros.) Quando Forssmann insistiu em caminhar até o laboratório de fluoroscopia para fazer uma radiografia e documentar a posição do cateter, Romeis entrou em pânico e removeu o cateter. Mais tarde, declarou que sempre achara Forssmann "uma pessoa esquisita, peculiar, solitária e desolada, quase nunca se misturando socialmente com seus colegas de trabalho. Não era possível saber se era racional ou mentalmente deficiente".

Embora a prática tenha sido sempre feita às escondidas, a autoexperimentação na medicina tem uma história extensa. Ao longo dos séculos, como detalhou o jornalista Lawrence Altman, médicos e cientistas decidiram primeiro pesquisar em si mesmos. Alguns o fizeram por razões morais, desejando assumir o risco de um experimento antes de impô-lo aos outros. Houve também considerações práticas: identificar os participantes de uma pesquisa nem sempre é fácil. No século XVIII, por exemplo, John Hunter, médico do rei George III, injetou intencionalmente em seu próprio pênis o esperma purulento de um paciente com gonorreia para investigar a transmissão dessa doença, contraindo gonorreia e sífilis (o paciente aparentemente tinha os dois). Cem anos depois, Daniel Carrión, um estudante de medicina em Lima, injetou o sangue de um menino com *verruga peruana*, um distúrbio comum no Peru na época, para provar que a *verruga* e a "febre

---

[1] Forssmann disse ao jornalista Lawrence Altman que essa história, contada pelo próprio Forssmann, era apócrifa.

Oroya" eram manifestações da mesma infecção. Carrión entrou
em coma e morreu 39 dias depois.

Quaisquer que fossem as motivações de Forssmann, ele acabou convencendo Ditzen, a enfermeira cirúrgica responsável pelas chaves do armário de suprimentos, a conseguir um cateter
mais longo, rondando-a "como um gato faminto atrás do jarro
de leite", escreveu ele mais tarde. Uma semana depois, na tarde
de 12 de maio de 1929, enquanto seus colegas cochilavam em
suas salas de atendimento, Forssmann estava pronto para tentar
novamente. Ditzen acreditava que seria o primeiro sujeito de
Forssmann. Mas ele tinha outra ideia em mente.

Depois de cortar a pele sobre o cotovelo esquerdo, Forssmann alargou a ferida com uma pinça de metal para ter uma
visão melhor. Dissecou até a veia antecubital, ocasionalmente
secando com gaze o sangue que escorria para clarear a vista.
Puxou a veia até a superfície da pele; tinha a cor e a consistên-
cia de uma minhoca. Ele deve ter pinçado a veia a montante
do ponto em que cortaria para minimizar o sangramento. Então, transectou a veia, que rapidamente se esvaziou, colapsando
como uma delicada membrana. Forssmann inseriu o cateter de
65 centímetros fornecido por Ditzen na incisão e avançou. Mais
tarde, disse que experimentou uma sensação de calor quando o
tubo flexível raspou nas paredes de suas veias, bem como uma
leve tosse, que atribuiu à estimulação do nervo vago, o principal nervo parassimpático do corpo. Com o cateter pendendo do
braço sangrando, ele soltou Ditzen, que aparentemente protes-
tava e lutava para se libertar, e ordenou que a irritada enfermeira
o seguisse até o laboratório de fluoroscopia para visualizarem o
procedimento. Talvez percebendo que estavam prestes a fazer
história — ou talvez por medo do interno automutilador —,
Ditzen concordou. Eles desceram as escadas. Na sala de fluoroscopia, Forssmann deitou-se em uma maca, enquanto Ditzen
segurava um espelho diante dele para que pudesse observar a
ponta do cateter no monitor. O primeiro raio X mostrou que o
cateter ainda não havia chegado a seu destino, então Forssmann
o empurrou ainda mais até que o cateter quase desaparecesse.
Em meio a isso tudo, Romeis, colega de Forssmann, com os

cabelos despenteados e ainda meio adormecido, irrompeu na sala de fluoroscopia e tentou impedi-lo. Aparentemente, os rumores no hospital eram os de que Forssmann estava tentando cometer suicídio. Romeis o encontrou em silêncio e pálido em uma maca, lençóis encharcados com sangue, o cateter ainda em seu braço, olhando para o teto. "O que diabos você está fazendo?", ele gritava. Forssmann escreveu que precisou dar a Romeis "alguns chutes na canela para acalmá-lo". Enquanto Forssmann avançava os últimos centímetros, a ponta do cateter passava claramente sob a axila e alcançava o átrio direito. Foi um momento seminal — uma violação, na verdade — que filósofos e médicos esperavam — na verdade temiam — por séculos. Ditzen e um técnico de radiologia estupefato tiraram uma foto para documentar a posição do cateter. Então Forssmann retirou o tubo de seu corpo.

Quando soube o que Forssmann fizera, Schneider ficou irritado com a desobediência, mesmo depois reconhecendo (enquanto bebiam em uma taverna próxima) que Forssmann havia dado uma importante contribuição para a ciência médica. "Diga que experimentou isso em cadáveres antes de fazer em si mesmo", insistiu Schneider, na esperança de evitar que Forssmann parecesse um lunático perante a comunidade científica. De qualquer forma, Eberswalde não era o lugar ideal para seu protegido. Ele sugeriu a transferência de Forssmann para uma instalação mais orientada para a pesquisa, para buscar seus interesses.

Alguns meses depois, Forssmann assumiu uma posição não remunerada no Charité Hospital, em Berlim. Em novembro de 1929, seu autoexperimento foi publicado no *Klinische Wochenschrift*, um importante periódico. O artigo: "Probing the Right Ventricle of the Heart" [Sondando o Ventrículo Direito do Coração, em tradução livre] recebeu ampla cobertura da imprensa, mas Forssmann foi ridicularizado como charlatão no mundo da medicina. Não havia aplicações óbvias para seu procedimento — o que mudaria em alguns anos —, e a proposta fantasiosa de Forssmann de usar cateterismo cardíaco para estudos metabólicos ou ressuscitação cardíaca não lhe rendeu apoio algum. Além disso, Ernst Unger, um dos principais cirur-

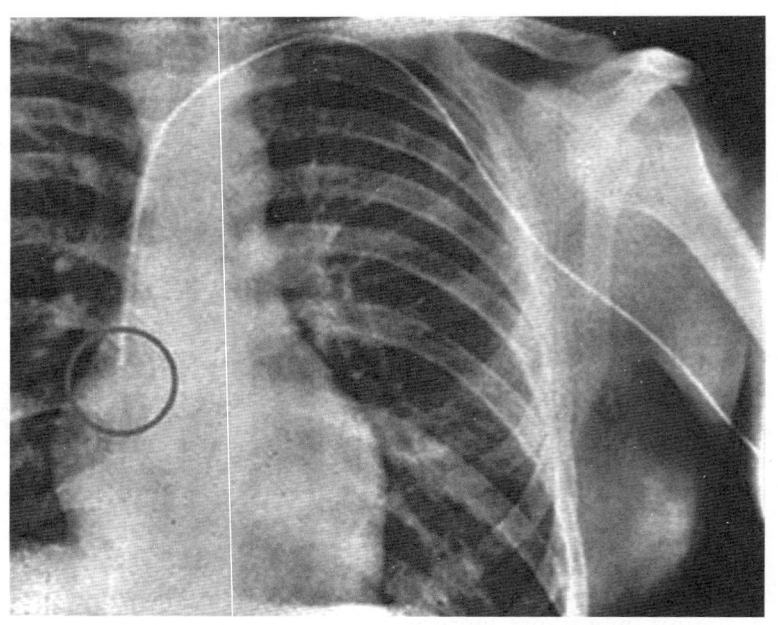

Imagem de raio X do autocateterismo de Forssmann mostrando o cateter percorrendo o braço até o átrio direito (reproduzida com autorização; de W. Forssmann, *Klinische Wochenschrift* 8 [1929]: 2085–87)

giões alemães, alegou falsamente que já havia realizado o cateterismo cardíaco muitos anos antes e que Forssmann não havia reconhecido adequadamente seu trabalho, uma alegação que foi repudiada pelo editor da *Klinische*. Em meio a controvérsias, Forssmann, com apenas 26 anos, foi demitido. O presidente do hospital, Ferdinand Sauerbruch, um dos principais cirurgiões acadêmicos da Alemanha, teria dito a ele: "Você se qualifica para trabalhar em um circo, não em uma clínica respeitável."

Em janeiro de 1930, Schneider permitiu que Forssmann retornasse a Eberswalde, onde o jovem médico retomou seus experimentos com cateter. Ele finalmente realizou estudos em animais, mantendo cães experimentais no apartamento de sua mãe, onde os injetava com morfina, os colocava em um saco e os carregava até o hospital em sua motocicleta. No ano seguinte,

Forssmann também fez mais experimentos em si mesmo, injetando contraste em seu próprio coração para melhor visualizar sua função na radiografia. Embora as imagens fossem ruins e seus experimentos, em grande parte, malsucedidos, Forssmann continuou até que todas as veias utilizáveis de seus braços contivessem cicatrizes (mutilou também algumas de sua virilha). Apesar dos sacrifícios ao seu corpo, nas conferências cirúrgicas, as palestras de Forssmann eram colocadas em último lugar na agenda e recebiam pouca atenção. Desanimado pela falta de progresso e pela fria recepção de seu trabalho, Forssmann abandonou a cardiologia e voltou-se para a urologia. Por fim, acabou dedicando-se a um consultório particular, como seu tio Walter, em uma pequena cidade na Floresta Negra.

No entanto, os autoexperimentos de Forssmann não passaram despercebidos. No final da década de 1930, dois cientistas norte-americanos, André Cournand e Dickinson Richards, trabalhando no Columbia-Presbyterian Medical Center e, mais tarde, no Bellevue Hospital em Nova York, descobriram as técnicas de Forssmann e as aplicaram para medir as pressões e fluxos cardíacos, primeiro em cães e chimpanzés e depois em humanos. Com a guerra iminente, seu trabalho foi impulsionado pelo interesse do governo federal em apoiar pesquisas sobre a circulação sanguínea que poderiam ajudar no tratamento do choque traumático. Durante um período de dez anos, os cientistas do Bellevue usaram cateteres de bexiga modificados com apenas milímetros de diâmetro para estudar a dinâmica do fluxo sanguíneo em pacientes com doença cardíaca congênita, pericárdica e reumática. A cardiologia nos Estados Unidos avançou para a modernidade.[2]

Em 1956, quase três décadas após o seminal experimento de Forssmann, Cournand, Richards e Forssmann dividiram o Prêmio Nobel de Fisiologia ou Medicina "por suas descobertas relativas ao cateterismo cardíaco e mudanças patológicas

---

[2] O progresso foi mais lento no exterior. John McMichael, médico em Londres, queria usar o cateterismo em seu próprio estudo de choque. Ele contatou Cournand, que compartilhou informações sobre a técnica. No entanto, um colega de McMichael o avisou que a técnica era perigosa e que ele não seria defendido no tribunal se fosse acusado de homicídio culposo caso um paciente morresse.

no sistema circulatório". Em seu discurso ao receber o Nobel, Cournand prestou homenagem a Forssmann, afirmando que o cateter cardíaco era "a chave na fechadura" para descobrir a intrincada fisiologia do coração humano. De fato, o cateterismo cardíaco foi, sem dúvida, uma das maiores descobertas médicas do século XX, levando a inúmeras aplicações, como a angiografia coronária, o implante de stent coronariano e estudos do lado direito do coração, que salvaram incontáveis mortes prematuras. De sua parte, Forssmann declarou que se sentia "como um pároco de aldeia que acabara de saber que fora nomeado bispo". No entanto, apesar do Prêmio Nobel, ele nunca retomou a pesquisa cardíaca. "O assunto progrediu muito", escreveu ele, "e, quando considerei a hipótese de forma objetiva, tive a certeza de que não conseguiria acompanhar". "Foi mais honesto me contentar com o papel de principal fóssil", declarou. Forssmann continuou com seu consultório particular de urologia. Em 1 de junho de 1979, morreu de um ataque cardíaco.

Uma década depois da época de Forssmann, o tabu de tocar o coração havia ruído. Os cientistas exploraram todas as vias de acesso ao coração humano e de animais: sob o esterno; através das costelas; logo abaixo do mamilo; por meio do átrio esquerdo; da aorta; do entalhe supraesternal, o ponto macio acima do esterno e abaixo da garganta; e até mesmo pelas costas — possibilitando aos cientistas acesso sem precedentes à fisiologia de um órgão outrora misterioso.

Mas, como tantas vezes acontece na ciência, quando o tabu de tocar o coração foi derrubado, acabou criando-se outro igualmente inviolável. Acessar as câmaras do tamanho de uma maçã do coração era uma coisa. A inserção de agulhas nas artérias coronárias que fornecem sangue para essas câmaras era um desafio completamente diferente. As artérias coronárias são pequenas, têm cerca de cinco milímetros de diâmetro. Quando estão doentes com placas de gordura, seu diâmetro pode encolher para mícrons. Ninguém pensou que o contraste pudesse ser injetado com segurança nesses vasos porque temia-se que a oclusão de uma artéria coronária com um cateter, mesmo que por alguns segundos, precipitasse uma arritmia fatal. Mesmo o destemido Forssmann nunca mexeu com as coronárias; elas eram estudadas apenas na autópsia. Embora os estudos com animais não tenham validado os medos generalizados dos médicos, o coração humano foi mais uma vez considerado imperscrutável. Mas isso teria que permanecer assim? Depois da Segunda Guerra Mundial, as artérias coronárias se tornaram a nova fronteira e o santo graal da medicina cardíaca.

7

Fraturas por Estresse

Toda aflição da mente acompanhada de dor ou pra-
zer, esperança ou medo, é a causa de uma perturbação
cuja influência se estende ao coração.
— William Harvey, *De Motu Cordis* (1628)

No laboratório de cateterismo, consegui visualizar as consequências — placas rígidas, coágulos obstrutivos — da doença
coronariana. Mas por que a doença se desenvolveu em primeiro
lugar? Esta era a questão que inquietava os cientistas em meados do século, mesmo durante o desenvolvimento da máquina
de circulação extracorpórea e o refinamento das técnicas de cateterismo cardíaco. (Como tantas vezes acontece na medicina,
o tratamento veio antes da compreensão.) Mas, na década de
1960, os médicos tinham uma ideia — embora incompleta — da
resposta. Surgiu em um estudo iniciado em uma pequena cidade
em Massachusetts, logo após a Segunda Guerra Mundial, que
quase sozinho define a ciência moderna das doenças cardíacas.

O ímpeto para o Estudo de Framingham era óbvio. Na década
de 1940, a doença cardiovascular era a principal causa de mortalidade nos Estados Unidos, representando quase metade de todas
as mortes. No entanto, o que se sabia sobre doença cardíaca não
era suficiente para preencher sequer um pequeno capítulo de um

livro moderno. Por exemplo, os médicos não sabiam que o infarto do miocárdio era causado por obstrução total ou quase total de uma artéria coronária. (Esse mecanismo não foi sequer mencionado na literatura popular até 1955, quando Humbert Humbert em *Lolita* morre de uma "trombose coronária".) O júri ainda não havia decidido se a angina, dor no peito causada pela diminuição do fluxo sanguíneo coronariano, era uma síndrome psicológica ou uma doença baseada em uma causa orgânica. "A prevenção e o tratamento foram tão mal compreendidos", escreveram Dr. Thomas Wang e colegas em *The Lancet* há alguns anos, "que a maioria dos norte-americanos aceitava a morte prematura por doença cardíaca como inevitável".

Quem foi vítima dessa ignorância foi o 32° presidente dos Estados Unidos. Franklin Delano Roosevelt sofreu de problemas de saúde durante boa parte de seu mandato, embora seus médicos, sua família e até mesmo jornalistas tenham conspirado para mostrá-lo como a "saúde em pessoa". (Poucos sabiam, por exemplo, que Roosevelt estava essencialmente confinado a uma cadeira de rodas depois de contrair pólio aos 39 anos.) O médico pessoal de Roosevelt, o almirante Ross McIntire, especialista em ouvido, nariz e garganta, parecia mal prestar atenção à pressão sanguínea do presidente, que aumentava ao longo de seus quatro mandatos. Quando Roosevelt iniciou seu segundo mandato em 1937, sua pressão arterial era de 170/100 (atualmente, a normal é considerada abaixo de 140/90). Quando os japoneses bombardearam Pearl Harbor em 1941, sua pressão era de 190/105. Quando os soldados norte-americanos desembarcaram na Normandia, em junho de 1944, era 226/118, com alto risco de vida. Na Conferência de Yalta, em fevereiro de 1945, o médico de Winston Churchill escreveu que Roosevelt "tem todos os sintomas de endurecimento das artérias" e "eu lhe dou apenas alguns meses de vida". No entanto, McIntire insistia que o presidente era saudável e que seus problemas "não eram nada além do normal para um homem da sua idade".[1]

---

[1] Os britânicos não se iludiram. Quando Churchill visitou a Casa Branca em maio de 1943, perguntou a seu próprio médico, Lorde Moran, se havia notado que Roosevelt era "um homem muito cansado". Ele acrescentou, ameaçadoramente: "Os norte-americanos não conseguem aceitar que ele está acabado."

Um mês depois do último discurso de Estado da União de Roosevelt, no qual declarou que "1945 poderia ser o ano de maiores conquistas da história da humanidade", sua condição se deteriorara visivelmente. Roosevelt já havia sido internado no Hospital Naval de Bethesda com falta de ar, sudorese profusa e edema abdominal: sinais clássicos de insuficiência cardíaca congestiva. Howard Bruenn, um dentre as poucas centenas de cardiologistas do país na época, deu ao presidente um diagnóstico de "cardiopatia hipertensiva e insuficiência cardíaca". No entanto, havia poucos tratamentos disponíveis para ele. Ele receitou a Roosevelt folhas de dedaleira e determinou uma dieta restritiva em sal, mas a pressão sanguínea de Roosevelt continuou a subir. Permaneceu em níveis fatais até 12 de abril de 1945, quando Roosevelt morreu aos 63 anos de derrame e hemorragia cerebral. Suas últimas palavras, sentado para um retrato em Warm Springs, na Geórgia, para onde fora se reabilitar, foram "estou com uma terrível dor de cabeça".

Embora tenha sido uma tragédia nacional, a morte de Roosevelt não foi em vão. Em 1948, o Congresso aprovou a Lei Nacional do Coração, declarando que "a saúde da Nação [estava] seriamente ameaçada por doenças do coração e da circulação". Ao sancionar a lei, o presidente Harry Truman chamou as doenças cardíacas de "nosso mais desafiador problema de saúde pública". A lei criou o Instituto Nacional do Coração (NHI, sigla em inglês) dentro dos Institutos Nacionais de Saúde (NHS, sigla em inglês) para promover pesquisas sobre prevenção e tratamento de doenças cardiovasculares. Uma das primeiras doações foi para um estudo epidemiológico a ser realizado pelo Serviço de Saúde Pública dos EUA.

A epidemiologia lida com a ecologia da doença: onde e quando é encontrada ou não. Em 1854, John Snow, médico da rainha Vitória, realizou o primeiro estudo epidemiológico do mundo quando investigou um grande surto de cólera no distrito de Soho, em Londres. Snow nasceu na cidade de York, no cruzamento de dois rios contaminados por esterco e esgoto. Sua infância provavelmente o sensibilizou para a necessidade de água limpa de uma comunidade. Com base em estudos quase dez anos antes da epidemia do Soho, Snow concluiu que a cólera era transmitida por "matéria mórbida", e não por ar viciado, como seus colegas da London Medical Society acreditavam. Ele baseou sua teoria em parte no fato de que os trabalhadores nos matadouros, considerados fonte de cólera, não eram mais acometidos do que a população em geral. Então, quando a cólera eclodiu em Londres, em 1854, Snow voltou suas atenções para um poço. Ele foi ao Cartório de Registro Civil e mapeou os endereços de todas as mortes por cólera no distrito de Soho, descobrindo que a maioria das mortes ocorreu perto de uma bomba d'água na Broad Street. Fiel à sua natureza meticulosa, Snow também estudou residentes do Soho que não contraíram a doença — por exemplo, detentos de uma prisão próxima que não usava água da bomba da Broad Street, bem como trabalhadores da cervejaria cujo supervisor, o Sr. Hugges, disse a Snow que seus funcionários bebiam apenas água do próprio poço da cervejaria (quando não estavam consumindo o licor de malte que produziam).

Embora Snow nada soubesse de germes, foi capaz de conter a epidemia, que causou 616 mortes, ao persuadir o conselho de governadores da paróquia local a remover a alça da bomba do poço, tornando impossível tirar água. Só mais tarde, estudando amostras de água, as autoridades de Londres mostraram que a bomba estava contaminada com esgoto de uma fossa próxima, desencadeando o que Snow chamou de "o mais terrível surto de cólera já ocorrido neste reino". A investigação de Snow salvou muitas vidas. Tão importante quanto isso, mostrou que uma epidemia poderia ser controlada sem um entendimento preciso de sua causa.[2]

Após o estudo de Snow e o subsequente desenvolvimento de técnicas epidemiológicas, as autoridades de saúde pública dos Estados Unidos concentraram sua atenção em doenças infecciosas agudas, como cólera, tuberculose e lepra. Doenças crônicas não infecciosas — mais comuns e persistentes, como as doenças cardíacas — recebiam pouca atenção. Mas, depois da morte de

---

[2] Robert Koch, um médico alemão, isolou o patógeno *Vibrio cholerae* que causa cólera em 1884.

Roosevelt, Joseph Mountin, assistente do cirurgião geral dos EUA e um dos fundadores do Escritório de Controle da Malária em Áreas de Guerra (mais tarde conhecido como Centros de Controle de Doenças, ou CDC, na sigla em inglês), estava ansioso para corrigir essa disparidade. Como no caso da cólera em meados do século XIX, muito pouco se sabia sobre os determinantes da doença cardíaca. Os fatores de risco poderiam ser identificados pelo estudo das pessoas que desenvolveram a doença, assim como Snow havia estudado as vítimas da epidemia de cólera?

O clima nacional após a Segunda Guerra Mundial foi favorável a tal investigação. Novos hospitais estavam sendo construídos, os Institutos Nacionais de Saúde se expandiam, e havia um aumento do comprometimento federal com pesquisa básica e clínica. Além disso, um amado presidente acabara de morrer. Nesse contexto, as coisas mudaram rapidamente. No verão de 1948, o Serviço de Saúde Pública dos EUA já havia negociado a estrutura básica de um estudo epidemiológico de doenças cardíacas com o Departamento de Saúde de Massachusetts. A comunidade era uma escolha natural para o projeto, com as melhores faculdades de medicina, como Harvard, Tufts e a Universidade de Massachusetts, situadas em Boston e arredores. O comissário de saúde estava "calorosamente entusiasmado" com um estudo-piloto para desenvolver ferramentas de rastreio cardíaco. Com o apoio dos médicos de Harvard, a cidade de Framingham, a cerca de 30 quilômetros a oeste de Boston, foi escolhida como o local.

No final do século XVII, Framingham era uma comunidade agrícola, lar do primeiro colégio de professores e da primeira prisão feminina, e um refúgio para aqueles que tentavam escapar das caças às bruxas nas proximidades de Salem. Na Guerra Civil, foi a primeira cidade em Massachusetts a estabelecer um batalhão voluntário. No entanto, na década de 1940, Framingham transformara-se em uma cidade industrial de classe média. Crianças brincavam com mangueiras de jardim em ruas arborizadas. Os 28 mil habitantes da cidade moravam principalmente em casas unifamiliares e recebiam uma renda familiar média de cerca de

US$5 mil por ano. (Havia exceções, é claro, como James Roosevelt, filho do presidente, que possuía uma grande propriedade em Salem End Road.) A maioria dos moradores de Framingham tinha uma dieta típica de carne e batatas. Como o resto do país, cerca de metade deles fumava. Predominantemente brancos e descendentes de europeus ocidentais, acreditava-se que fossem os típicos representantes da população dos EUA após a Segunda Guerra Mundial.

A principal questão do Estudo de Framingham era: o risco de ataque cardíaco pode ser previsto em uma pessoa sem doença cardíaca evidente? O plano era acompanhar aproximadamente 5 mil pacientes saudáveis entre as idades de 30 e 59 anos durante 20 anos, até que um número suficiente deles desenvolvesse doenças cardíacas. Nesse ínterim, fatores associados ao desenvolvimento da doença seriam identificados (e depois, esperava-se, modificados para prevenir doenças em pacientes saudáveis). Na época, os fatores hipotéticos eram "estados nervosos e mentais", ocupação, status econômico e uso de estimulantes como a benzedrina. Embora pesquisas relacionando doenças cardíacas ao colesterol estivessem disponíveis há décadas (em 1913, pesquisadores em São Petersburgo haviam demonstrado que a alimentação de coelhos com grandes quantidades de alimentos ricos em colesterol, como carne e ovos, causava placas ateroscleróticas), a informação ainda não era amplamente conhecida pelos médicos ou pelo público norte-americano.

O desembolso inicial para o Estudo de Framingham foi modesto: cerca de US$94 mil, principalmente para cobrir suprimentos de escritório (incluindo cinzeiros para os pesquisadores fumantes do estudo). Mountin, o assistente do cirurgião geral dos EUA, escolheu Gilcin Meadors, um jovem oficial do Serviço de Saúde Pública dos EUA, como o primeiro diretor. Nascido no Mississippi, Meadors se formara na faculdade de medicina de Tulane apenas oito anos antes. Quando foi chamado por Mountin, ainda estava concluindo o mestrado em saúde pública na Johns Hopkins. Além da falta de experiência, Meadors enfrentou muitos desafios. Ele teve que convencer os médicos locais, muitos deles desconfiados do governo federal, a cooperar com o Serviço de Saúde Pública dos EUA. Além disso, por causa do longo período necessário para que doenças cardíacas se desenvolvam em pessoas saudáveis, quase metade dos habitantes elegíveis teriam que concordar em participar, e sua taxa de rejeição teria que ser extremamente baixa.

O estudo foi divulgado em um pequeno anúncio no jornal local em 11 de outubro de 1948. Então Meadors, o jovem epidemiologista iniciante, entrou em ação. Longe de ser o típico burocrata almofadinha, Meadors era charmoso e sociável. Ele participou de reuniões na cidade e fez amizade com líderes cívicos. Incentivada por sua ambição, toda uma rede de veteranos, advogados e donas de casa surgiu para divulgar o estudo. Os recrutas de Meadors batiam nas portas, cuidavam das centrais telefônicas e compareciam nas igrejas, nas organizações de pais e mestres e em grupos comunitários. Sua missão era ajudá-lo a inscrever sujeitos dispostos a revelar informações íntimas a autoridades federais, sem qualquer promessa de benefício direto (embora Meadors afirmasse que o estudo acabaria levando a "recomendações para a modificação de hábitos pessoais e meio ambiente"). Em poucas semanas, a equipe da Meadors havia preenchido os horários da agenda até a primavera.

Os primeiros questionários do estudo incluíram itens sobre história pessoal e familiar, idade dos pais no momento da morte, hábitos, estado mental e uso de medicamentos. Os médicos indicados pelo governo examinaram os olhos dos sujeitos e apalparam fígados e gânglios linfáticos. Exames de sangue e urina foram feitos; raios X e eletrocardiogramas, realizados. Embora o exame de colesterol tenha sido considerado antes do início do estudo, ele só foi adicionado depois que a pesquisa começou.

Depois de um ano, o controle do estudo mudou para o recém-criado Instituto Nacional do Coração (NHI). O NHI mudou o caráter do projeto, tornando sua metodologia mais rigorosa. Em vez de inscrever voluntários, agora selecionava aleatoriamente os sujeitos, eliminando uma fonte de viés. O foco também mudou para investigar fatores de risco biológicos em vez de "psicossociais". Perguntas sobre disfunção sexual, problemas psiquiátricos, estresse emocional, renda e classe social foram descartadas. Os estatísticos do NHI desenvolveram algo chamado análise multivariada, um método para calcular a importância relativa de cada um dos vários fatores que coexistem na expressão de uma doença. (No início, os cientistas de Framingham se concentravam na idade, colesterol sérico, peso, anormalidades eletrocardiográficas, contagem de glóbulos vermelhos, número de cigarros fumados e pressão arterial sistólica.) Portanto, o Estudo de Framingham, como surgiu na década de 1950, era "clinicamente restrito", como disse um pesquisador, "com pouco interesse em investigar determinantes psicossomáticos, constitucionais ou sociológicos da doença cardíaca". Isso acabaria por ser uma grande falha.

Após quase 10 anos monitorando de perto cerca de 52 centenas de pacientes, os pesquisadores de Framingham publicaram um artigo fundamental em 1957 (dos quase 3 mil produzidos até hoje) mostrando que pacientes com pressão alta tiveram um aumento de quase 4 vezes na incidência de doença cardíaca. Alguns anos depois, a hipertensão arterial também mostrou ser uma das principais causas de acidente vascular cerebral. Referindo-se à morte prematura do Presidente Roosevelt, os cientistas de Framingham comentaram a "evidência crescente de que muitas das crenças comumente aceitas sobre a hipertensão e suas consequências cardiovasculares podem estar erradas". Até mesmo o Dr. Bruenn, cardiologista de Roosevelt, escreveu: "Muitas vezes me perguntei qual seria o rumo subsequente da história se os métodos modernos de controle da hipertensão estivessem disponíveis."

Posteriormente, as publicações de Framingham identificaram fatores de risco coronários adicionais, incluindo diabetes e colesterol sérico elevado. Um artigo descobriu que quase um em cada cinco ataques cardíacos se apresenta com a morte súbita como o primeiro e único sintoma, uma descoberta que ratifica o tremendo medo vivido por milhões de norte-americanos. No início dos anos 1960, uma associação definitiva também havia sido feita entre o tabagismo e doenças cardíacas. (Fumantes em estudos anteriores não tinham vivido o suficiente para que se obtivessem conclusões definitivas.) Isso levou ao primeiro relatório do cirurgião geral dos EUA detalhando os riscos do tabagismo à saúde. Em 1966, os Estados Unidos se tornaram o primeiro país a exigir avisos de advertência em embalagens de cigarros. Quatro anos depois, principalmente por causa de Framingham, o presidente Nixon assinou uma legislação proibindo anúncios de cigarro na televisão e no rádio, um dos grandes triunfos da saúde pública na segunda metade do século XX.

O Estudo de Framingham foi quase encerrado no final dos anos 1960 por falta de financiamento. Uma enorme profusão de acontecimentos — conspirações de assassinatos, perturbações públicas, protestos pelos direitos civis e a Guerra do Vietnã — ocupava os formuladores de políticas, e um estudo epidemiológico em uma pequena cidade de Massachusetts dificilmente parecia exigir muita atenção. Então, os pesquisadores de Framingham percorreram o país tentando levantar dinheiro privado. Entre os doadores havia alguns colaboradores inesperados, incluindo o Instituto do Tabaco e a Oscar Mayer Company, fabricante de carnes processadas. No final, somente depois que o médico pessoal do presidente Nixon, o cardiologista Paul Dudley White, fez lobby pelo estudo, o apoio federal foi retomado.

O Estudo de Framingham mudou o foco da medicina: prevenir a doença cardiovascular nas pessoas em vez de tratá-la. (De fato, o termo "fator de risco" foi introduzido pelos pesquisadores de Framingham em 1961.) Em 1998, quando eu ainda estava na faculdade de medicina, os pesquisadores de Framingham publicaram uma fórmula baseada nos principais fatores de risco cardíacos independentes identificados — histórico familiar, tabagismo, diabetes, colesterol sérico elevado e hipertensão — para calcular o risco de um paciente desenvolver doença cardíaca dentro de dez anos. (Essa é a fórmula que usei depois da minha primeira tomografia computadorizada mostrando que eu tinha desenvolvido uma placa coronária.) Hoje sabemos que os programas que visam esses fatores de risco melhoram a saúde pública. Por exemplo, um recente estudo com duração de 12 anos envolvendo 20 mil homens suecos mostrou que quase 4 de 5 ataques cardíacos poderiam ser evitados com mudanças de estilo de vida inspiradas no estudo de Framingham, como uma dieta saudável, consumo moderado de álcool, não fumar, aumento de atividade física e manter um peso corporal normal. Homens que adotaram todas as cinco mudanças foram 86% menos propensos a ter um ataque cardíaco do que aqueles que não o fizeram. Um estudo anterior com cerca de 88 mil jovens enfermeiras descobriu que os participantes que seguiam um estilo de vida saudável — não fumavam, tinham peso normal, exercitavam-se pelo menos duas horas e meia por semana, ingeriam álcool moderadamente, mantinham uma dieta saudável e assistiam pouco à televisão — quase não sofriam de doença cardíaca depois de 20 anos de acompanhamento.

Porém, ainda que tenha sido muito importante para o avanço em nossa compreensão da doença coronariana, o Estudo de Framingham não foi perfeito. Por exemplo, os modelos de risco de Framingham parecem não se aplicar igualmente a grupos étnicos não brancos. Meadors e os primeiros pesquisadores de Framingham reconheceram a falta de diversidade na população do estudo como uma limitação importante.[3] E quanto ao meu cadáver de medicina, um imigrante do sul da Ásia, ou meu avô? Em 1959, o primeiro estudo mostrando um risco aumentado de doença cardíaca prematura em homens indianos foi publicado no *American Heart Journal*. Esses homens apresentavam quatro vezes a taxa de doença cardíaca em comparação com os homens que vivem em Framingham, apesar de terem menores taxas de hipertensão, fumo e colesterol alto e, mais frequentemente, adotarem uma dieta vegetariana. Hoje, no sul da Ásia, uma grande porcentagem de ataques cardíacos ocorre em homens com zero ou apenas um fator de risco de Framingham. Ao longo do último meio século, as taxas de doença coronariana aumentaram três vezes na Índia urbana e dobraram na Índia rural. Durante esse período, a idade média em que ocorre um primeiro ataque cardíaco aumentou em dez anos nos Estados Unidos, mas diminuiu em cerca de dez anos na Índia. Em comparação com brancos, os sul-asiáticos têm mais doença corona-

---

[3] Posteriormente, pesquisadores de Framingham acrescentaram cerca de mil pacientes de minorias étnicas ao seu estudo, para tentar entender por que a doença cardíaca ocorre desproporcionalmente em certos grupos e para identificar novos fatores de risco.

riana multiarterial e são mais propensos a ter uma localização anterior mais perigosa de um infarto do miocárdio. Sul-asiáticos em breve representarão mais de metade dos pacientes cardíacos do mundo. O que há na genética ou nos ambientes do sul da Ásia que leva a tantas doenças cardíacas? Precisamos de um estudo do tipo Framingham para responder a essa pergunta.[4]

Mas quase certamente existem fatores de risco cardiovascular que os pesquisadores de Framingham não identificaram. Alguns desses fatores provavelmente estão no domínio "psicossocial" que os pesquisadores de Framingham decidiram ignorar quando o estudo foi assumido pelo NHI no início dos anos 1950. Por exemplo, considere a doença cardíaca em imigrantes japoneses. A doença arterial coronariana é relativamente rara no Japão. No entanto, sua taxa é quase o dobro em imigrantes japoneses que se estabelecem no Havaí e triplicam naqueles que se estabelecem no território continental dos Estados Unidos. Parte da explicação pode ser que os imigrantes japoneses adotam hábitos norte-americanos nocivos, como um estilo de vida sedentário ou uma dieta rica em alimentos processados. Ainda assim, os fatores de risco de Framingham não explicam totalmente a disparidade.

No início dos anos 1970, Sir Michael Marmot e colegas da Escola de Saúde Pública da Universidade da Califórnia em Berkeley estudaram quase 4 mil japoneses de meia-idade vivendo na Área da Baía de São Francisco. Eles descobriram que os imigrantes que permaneciam fiéis às suas raízes japonesas (como evidenciado em pesquisas por sua capacidade de ler em japonês, a frequência com que falavam japonês, a frequência com que tinham colegas de trabalho japoneses e assim por diante) tinham uma prevalência muito menor de doença cardíaca do que os imigrantes que estavam mais integrados à sua nova cultura, mesmo quando se igualavam

---

[4] Os Institutos Nacionais de Saúde iniciaram um estudo desse tipo. Nomeados Mediadores da Aterosclerose em Asiáticos do Sul que Viveram na América, ou MASALA, inscreveram cerca de 900 homens e mulheres do sul da Ásia em duas grandes áreas metropolitanas, a Área da Baía de São Francisco e Chicago. Pesquisadores estão concentrando-se em novos fatores de risco, incluindo formas malignas de colesterol (pesquisas anteriores sugeriram que os sul-asiáticos podem ter partículas de colesterol menores e mais densas que são mais propensas a causar endurecimento das artérias), bem como outros fatores sociais, culturais e determinantes genéticos.

aos norte-americanos em termos de colesterol sérico e pressão arterial. Os imigrantes japoneses "tradicionais" apresentavam taxas de doença coronariana alinhadas com as de seu país de origem. Os imigrantes "ocidentalizados" tinham uma prevalência que era pelo menos três vezes maior. "A preservação de relacionamentos de grupos japoneses está associada a uma menor taxa de doença coronariana", concluíram os autores. E, assim, a aculturação, declararam, é um importante fator de risco para doença coronariana em populações imigrantes.

Se o corte dos laços culturais tradicionais aumenta o risco de doença cardíaca, os fatores psicossociais devem desempenhar um papel na saúde cardiovascular. Hoje sabemos que isso é verdade em muitos estratos da sociedade humana. Por exemplo, negros norte-americanos em centros urbanos pobres têm uma prevalência muito maior de hipertensão e doença cardiovascular do que outros grupos. Alguns propuseram a genética como o fator decisivo; no entanto, esta é uma explicação improvável, porque os negros norte-americanos têm hipertensão em taxas muito mais altas do que seus pares da África Ocidental. Além disso, a hipertensão permeia outros segmentos da sociedade norte-americana em que a pobreza e os males sociais são excessivos.

Peter Sterling, neurobiólogo da Universidade da Pensilvânia, escreveu que a hipertensão nessas comunidades é uma resposta normal ao que ele chama de "excitação crônica" ou estresse. Em pequenas comunidades pré-industriais, ele escreve, as pessoas tendem a conhecer e confiar umas nas outras. A generosidade é recompensada e a traição tende a ser punida. Quando esse ambiente social é desestabilizado, como na migração ou urbanização, muitas vezes há uma necessidade crescente de vigilância. As pessoas se afastam de seus vizinhos. As comunidades tornam-se diversas e mais desconfiadas. O isolamento físico e social em geral é uma das consequências. Acrescente pobreza, famílias fragmentadas e desemprego, e você terá populações extremamente propensas ao estresse. A excitação crônica desencadeia a liberação de hormônios, como a adrenalina e o cortisol, que tensionam os vasos sanguíneos e causam a retenção de sal. Isso, por sua vez, leva a mudanças em longo prazo, como espessamento e endurecimento da parede arterial, que aumentam a pressão sanguínea que o corpo tenta manter.

Na formulação de Sterling, nada está quebrado (exceto talvez "o sistema"). O corpo está respondendo exatamente como deveria às circunstâncias crônicas de luta ou fuga em que se encontra. Se a cardiomiopatia de takotsubo prova que uma perturbação psicológica aguda pode danificar o coração, as teorias de Sterling sugerem que o estresse crônico de baixo nível pode ser igualmente prejudicial. Suas teorias colocam os fatores psicossociais na frente e no centro de como pensamos e abordamos os problemas do coração. Elas mostram que a doença cardíaca crônica, desatrelada dos parâmetros de Framingham, está intrinsecamente ligada ao estado de nossos bairros, empregos e famílias. A doença cardíaca, nessa concepção, não é mais estritamente biológica; é cultural e política também. Melhorar nossas estruturas sociais e relacionamentos torna-se não apenas uma questão de qualidade de vida, mas uma preocupação de saúde pública.[5]

Os efeitos cardiovasculares nocivos da excitação crônica também se aplicam às comunidades tradicionalmente brancas. Um

---

[5] A teoria de Sterling, a alostase, é uma nova maneira de pensar sobre a fisiologia humana. A teoria tradicional ensinada na escola de medicina, a homeostase, sustenta que os sistemas de órgãos trabalham juntos para manter o equilíbrio fisiológico. Por exemplo, quando a pressão sanguínea cai de forma aguda, o coração acelera e os rins retêm sódio e água, levando a pressão arterial de volta ao normal. Se a temperatura do corpo cai, nós trememos para gerar calor, vasos sanguíneos se contraem para conservar o calor, e aquecemos. A homeostase consiste em preservar a constância em face de condições variáveis. Como modelo para explicar a fisiologia humana, ela funciona muito bem.

No entanto, existem aspectos da condição humana que a homeostase não consegue explicar. Por exemplo, a pressão arterial geralmente varia de minuto a minuto. Se o corpo deve manter um ponto de ajuste ótimo, não parece estar fazendo um bom trabalho. A pressão arterial também aumenta constantemente ao longo da infância e da idade adulta. Muitas vezes, é constante até os seis anos de idade, quando as crianças entram na escola, mas depois aumenta rapidamente à medida que as crianças se separam de seus pais e devem se tornar vigilantes na defesa contra ameaças reais ou percebidas. Aos 17 anos, quase metade dos meninos tem pressão arterial na faixa pré-hipertensiva e cerca de 20% apresentam hipertensão completa. Por que o ponto de ajuste da pressão arterial sobe? Para explicar essas coisas, especialistas como Sterling propuseram uma teoria alternativa à homeostase: a alostase.

A alostase não é para preservar a constância; trata-se de calibrar as funções do corpo em resposta às condições externas e internas. O corpo não defende tanto um determinado ponto fixo quanto o permite flutuar em resposta a demandas mutáveis, incluindo as da situação social de alguém. A alostase é, nesse sentido, uma teoria politicamente sofisticada da fisiologia humana. De fato, devido à sua sensibilidade às circunstâncias sociais, a alostase é, em muitos aspectos, melhor do que a homeostase para explicar as doenças crônicas modernas.

exemplo é o estudo de Whitehall, também conduzido por Marmot, envolvendo 17 mil trabalhadores do sexo masculino no serviço público britânico. Nesse estudo, constatou-se que a morte prematura e a saúde precária aumentam gradualmente dos níveis mais altos para os mais baixos na hierarquia do serviço público. Os mensageiros e carregadores tinham quase o dobro da taxa de mortalidade de administradores de alto escalão, mesmo depois de contabilizar as diferenças no tabagismo, no colesterol plasmático, na pressão sanguínea e no consumo de álcool. Nenhum desses funcionários públicos era pobre, no sentido usual. Todos desfrutavam de água limpa, comida suficiente e instalações sanitárias adequadas. As principais maneiras pelas quais diferiam eram o prestígio ocupacional, o controle do emprego e outros gradientes da hierarquia social. Marmot e colaboradores concluíram que a perturbação emocional, devido à instabilidade financeira, às pressões de tempo, à falta de progresso e à escassez generalizada de autonomia, impulsiona grande parte da diferença de sobrevivência. "Tanto o funcionário público de baixo nível quanto o pobre em condições precárias não têm controle sobre suas vidas", escreve Marmot. "Eles não têm a oportunidade de levar uma vida que justifiquem valorizar."

As classes socioeconômicas mais baixas não são as únicas suscetíveis a problemas cardíacos induzidos pelo estresse. Em meados da década de 1950, Meyer Friedman e Ray Rosenman, dois cardiologistas norte-americanos que trabalhavam no Mount Zion Hospital, em São Francisco, criaram a ideia de uma personalidade de alto desempenho que é particularmente suscetível a doenças cardíacas, denominada tipo A e desproporcionalmente encontrada em grupos socioeconômicos mais altos. "A personalidade do tipo A é invariavelmente pontual e fica muito irritada quando a deixam esperando", escreveram eles. "Ela raramente encontra tempo para se dedicar a hobbies e, quando o faz, os torna tão competitivos quanto sua vocação. Ela não gosta de ajudar em casa em trabalhos de rotina, porque sente que seu tempo pode ser gasto de forma mais rentável. Anda rapidamente, come rapidamente e raramente fica muito tempo na mesa de jantar. Com frequência tenta fazer várias coisas ao mesmo tempo." Eles descreveram uma fisionomia característica desse tipo de personalidade. "[A pessoa do tipo A] tende a olhá-lo diretamente e com firmeza nos olhos. Seu rosto parece extraordinariamente alerta; isto é, seus olhos estão muito vivos, buscando rapidamente analisar a situação. Ela pode apresentar uma postura tensa, apertando os dentes e a mandíbula. Seu sorriso tem uma extensão lateral e sua risada raramente é uma 'gargalhada de doer a barriga'." Em resumo, disseram, o tipo A está "agressivamente envolvido em uma luta crônica e incessante para alcançar cada vez mais em cada vez menos tempo".

A pesquisa de Friedman e Rosenman foi elaborada a partir da ideia de que "os sentimentos e pensamentos de uma pessoa influenciam o desenvolvimento de doenças coronarianas". Eles escreveram: "Muitos estudos primorosamente executados sugeriram que nem o colesterol, nem o teor de gordura de várias dietas sempre poderiam explicar a doença cardíaca coronária. Outros fatores precisam ter algum papel." Em um de seus estudos, homens que se enquadravam no padrão tipo A tinham sete vezes mais chances de desenvolver doenças arteriais, assim como um grupo de trabalhadores sindicais municipais (presumivelmente mais tranquilos) e embalsamadores profissionais, bem como um grupo de 46 homens cegos e desempregados que supostamente exibiam "pouca ambição, impulso ou desejo de competir" por causa da falta de visão. A esposa de um dos sujeitos do tipo A disse aos cardiologistas: "Se você realmente quer saber o que está causando ataques cardíacos aos nossos maridos, eu lhe direi. É o estresse; o estresse que eles recebem em seu trabalho é o que está fazendo isso."

A ideia de um subgrupo estressado, mas de alto desempenho, da sociedade norte-americana, especialmente propenso a doenças cardíacas, capturou o imaginário do público norte-americano. Em 1968, o cirurgião Donald Effler escreveu na *Scientific American*: "O ataque cardíaco é tão comum entre profissionais, executivos e homens em cargos públicos que se tornou quase um símbolo de status. Se todos os homens desses grupos que sofreram infartos fossem forçados a se aposentar... a escassez de mão de obra nos altos escalões do governo, da indústria e das profissões nos EUA abalaria a nação."

A ligação da personalidade tipo A com doenças cardíacas não resistiu à investigação moderna e agora é geralmente considerada uma relíquia do seu tempo. Pesquisas mais recentes concentraram-se na associação de traços de "afetividade negativa", como depressão, ansiedade e raiva, a doenças cardíacas. A evidência mais forte surgiu para a depressão, que parece ser um fator de risco independente para doença arterial coronariana e aumenta o risco de resultados ruins, incluindo a morte, após um ataque cardíaco. Como a depressão afeta a saúde do coração? Os possíveis mecanismos incluem elevar a pressão arterial, causar inflamação vascular, perturbar a função do sistema nervoso autônomo e aumentar a coagulação sanguínea. Provavelmente também desempenham um papel os comportamentos não saudáveis associados à depressão, como inatividade física, tabagismo e recusa em tomar medicamentos ou seguir os conselhos médicos.

Hoje, uma enorme quantidade de dados epidemiológicos associa doenças cardíacas a desordens emocionais crônicas — ou ruptura do coração metafórico. Por exemplo, indivíduos em casamentos infelizes correm um risco muito maior de ter doenças cardíacas do que aqueles que vivem em uniões mais alegres. O risco de infarto do miocárdio e morte aumenta drasticamente no ano seguinte ao término de um romance.

Essas associações são verdadeiras mesmo para animais que não consideramos precisar de conexão social. Por exemplo, em um estudo na revista *Science*, os pesquisadores alimentaram coelhos engaiolados com uma dieta rica em colesterol para estudar seu efeito sobre doenças cardíacas. Surpreendentemente, eles descobriram que os animais em gaiolas mais altas apresentavam muito mais doenças cardiovasculares do que aqueles em gaiolas próximas ao chão. Os cientistas investigaram a circulação de ar e outros possíveis fatores, sem sucesso. Então, descobriram que o técnico que os alimentava brincava com mais frequência com os animais nas gaiolas mais baixas do que com os que ficavam perto do teto. Assim, repetiram o estudo, dividindo aleatoriamente os coelhos em dois grupos: um grupo que era retirado de suas gaiolas e recebia carinho, atenção e brincadeiras, e outro que permaneceu em suas gaiolas e era ignorado. O primeiro grupo apresentou 60% menos área de superfície aterosclerótica aórtica na autópsia do que o segundo, apesar de ter níveis comparáveis de colesterol, frequência cardíaca e pressão arterial.

Macacos de laboratório socialmente estressados também desenvolvem mais doenças cardíacas do que o outro grupo de controle. Em outro estudo da *Science,* macacos machos que tiveram macacos estranhos introduzidos em suas gaiolas, muitas vezes na presença de uma macaca carregada de estrogênio, resultando em lutas por dominância e menos proximidade social, desenvolveram mais doenças coronárias do que um grupo de controle de macacos que não foi estressado, embora os níveis de colesterol, pressão arterial, açúcar no sangue e peso corporal fossem semelhantes entre os dois grupos. "Fatores psicossociais", os autores concluíram, "portanto, podem ajudar a explicar a presença de doença arterial coronariana (ocasionalmente grave) em pessoas com colesterol sérico normal ou baixo e valores normais para os outros fatores de risco 'tradicionais'".

Nós prestamos pouca atenção a fatores "psicossociais" durante a especialização. O foco de nossos seminários era os ciclos de pressão-volume, ciclos de trabalho cardíaco, resistência de tubos cheios de fluido e capacitância de câmaras cheias de fluido. Nós nos concentramos no desenvolvimento de testes clínicos, nos mecanismos biológicos e na compreensão do coração como uma máquina. Como na maioria dos programas de treinamento acadêmico, o fato de haver um mundo emocional que poderia danificar (ou curar) essa bomba era amplamente ignorado.

Ironicamente, a visão de que a doença cardíaca resulta de necessidades sociais ou psicológicas não atendidas foi amplamente aceita nas sociedades primitivas. Era quase certamente assim que pensavam sobre doenças cardíacas na zona rural de Punjab nos anos 1950. Os médicos do hospital em que meu avô foi declarado morto não sabiam sobre os efeitos prejudiciais do colesterol e da hipertensão (os resultados de Framingham ainda não haviam sido amplamente disseminados). Eles explicaram o ataque cardíaco de meu avô como resultado de um choque emocional súbito (como quando seus vizinhos trazem uma cobra morta para sua casa enquanto você almoça com sua família), ou de anos de luta social e financeira que ele suportou depois da Partição da Índia, ou a perda da conexão social que resultou da fragmentação e do deslocamento em larga escala de comunidades que viveram juntas por séculos; e, de certo modo, teriam razão. Os picos de adrenalina induzidos por estresse podem causar a fissura e o rompimento de uma placa aterosclerótica estável, formando uma trombose que pode bloquear de forma aguda a artéria e interromper o fluxo sanguíneo, causando, assim, um ataque cardíaco. Sem oxigênio, o tecido começa a morrer. A lesão celular irreversível ocorre em 20 minutos. E então, frequentemente, a morte.

A medicina hoje conceitua o coração como uma máquina. Com os avanços da tecnologia, talvez isso fosse inevitável. Drogas e dispositivos têm sido responsáveis por grande parte da melhoria da mortalidade cardiovascular nos últimos 50 anos.

No entanto, esse estreito foco em mecanismos biológicos prejudicou os pacientes. Nós usamos stents e marca-passos demais. Nós nos afastamos do coração emocional para um foco estreito na bomba biomecânica. A American Heart Association ainda não lista o estresse emocional entre os principais fatores de risco modificáveis para doenças cardíacas — talvez em parte porque o colesterol sérico é muito mais fácil de reduzir do que a perturbação emocional e social. Precisamos de um caminho melhor, que reconheça o poder e a importância das emoções que, durante milênios, acreditava-se que o coração — o coração metafórico — abrigava. Embora saibamos hoje que o coração não é o repositório das afeições, permanece, no entanto, a tela fisiológica sobre a qual nossas emoções são mais facilmente escritas.

8

Tubulações

As tragédias da vida são em grande parte arteriais.
— Sir William Osler, *Diseases of the
Circulatory System* (1908)

O primeiro telefonema da manhã veio da sala de emergência. Um jovem — um interno, na verdade, que acabara de fazer sua ronda — havia sido internado com dores no peito. Eu poderia ir avaliá-lo?

Essas ligações para atender o pessoal do hospital eram feitas com certa regularidade e raramente representavam algo sério. No entanto, corri para o andar de baixo. O pronto-socorro naquela manhã era a confusão habitual de bêbados e viciados em drogas. As enfermeiras tinham acabado de chegar para os turnos do dia. Macas dispostas ao longo do corredor lembravam uma treliça. Os costumeiros anúncios apressados no alto falante ("Linda, sala de trauma..."). Quando o encontrei, Zahid Talwar, o interno, estava sentado ao lado de uma maca, com as pernas dependuradas, parecendo entediado. Ele tinha cerca de 30 anos, um paquistanês de rosto comprido vestindo um longo jaleco branco que se endireitou respeitosamente quando cheguei. Apresentei-me e perguntei sobre a dor no peito. Começara depois do jantar na noite anterior e durou cerca de dez

minutos. Ele havia dormido confortavelmente, mas a dor recomeçou enquanto ele caminhava até o ponto de ônibus naquela
manhã, persistindo por quase uma hora. Era uma pressão densa
no centro do peito que até ele, estudante de psiquiatria, sabia
que precisava ser verificada. Então, decidiu deixar as rondas e ir
para o pronto-socorro.

Eu não estava muito preocupado. Zahid era jovem e seus
exames de sangue e eletrocardiograma estavam normais. Ele
não apresentava nenhum dos habituais fatores de risco de Framingham para doenças cardíacas, como diabetes, hipertensão
ou um hábito regular de fumar. Eu suspeitava que estivesse sofrendo de pericardite aguda, uma inflamação geralmente benigna da membrana ao redor do coração, muitas vezes tratada com
anti-inflamatórios. Característica da pericardite, a dor piorava
quando ele respirava fundo. Disse a Zahid que, se os exames de
sangue dali a seis horas estivessem normais, ele poderia ir para a
casa. Brinquei que havia maneiras mais fáceis de conseguir uma
folga do trabalho.

Mais tarde, naquela manhã, recebi um telefonema de um médico do PS que me informou que a dor de Zahid desaparecera
completamente depois de tomar ibuprofeno, confirmando ainda
mais o diagnóstico de pericardite. Por um momento pensei em
mandá-lo para casa, mas decidi esperar os resultados do próximo
exame de sangue. Pouco antes de sair do hospital naquela noite, encontrei um médico assistente que me disse que os exames
de sangue subsequentes de Zahid mostraram níveis anormais
de enzimas, evidência de leves danos nos músculos cardíacos.
Isso me pegou de surpresa. A pericardite geralmente não resulta
em dano cardíaco. Expliquei que o problema era provavelmente
*mio*pericardite, em que a inflamação da membrana circundante
pode envolver parcialmente o músculo cardíaco. Isso também
era relativamente benigno. O médico assistente me perguntou se
o jovem médico deveria passar por um cateterismo cardíaco para
descartar bloqueios coronarianos. Assegurei-lhe que uma pessoa
de 30 anos sem fatores de risco coronariano não apresentava
doença arterial coronariana. Pedi-lhe que fizesse mais exames

de sangue, requisitasse um ecocardiograma e me ligasse em casa se houvesse problemas.

Zahid teve dores no peito durante a noite. Os médicos chamados para atendê-lo atribuíram essas dores à miopericardite, o diagnóstico escrito no prontuário. Às 2 da manhã ele pediu mais ibuprofeno. "Eu disse a eles, se é pericardite, me deem mais medicação", contou-me mais tarde. "Façam o que for preciso para a dor desaparecer."

Quando o vi pela manhã, a dor havia diminuído. No entanto, novos exames de sangue mostraram evidências de contínua lesão do músculo cardíaco, e o eletrocardiograma agora mostrava novas anormalidades, embora inespecíficas. Apesar de ainda duvidar que ele tivesse doença arterial coronariana, enviei-o ao laboratório de cateterismo cardíaco para um angiograma.

Recebi uma ligação cerca de uma hora depois, pedindo-me para comparecer ao laboratório. Quando cheguei, o angiograma estava sendo reproduzido na tela do computador. Mostrava um bloqueio completo da artéria descendente anterior esquerda. A artéria parecia a cauda de uma lagosta, terminando abruptamente depois de alguns centímetros. As radiografias mostravam disfunção severa de toda a porção anterior do ventrículo esquerdo de Zahid. Meu paciente — um *médico* — estava tendo um ataque cardíaco há mais de 24 horas.

•

Se, como Osler disse, as tragédias da vida são principalmente arteriais, então a fonte da maior parte da miséria da humanidade é a placa de gordura. Ao cortar o fluxo sanguíneo, a placa arterial obstrutiva é responsável por ataques cardíacos e derrames, as causas de morte mais comuns. Na década de 1960, os mecanismos subjacentes a esse processo eram investigados de forma agressiva. Em 1961, o Estudo de Framingham confirmou que o colesterol é um fator de risco para doença coronariana, mas não explicou o motivo. Na década seguinte, os cientistas mostraram que, quando a concentração de colesterol no sangue fica muito alta, pequenas partículas podem infiltrar-se no revestimento interno dos vasos sanguíneos e se instalar dentro da parede. Isso começa benigno, mas o colesterol logo reage com o oxigênio para formar radicais livres que prejudicam as células vizinhas. À medida que essas células lesadas liberam sinais químicos — pedidos de ajuda —, glóbulos brancos migram para o local da lesão. Lá, eles se transformam em células chamadas macrófagos, que se alimentam do colesterol oxidado. Inchados por esse colesterol indigesto, os macrófagos se transformam em células "espumosas", revestindo a parede. Eles continuam a engolir colesterol até ultrapassarem o limiar de ruptura, expelindo uma pasta grudenta na parede. O efeito dominó continua à medida que mais macrófagos são recrutados para o local, multiplicando-se e fazendo com que a lesão aumente. O tecido cicatricial é depositado para formar uma crosta sobre o que agora é uma sopa maligna de gordura, enzimas digestivas, aglomerações de macrófagos e células mortas — uma placa aterosclerótica completa. No início, a artéria se expande para compensar a intrusão de placa no espaço interno, mas, à medida que a lesão aumenta, a placa acaba comprimindo o vaso, impedindo o fluxo sanguíneo.[1]

A fisiologia da placa aterosclerótica foi principalmente compreendida no início da década de 1960; mas como tratá-la? Como acontece com qualquer tubulação, o primeiro passo é identificar o bloqueio, o que não é uma proeza fácil nas cavernas escuras do corpo humano. Em um dia temperado de outubro de 1958 em Cleveland, Ohio, apenas dois anos depois de Werner Forssmann ter recebido o Prêmio Nobel, Mason Sones, diretor do laboratório de cateterismo cardíaco da Cleveland Clinic, encontrou uma solução para esse problema.

Como Forssmann, Sones era um tanto lunático. Mesmo em uma época em que os médicos viviam e respiravam medicina, Sones superava os limites. Trabalhava rotineiramente até a meia-

---

[1] A placa obstrutiva pode estimular a "circulação colateral" ou a formação de novos vasos sanguíneos. Células privadas de oxigênio a jusante da obstrução liberam fatores de crescimento químico que sinalizam células vasculares primitivas para invadir o tecido hipóxico, reunindo-se em um plexo de novos tubos ocos que se ligam a uma rede complexa. Esse processo, chamado angiogênese, garante que os vasos sanguíneos permeiem todas as regiões do corpo. Esses novos vasos sanguíneos — a tentativa do coração de se reparar — limitam os danos causados por um ataque cardíaco.

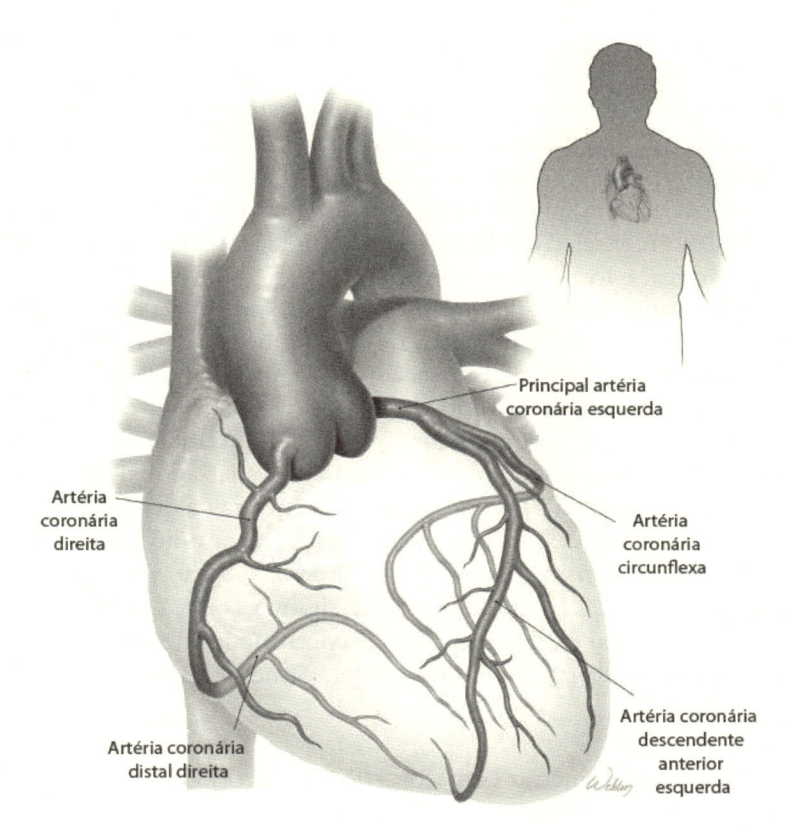

Artérias coronárias (cortesia de Scott Weldon)

-noite, segurando seus cigarros com uma pinça esterilizada para fumar no laboratório de cateterismo. Então, em vez de ir para casa, para a esposa e os filhos, tirava a camiseta branca mancha-da e saía para beber em um hotel próximo. Enfermeiras e secre-tárias costumavam se esconder dele no banheiro feminino. Ele logo percebeu, e passou a bater à porta sempre que tinha uma tarefa que exigia atenção imediata. Como Forssmann, Sones era impetuoso e intimidador. Assim como seu grande antecessor, ignorava os estudos em animais e ia direto para a demonstração em humanos. E, também como o alemão, teve a ousadia — e talvez a felicidade — de ser pioneiro.

As artérias coronárias partem da aorta, a principal artéria do corpo, logo depois da válvula aórtica. Na década de 1950, os cardiologistas, receosos de inserir um cateter diretamente nas coronárias, injetavam quantidades maciças de contraste na raiz da aorta, na esperança de que um pouco dele penetrasse nas coronárias para que pudessem ser visualizadas por raios X. Essa injeção "não seletiva" era um subterfúgio, uma espécie de propedêutica, e fornecia poucas imagens úteis.

Em uma manhã de outubro, Sones se preparava para injetar o contraste na raiz da aorta de um homem de 26 anos para visualizar o vaso em preparação para uma cirurgia de coração aberto quando, ao movê-lo para a posição, o cateter escorregou pela abertura da coronária direita. Aprendi durante minha especialização que, devido à forma do arco aórtico, é mais fácil inserir um cateter na coronária direita do que evitá-la. Sones também sabia disso, e, sempre que o cateter entrava no orifício, ele o recuava alguns milímetros para retomar o curso. No entanto, dessa vez, antes que pudesse fazer alguma coisa, seu assistente pisou no pedal e despejou 50cc de contraste na artéria.

Em uma carta para um colega, Sones contou o fatídico episódio:

Quando a injeção começou, fiquei horrorizado ao ver a artéria coronária direita ficar muito opaca e percebi que a ponta do cateter estava realmente dentro do orifício... Corri em volta da mesa procurando um bisturi para abrir o tórax do paciente, a fim de desfibrilá-lo, aplicando as pás diretamente no coração... Felizmente ele ainda estava consciente e reagiu quando pedi que tossisse repetidamente. Depois de três ou quatro tosses explosivas, seu coração começou a bater novamente.

Mais tarde, ele escreveu:

Inicialmente, só consegui sentir alívio e gratidão inacreditáveis por termos a sorte de evitar um desastre grave. [Mas] durante os dias que se seguiram, comecei a pensar que esse acidente poderia indicar o caminho para o desenvolvimento de uma técnica, que era exatamente o que estávamos procurando.

A técnica de Sones, chamada de cinecoronariografia, delineou o fluxo de sangue nas coronárias usando contraste e raios X para indicar a localização da placa. "Soube, naquela noite, que finalmente tínhamos uma ferramenta que definiria a natureza anatômica da doença arterial coronariana", disse ele. No entanto, como acontece frequentemente na medicina, o diagnóstico foi apenas o primeiro passo para a cura. Demorou quase duas décadas após o avanço de Sones para desenvolverem essa "cura".

Enquanto isso, os cientistas se concentraram em aperfeiçoar tratamentos não cirúrgicos para pacientes que sofreram ataques cardíacos. Em 1961, Desmond Julian, cardiologista do Royal Infirmary em Edimburgo, na Escócia, publicou o primeiro artigo sobre os benefícios de alojar pacientes com ataque cardíaco em uma unidade especial de tratamento cardíaco. "Muitos casos de parada cardíaca associada à isquemia miocárdica aguda poderiam ser tratados com sucesso se... o ritmo cardíaco de pacientes com infarto agudo do miocárdio fosse monitorado por um eletrocardiograma ligado a um sistema de alarme", escreveu Julian. Antes do advento de tal monitoramento, a maioria dos pacientes que sofreram ataques cardíacos foi alojada por semanas em salas fora da enfermaria principal, longe do barulho de telefones e da agitação da estação das enfermeiras, para que seus corações pudessem ter paz e sossego, e uma chance de se curar. No entanto, essa negligência benéfica cobrava um preço alto. Os cardiologistas veteranos daquela época me disseram que, quando chegavam às enfermarias de saúde no início da manhã para coletar sangue, frequentemente descobriam que um ou dois pacientes cardíacos haviam morrido em silêncio durante a noite.

Como outras UCCs, a do Bellevue tinha uma bancada de monitores de ECG que rastreavam continuamente os ritmos cardíacos dos pacientes. Desfibriladores e outros equipamentos de reanimação ficavam de prontidão. A proporção entre o número de pacientes e o de enfermeiras era de 1:3 ou às vezes até

1:2. Esse nível de vigilância salvou vidas. Certa manhã, logo depois do início de minha especialização, uma mulher de meia-idade, em seu terceiro dia após um ataque cardíaco, entrou em fibrilação ventricular, o ritmo caótico que matou meus dois avôs. Ela se sentia bem e estava ansiosa para ir para casa; sua única queixa eram os eletrodos do ECG que irritavam sua pele. E então ela desmaiou. Seus olhos se reviraram e seu rosto ficou azulado, como um hematoma antigo. Se tivesse aberto seu peito naquele momento e segurado seu coração fibrilante em minha mão, pareceria um emaranhado de vermes se contorcendo. Entrei no corredor e gritei por um desfibrilador externo. Um médico assistente entrou correndo e deu dois socos fortes no peito da paciente, "batidas precordiais" que às vezes conseguem fazer cessar a fibrilação, embora naquela manhã não tenham surtido efeito. Inserimos uma tábua sob o corpo da paciente e iniciamos as compressões torácicas. Quando chegou o desfibrilador, apliquei as pás de metal em seu tórax. Um choque de 360 joules foi o suficiente. Ela tossiu duas vezes, o pulso voltou e ela respirou fundo. Seus olhos se arregalaram e ela virou a cabeça para nos encarar, parecendo envergonhada, intrigada com toda a comoção. Não tinha a menor ideia de que acabáramos de salvá-la da morte certa. Na verdade, sua colega de quarto estava mais traumatizada. Balançando para frente e para trás em sua cama, silenciosamente me pediu para fechar a cortina.

•

No início dos anos 1960, os cardiologistas eram capazes de fazer imagens de uma obstrução coronariana. Mas como corrigi-la? Cirurgiões já eram capazes de criar "desvios" de obstruções vasculares nas pernas e no coração usando enxertos de veias colhidas em vários locais do corpo. No entanto, as taxas de mortalidade e morbidade nessas cirurgias de revascularização eram inaceitavelmente altas. Assim, um grupo de entusiastas começou a tentar descobrir maneiras de criar novos canais de fluxo sanguíneo, não por meio de um desvio da artéria bloqueada, mas através dela.

Um desses médicos era Charles Dotter, radiologista da Universidade de Oregon. Em uma conferência em Praga em 1963, Dotter previu que o cateter angiográfico poderia ser "mais do que uma ferramenta para observação diagnóstica. Usado com criatividade, pode tornar-se um importante instrumento cirúrgico". Dotter — ou "Crazy Charlie", para alguns — era excêntrico: montanhista, ornitólogo e viciado em anfetaminas. Ele usava fios guia ionizados para seus procedimentos, criados a partir de cordas de violão, e, em conferências, fazia cateteres usando tubos de teflon e um maçarico no quarto do hotel. Certa vez, no meio de uma palestra sobre cateterismo cardíaco, ele enrolou a manga da camisa para revelar ao público que inserira um cateter em seu próprio coração naquela manhã. Então, enquanto continuava a palestra, conectou-se a um osciloscópio para registrar as pressões de suas câmaras cardíacas.

Dotter realizou o primeiro procedimento terapêutico com cateter, que chamou de angioplastia, em 16 de janeiro de 1964, quando uma paciente de 82 anos chamada Laura Shaw, com uma obstrução em uma artéria na perna que resultara em gangrena, foi levada ao laboratório de radiologia. A perna da paciente estava incrustada, escura e infectada. Apesar da terrível dor, Laura recusou a amputação. Como medida paliativa, Dotter inseriu um fio através da pele na parte de trás de seu joelho até a artéria bloqueada e, em seguida, passou cateteres de plástico concêntricos cada vez maiores sobre o fio para dilatar o vaso, aliviando a obstrução, empurrando a placa para a parede do vaso "como pegadas na areia". O procedimento foi um sucesso. A dor de Laura diminuiu e a infecção cedeu. Ela morreu dois anos depois de ataque cardíaco.

Por esse e outros procedimentos realizados na perna, Dotter recebeu ampla publicidade. Em agosto de 1964, a *Life*, a revista de maior circulação no país, publicou uma foto de Dotter posando com cara de maluco durante um de seus procedimentos de desobstrução. "As coisas eram gratificantes e às vezes frustrantes", disse Dotter à revista. "Nos primeiros dias da... angioplastia, tive que aceitar um monte de calúnias desagradáveis, como: 'Ele é maluco, não podemos confiar em seu relato de experiência, sem controle e mal documentado', e coisas piores. Fico feliz por ser empedernido o suficiente para seguir em frente."

A angioplastia não era nada além da desobstrução de uma tubulação e, de fato, Dotter frequentemente referia a si mesmo como encanador. "Se um encanador pode fazer isso em canos, nós podemos fazer isso com os vasos sanguíneos", disse ele. Mas sua técnica era tosca e rudimentar, muitas vezes resultando no espalhamento da placa pela artéria, que podia se infiltrar em pequenos ramos, obstruindo-os. A lesão do vaso era comum, resultando em lacerações, sangramento e cicatrizes. Às vezes a placa se desalojava e descia pela artéria, causando infarto e morte de tecido. Embora Dotter sugerisse que uma dilatação mais controlada da artéria seria mais segura e eficaz, ele nunca conseguiu desenvolver esse método.

Esse passo crítico foi deixado a cargo de outro médico alemão, Andreas Gruentzig, que começou a trabalhar com os cateteres de Dotter no final dos anos 1960. Como muitos dos grandes inovadores cardíacos, Gruentzig era um engenheiro de coração. Seu apartamento de dois quartos em Zurique se situava em frente à casa onde James Joyce escreveu grande parte de *Ulisses* e sua mesa da cozinha, repleta de desenhos, facas, tubos de plástico, compressores de ar e cola epóxi, era na verdade um retrato do espaço de trabalho de um artesão. Gruentzig muitas vezes trabalhava durante toda a noite desenvolvendo protótipos de cateteres. Quando colegas o visitavam — a qualquer hora, para o desgosto da sofredora esposa de Gruentzig —, ele os conduzia até a cozinha e os colocava para trabalhar. Com uma cabeleira negra e bigode volumoso, Gruentzig era bonito e carismático. Assim como Forssmann, seu lendário predecessor, gostava de correr riscos, apreciava dar voos rasantes em seu monomotor sobre os Alpes suíços em viagens de fim de semana. Mas, ao contrário de Forssmann, trabalhou sistematicamente e inspirou seguidores.

Gruentzig se concentrou na tarefa de adicionar um balão inflável na extremidade de seus cateteres que fosse fino, mas forte o suficiente para não estourar nem se comprimir ao encontrar as paredes arteriais cravejadas de placas. Primeiro testou esses cateteres balão em cães anestesiados que contrabandeava para o hospital em macas cobertas. As artérias dos cães eram costuradas pela metade para simular um bloqueio aterosclerótico. Quando esses experimentos foram bem-sucedidos, Gruentzig passou a trabalhar em cadáveres humanos. Em 12 de fevereiro de 1974, cerca de dez anos depois da primeira angioplastia de Dotter, Gruentzig usou um de seus cateteres para realizar a primeira angioplastia com balão em humanos, um paciente de 67 anos com severa estenose da artéria ilíaca, um importante vaso da perna. Depois que o balão foi inflado, aliviando o bloqueio, um ultrassom mostrou a circulação de fluxo livre e a dor incapacitante da perna do paciente desapareceu. Após esse triunfo, Gruentzig começou a realizar a angioplastia com balão regularmente, fabricando cateteres para cada novo paciente e registrando meticulosamente seus resultados para refutar seus opositores. Foi um trabalho difícil e meticuloso. "Se tivesse um inimigo, eu lhe ensinaria angioplastia", disse ele a um colega.

No entanto, o objetivo final para Gruentzig, e outros, era a artéria coronária, cuja obstrução era responsável por tantas mortes em todo o mundo. "As pernas foram apenas o meu campo de testes", disse Gruentzig. "Desde o começo meu objetivo era o coração." O próprio Dotter escreveu que o desenvolvimento da angioplastia coronária era "uma das responsabilidades mais urgentes da radiologia". No entanto, a ideia de angioplastia coronária por balão era profana ao extremo. Havia tantas armadilhas em potencial. O balão poderia perfurar a artéria, causando uma rápida hemorragia e o tamponamento do pericárdio. O vaso poderia se retrair e fechar, causando um maciço ataque cardíaco. O coração poderia desenvolver fibrilação e parar de bater por completo. Durante anos, as ideias de Gruentzig foram recebidas com desdém, motivado pelo medo e talvez uma quantidade considerável de inveja. Mas ele era um homem de convicção, e não havia nada em que Gruentzig acreditasse mais do que em si mesmo.

Gruentzig seguiu meticulosamente sua visão. Fez colaborações para desenvolvimento de cateteres orientáveis com fabricantes norte-americanos, incluindo a empresa que posteriormente se tornaria o conglomerado multibilionário Boston Scientific. Ele praticou nas artérias coronárias de cadáveres, depois em pacientes vivos submetidos à cirurgia de revascularização, mas apenas em vasos que já haviam sido ou estavam prestes a ser submetidos a bypass, ou que eram pequenos e não trariam consequências. Gruentzig apresentou seus resultados em conferências de cardiologia, mas, como Werner Forssmann, encontrou ceticismo e escárnio. Apesar disso, esperou que surgisse a oportunidade certa para demonstrar sua técnica em uma pessoa viva.

Ele finalmente teve sua chance em 16 de setembro de 1977, quando Adolph Bachman, um vendedor de seguros de 37 anos, foi transferido para o Hospital Universitário de Zurique com dores no peito. Um angiograma coronário revelou uma placa obstrutiva curta na porção inicial da artéria descendente anterior. Uma operação de emergência foi planejada para o dia seguinte, mas Gruentzig persuadiu Bachman, que temia a cirurgia de coração aberto, e seus médicos a permitirem que realizasse a angioplastia coronária com balão. Na manhã seguinte, diante de dezenas de cardiologistas, cirurgiões, anestesistas e radiologistas, Gruentzig inseriu um dos cateteres balão na artéria femoral de Bachman, subiu pela aorta até a abertura da artéria descendente anterior. Dois dos três balões de Gruentzig estouraram durante a preparação, mas o terceiro permaneceu intacto. Duas infladas rápidas do balão dentro da artéria e o sangue começou a fluir normalmente pelo vaso. Os cirurgiões na plateia olhavam incrédulos. Gruentzig havia restaurado o fluxo sanguíneo para o músculo cardíaco sem bisturi, serra ou máquina de circulação extracorpórea. Parecia impossível. Gruentzig estava prestes a injetar a artéria descendente anterior com o sangue do próprio Bachman para lavar qualquer placa desalojada, mas não foi preciso. As dores no peito de Bachman diminuíram imediatamente. Um angiograma pós-procedimento mostrou uma resolução quase completa da obstrução. (Dez anos depois, a artéria permanecia desobstruída.) A única complicação foi uma anormalidade transitória no ECG que desapareceu espontaneamente.

Na convenção da American Heart Association em Miami, naquele ano, Gruentzig apresentou os resultados de suas primeiras quatro angioplastias coronárias. Fiel à sua forma iconoclasta, apresentou seus dados (sob calorosos aplausos) usando sandálias. Mais tarde, Mason Sones, com os olhos marejados e lutando contra um câncer de pulmão, disse a um colega: "É um sonho que se tornou realidade."[2] Após anos de trabalho na obscuridade, Gruentzig rapidamente se tornou um dos cardiologistas mais famosos do mundo. Em 1980, cerca de três anos após a primeira angioplastia coronária, ele transferiu sua pesquisa para a Emory University em Atlanta, no estado da Geórgia. Nos cinco anos seguintes, ajudou a popularizar a angioplastia nos Estados Unidos, realizando aproximadamente 2,5 mil procedimentos. Tinha tanta fé em sua técnica que se submeteu a um angiograma coronário nas mãos de um colega cardiologista. Gruentzig subiu na mesa de procedimento às 17h, foi submetido ao procedimento e depois foi buscar a esposa, chegando à festa de Natal do departamento às 19h. A propósito, não havia nada de errado em suas artérias coronárias.

O procedimento de Gruentzig introduziu a área da cardiologia intervencionista. Em 1980, Marcus DeWood e colegas usaram a angiografia coronária para mostrar que pacientes que sofrem ataques cardíacos têm coágulos arteriais que obstruem o fluxo sanguíneo coronariano. Essa descoberta rapidamente levou ao desenvolvimento de drogas anticoagulantes e ao refinamento dos procedimentos de angioplastia para o tratamento do infarto agudo do miocárdio. Em 2001, quando comecei minha especialização, a angioplastia coronária já era um negócio em expansão. Certa noite, vestindo roupas cirúrgicas manchadas de sangue, encontrei Bert Fuller, o simpático presidente do Bellevue. Ele usava seu suéter e sua calça marrom habituais, que eram pelo menos um número menor. Caminhamos juntos, conversando sobre minhas experiências no laboratório de cateterismo. Do lado de fora do Bellevue, a calçada estava lamacenta depois de uma nevasca. "Quão pouco sabíamos", disse Fuller, balançando a cabeça enquanto esperávamos na fila em frente a um

---

[2] Alguns anos depois, Sones disse que a era da angioplastia foi "a melhor época da história da medicina para se ter vivido, e sou profundamente grato por este privilégio".

food truck para comprar uma xícara de café. "Quando começamos, o cateterismo cardíaco era usado apenas em casos de dores torácicas incessantes. Agora se tornou rotina."

Hoje, vários milhões de angioplastias são realizadas em todo o mundo a cada ano, 1 milhão apenas nos Estados Unidos. Em 1994, a Food and Drug Administration (FDA) aprovou a liberação de stents coronários, minúsculas bobinas metálicas usadas hoje na grande maioria das angioplastias para manter abertas as artérias depois da passagem do balão. Nos primeiros anos do século XXI, os stents começaram a ser revestidos com substâncias químicas que impedem a formação de tecido cicatricial. O primeiro medicamento usado foi a rapamicina, um antibiótico descoberto em um fungo do solo na Ilha de Páscoa, que impede a divisão celular. Atualmente, a maioria dos stents utilizados nos Estados Unidos é revestida com rapamicina ou uma droga similar, eliminando quase que completamente a cicatrização ao redor do stent.

De uma autocirurgia em uma minúscula sala de operação em Eberswalde, Alemanha, o cateterismo cardíaco foi transformado em uma indústria extremamente lucrativa e multibilionária. Infelizmente, Gruentzig não teve a chance de testemunhar essa revolução. Ele e sua segunda esposa, uma médica residente, morreram em 27 de outubro de 1985, quando o avião particular que ele pilotava caiu durante uma tempestade na área rural do estado da Geórgia. Ele tinha 46 anos de idade. Esse ano foi trágico para a cardiologia intervencionista. O tabagismo cobrou seu preço nos heróis da área. Mason Sones morreu de câncer de pulmão metastático; Charles Dotter, ironicamente, de complicações de uma cirurgia de revascularização do miocárdio.

9

Fiações

Lívido e abatido, e de toda força despojado,
...
Meu coração, como em um terremoto, se parte,
O que faz meu pulso deixar toda a vida para trás.
— Dante Alighieri, de Soneto IX

O senhor entrou lentamente em meu consultório. Ele tirou o chapéu e desabou em uma craquelada cadeira de vinil. Eu já o atendera antes, há cerca de duas semanas. Mas nunca pareceu tão mal assim.

Inclinou-se para a frente, um cavalheiro barbudo e franzino em um terno vintage, chapéu-coco e um lenço de pescoço que lhe emprestavam um ar misterioso e vaudevilliano. "A falta de ar está piorando", murmurou com uma voz rouca, que me fez lembrar de Bob Dylan. "As medicações que você prescreveu não estão ajudando."

Jack, como se chamava, tinha sido beneficiário das cirurgias cardíacas pioneiras de Walt Lillehei e outros na década de 1950. Uma válvula doente foi cirurgicamente reparada quando ele era criança. Sem máquina coração-pulmão, o cirurgião usou o dedo

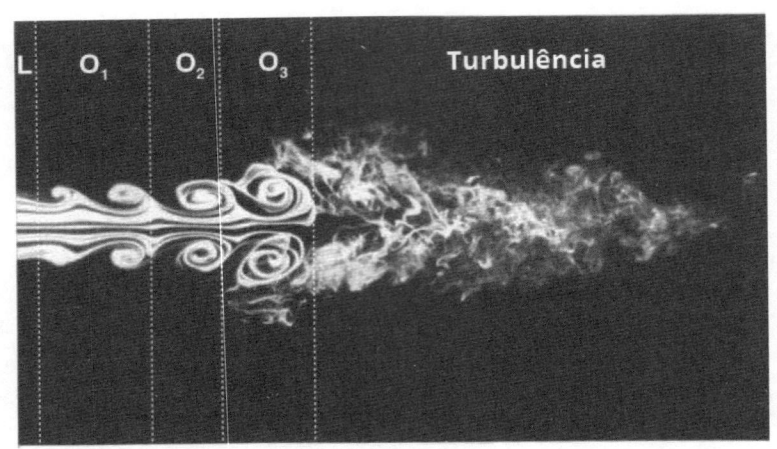

Fumaça fluindo no ar frio (De James N. Weiss et al., "Chaos and the Transition to Ventricular Fibrillation", *Circulation* 99 [1999]: 2819–26. Reproduzido com autorização)

mínimo, dentro da parede do ventrículo direito, para liberar o movimento da válvula congenitamente rígida.

O procedimento foi bem-sucedido, mas ao longo dos anos a válvula vazou, fazendo com que o coração de Jack aumentasse e enfraquecesse como um balão murcho. Agora seu coração bombeava com muito menos eficiência do que o normal, cerca de 30% da força total. Ele ficava sem fôlego depois de apenas alguns passos. Várias semanas antes, desabou nas escadas que levavam ao seu apartamento no terceiro andar e teve que ser carregado por vizinhos.

Agarrado em minhas mãos como a um corrimão, Jack mancou até a mesa de exames. Coloquei as pontas de borracha do estetoscópio nos meus ouvidos. Seus pulmões encharcados estalavam como cereal mergulhado no leite. Com as pontas dos dedos, pressionei suas pernas edematosas, criando pequenas crateras. Pedi-lhe que tirasse a camisa para que eu pudesse auscultar seu coração. Então notei um objeto, enrolado em um tecido amarelo, amarrado ao peito como uma espécie de talismã. "O que é isso?", perguntei.

Ele tirou e o entregou para mim. "Meu imã", respondeu. Estava embrulhado em fita adesiva e deveria pesar de um a dois quilos. Eu o balancei na direção do carrinho ao lado da minha mesa. Meu braço hesitou e depois foi gentilmente puxado enquanto o imã grudava no metal. "É pesado", eu disse. Ele assentiu. "Por que você tem isso?" "Campos magnéticos dilatam os vasos sanguíneos, explicou ele." (Eu não sabia.) "Na verdade, eles têm uma série de efeitos salutares no corpo", disse.

Ele ouvira pela primeira vez sobre os ímãs há alguns anos no rádio de ondas curtas; usava-os desde então para aliviar dores de cabeça, curar pequenos cortes e, agora, ajudar seu coração fraco. Ele usava até um cinto magnético — feito com minúsculos ímãs em forma de dominó que ele comprara na RadioShack — para tratar uma hérnia abdominal, que diminuíra desde então. "Poderia ser apenas a pressão do cinto?", perguntei.

"Um cinto simples não funcionou", respondeu ele.

Ele me disse que, desde que começou a colocar o imã no peito, sua insuficiência cardíaca melhorou. Lembrei-o de que, quando o atendi no pronto-socorro do Bellevue da primeira vez, alguns meses antes, ele estava quase morto, literalmente afogando-se na congestão em seus pulmões. "Imagine onde eu estaria sem o imã", disse ele.

Eu já ouvira falar de ímãs sendo usados para tratar dor crônica — e mesmo assim as evidências eram superficiais —, mas nunca para tratar insuficiência cardíaca avançada. Não sabia o que falar. "Você deveria ter me contado", consegui dizer enfim.

"Você nunca perguntou", respondeu ele.

Em seguida falou que eu lhe passara uma impressão negativa quando surgira o tema da medicina alternativa. "Você se lembra de quando eu perguntei sobre cardo de leite e taurina?" Eu não me lembrava. Aparentemente eu fora indiferente, quase desdenhoso. Ele me pediu para ligar para Gary Null, um de seus "curandeiros naturais", para rever seu protocolo de tratamento, mas nunca o fiz. Jack chegou a considerar mudar de médico porque eu parecia "muito dogmático".

Um calor subiu pelo meu rosto. Dogmático demais? Eu? Lembrei-me do livro que ele me emprestara *The Clinician's Handbook of Natural Healing* ["Manual do Clínico de Cura

Natural", em tradução livre], que permanecia em minha mesa de centro, fechado. Agora eu desejava tê-lo lido, nem que fosse para mostrar a ele que eu era um médico de mente aberta.

"Não tenho conhecimento de qualquer boa evidência de terapias alternativas para insuficiência cardíaca", gaguejei.

"Como você sabe disso sem ler a pesquisa atual?", exigiu saber. Senti-me novamente um primeiranista, despreparado para argumentar sobre meu ponto de vista. Não importava para Jack que eu fosse o médico ou que já estivesse quase concluindo minha especialização em cardiologia, ou ainda que estava, de fato, planejando especializar-me no tratamento da insuficiência cardíaca congestiva. Como eu, ele queria evidências. Ele estava usando meu próprio paradigma contra mim.

Envergonhado por sua crítica, pedi desculpas, e ele aceitou. Então me disse que, além de cardo de leite e taurina, tomava mais de uma dezena de outros suplementos não comprovados: carnitina, glutationa, hidraste, cabelo de milho, dente-de-leão, cohosh preto, dimetilglicina, coenzima Q, tiamina, ácido alfa lipóico, urtiga, óleo de orégano, equinácea, magnésio, selênio e cobre. Nenhum deles anotado no histórico médico.

Agora que o segredo fora revelado, ele mal conseguia se conter. Tirou as solas dos sapatos, encrustadas de minúsculos ímãs de neodímio que comprara por 45 centavos cada em um brechó. Ele me entregou seus óculos; dois ímãs redondos foram anexados na armação. (Ora, aquilo eram ímãs!) Segundo me contou, há alguns anos teve uma séria infecção pulmonar que exigiu tratamento com vários antibióticos por quase um ano. Na época ele não usava ímãs, e não cometeria esse erro novamente.

Poderia ser apenas coincidência, perguntei, essa associação entre os ímãs e a boa saúde? Sabendo que Jack era bem versado em filosofia, mencionei a teoria da ciência de Karl Popper e a exigência de refutabilidade. Diga uma doença que podemos testar, sugeri animadamente. Poderíamos realizar um pequeno teste clínico, com e sem terapia magnética. Ele encolheu os ombros, inabalável. "Eu evito analisar demais ou tento me convencer de que não é efeito placebo", disse ele.

Quando se levantou para sair, ele me deu um pequeno ímã de presente. "Mantenha-o longe de sua carteira", aconselhou. "Ele zera o cartão do metrô."

•

Jack sempre vinha me ver às quartas-feiras na clínica de cardiologia do Bellevue. Como muitos dos meus pacientes, era um veterano da clínica que passara por vários ciclos de especialização. "Sei que estou ficando mais velho quando os médicos estão ficando mais jovens", brincou ele. A clínica estava sempre lotada. O tempo de cada consulta era de 10 ou 12 minutos, no máximo. Auscultávamos o coração e os pulmões, analisávamos a lista de queixas, anotávamos o progresso, talvez prescrevêssemos um medicamento, e depois seguíamos para o próximo paciente. Não surpreende, portanto, que Jack — e muitos outros pacientes, suspeitei — tenha adotado a medicina alternativa. Imaginei que o Dr. Null passasse mais tempo com Jack. Provavelmente ele o ouvia e demonstrava se importar. Mas seus remédios naturais funcionavam? Tomei como desafio provar a Jack que meu caminho, baseado na ciência, era melhor.

Em uma consulta clínica algumas semanas depois de Jack me mostrar seus imãs, informei-o das opções de tratamento. "Você tem um coração fraco", eu disse, movendo lentamente meus dedos estendidos, como se estivesse segurando uma bola de basquete, para ilustrar. Expliquei a opção de um desfibrilador implantável. O dispositivo do tamanho de um pager seria inserido no peito de Jack para monitorar seu batimento cardíaco e aplicar um choque elétrico se o ritmo diminuísse e se tornasse perigoso. Era como os desfibriladores do pronto-socorro, mas sempre estaria dentro dele. Um desfibrilador "biventricular" especial ajudaria a coordenar as contrações do coração enfraquecido de Jack. Poderia aliviar sua falta de ar e diminuir a frequência das hospitalizações. E até prolongar sua vida.

Os desfibriladores biventriculares custam cerca de US$40 mil cada. Nos Estados Unidos, onde mais de 6 milhões de pacientes sofrem de insuficiência cardíaca e 500 mil novos casos são diagnosticados a cada ano, se até mesmo uma pequena fração de pacientes como Jack receber o dispositivo, os custos podem chegar a bilhões. Mas, além do dinheiro, uma grande questão em minha mente era se o dispositivo era mesmo adequado para Jack. Ele provavelmente viveria pelo menos um ano, mas certamente não mais do que cinco. Como ele preferiria morrer quando chegasse sua hora? Os pacientes com insuficiência cardíaca morrem principalmente de duas maneiras: por uma arritmia súbita, "um apagão", em que o coração para repentinamente; ou por falência progressiva da bomba, em que o coração enfraquece a ponto de não fornecer sangue e oxigênio adequados aos tecidos. A falência da bomba é uma maneira horrível de morrer. Os sintomas — náusea, cansaço e falta de ar persistente — são alguns dos mais torturantes e temidos da experiência humana. Não seria a arritmia súbita uma melhor maneira de Jack partir do que lutar para respirar enquanto seus pulmões se enchem de líquido por insuficiência cardíaca congestiva? Claro, um desfibrilador impediria a morte súbita. Mas também excluiria a *opção* da morte súbita, potencialmente direcionando o processo de morte para caminhos dolorosos e sinuosos. É claro que, quando a condição de Jack inevitavelmente se agravasse, seria possível desativar o aparelho e evitar a descarga do doloroso choque. No entanto, na minha experiência, poucos pacientes o fizeram. Os médicos raramente os informavam dessa opção, e as famílias, com dificuldades em lidar com a morte iminente de um ente querido, muitas vezes relutavam em fazer essa escolha.

No entanto, não entrei nesses detalhes com Jack. Já era difícil o suficiente encaixar qualquer discussão, quem dirá uma tão mórbida, em uma visita de dez minutos ao consultório. Recomendei o desfibrilador. Não tinha certeza de se era a decisão certa, mas o dispositivo, pelo menos, o ajudaria em curto prazo. Mas nada disso importava de qualquer maneira, porque Jack rapidamente rejeitou minha recomendação. Ele não queria um desfibrilador. Estava convencido de que, com o tempo, seus ímãs funcionariam muito bem.

•

O coração é fundamentalmente um órgão elétrico. Sem eletricidade, não haveria batimentos cardíacos. Impulsos elétricos estimulam proteínas especiais nas células do coração, fazendo com que elas se agrupem, resultando na contração de todo o órgão. Desequilíbrios no ritmo desses impulsos prejudicam a capacidade do coração de bombear sangue. No início do século XX, esse mecanismo foi compreendido, e as fiações do coração foram mapeadas. Por exemplo, os fisiologistas sabiam que praticamente todos os 3 bilhões de batimentos cardíacos que ocorrem durante a vida humana média começam com a ativação espontânea de células em uma região no átrio direito chamada de nó sinoatrial, o marca-passo natural do coração. Por meio do fluxo de íons carregados, a voltagem dessas células chega periodicamente a um limiar; isso acontece cerca de uma vez por segundo em uma pessoa normal em repouso. Induz uma onda elétrica — um potencial de ação — que se espalha pelos átrios e percorre tecidos condutores especializados — fiações, na verdade — nos ventrículos, estimulando as células do coração ao longo do caminho. (Pense no pulso gerado quando você sacode a extremidade de uma corda para cima e para baixo.) Pouco antes de a onda entrar nos ventrículos, ela passa por um estreito e relativamente inerte disco de tecido chamado nó atrioventricular. Aqui, o impulso elétrico desacelera por cerca de um quinto de segundo, dando tempo para que o átrio termine de encher os ventrículos com sangue. A onda, então, passa para os ventrículos através de feixes espessos de tecido que se afinam rapidamente e se dividem em filamentos condutores, que percorrem os ventrículos como as raízes de uma árvore. Dessa forma, um impulso originado em uma parte do coração é conduzido rapidamente por todo o órgão, fazendo com que os ventrículos direito e esquerdo contraiam quase simultaneamente, ejetando sangue para os pulmões e para o corpo, respectivamente.

Depois que uma célula cardíaca é estimulada, ela entra em um período "refratário", no qual a célula fica basicamente quiescente; nenhum estímulo elétrico, por mais intenso que seja, induz uma nova resposta. Este é um mecanismo de proteção, impedindo que o tecido cardíaco seja ativado rápida e repetida-

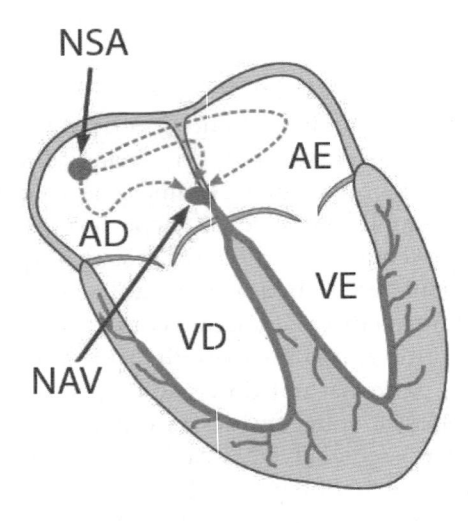

NSA: nó sinoatrial; NAV: nó atrioventricular;
AD: átrio direito; AE: átrio esquerdo;
VD: ventrículo direito;
VE: ventrículo esquerdo

O sistema de condução do coração. As linhas pontilhadas representam a ativação atrial; as linhas sólidas, as vias da ativação ventricular. (Cortesia de R. E. Klabunde, www.cvphysiology.com, 2017)

mente. Se o coração bate muito rápido, a circulação pode cessar, e a pessoa morre.

Existem várias outras camadas de proteção que garantem a estabilidade do batimento cardíaco humano. Por exemplo, se o nó sinoatrial — o marca-passo natural do coração — tornar-se disfuncional, os marca-passos de reserva no coração podem assumir o controle. Essas regiões normalmente têm propriedades elétricas diferentes e são ativadas mais lentamente do que o nó sinoatrial, de modo que sua atividade é geralmente suprimida (suas células estão em estado refratário) quando o nó sinoatrial está disparando de forma regular. Mas se uma dessas regiões acelera por causa de lesão, doença ou liberação de adrenalina, ela pode usurpar a função de marca-passo do nó sinoatrial.

Na virada do século, esse paradigma foi amplamente esclarecido. Entendia-se que o batimento cardíaco era alimentado por eletricidade gerada no átrio direito e conduzida longitudinalmente para baixo, estimulando, ao longo do caminho, bilhões

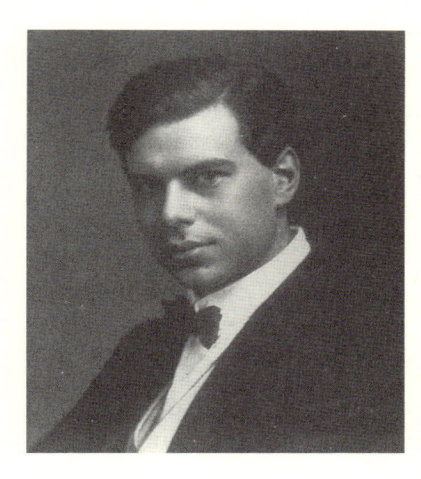

George Mines, por volta de 1914
(cortesia de Physiological Laboratory,
Cambridge University, Inglaterra.
Reproduzido com autorização.)

de células eletricamente emparelhadas. O que demorou mais para ser avaliado é que, quando o coração para de bater, isso geralmente se deve à eletricidade também.

O personagem chave para explicar essa conexão foi o inglês George Mines, egresso da famosa Cambridge School of Physiology. Quando jovem, Mines era um prodígio do piano e considerou brevemente uma carreira como músico. Mas a predileção por ritmos permaneceu. Obteve seu doutorado em Cambridge em 1912, aos 26 anos. Um ávido fotógrafo, Mines introduziu a câmera de imagem em movimento na fisiologia cardíaca ao registrar as contrações do coração de uma rã, fotografando-o a 15 quadros por segundo em papel brometo, usando o método pioneiro de seu amigo, o cineasta Lucien Bull. Depois de Cambridge, Mines fez pós-doutorados na Inglaterra, Itália e França, antes de aceitar a cátedra de fisiologia na Universidade McGill, em Montreal. As duas descobertas mais importantes de Mines — talvez as mais fundamentais na história da eletrofisiologia cardíaca — foram feitas durante esse período, em experimentos realizados em tartarugas, peixes e sapos.

A primeira descoberta foi que pequenos canais elétricos podem existir fora do caminho normal de condução no coração. Normalmente, esses circuitos extrínsecos são excitados uniformemente e não alteram o batimento cardíaco. Mas se um lado desse circuito — vamos chamá-lo de lado A — tiver um período refratário mais longo do que o lado B devido a uma doença, um distúrbio eletrolítico ou uma lesão oriunda de um ataque cardíaco, por exemplo, ele ainda poderá estar em estado refratário quando um impulso prematuro chegar e, portanto, não conduzi-lo. O impulso percorrerá apenas o lado B, que recuperou a excitabilidade por causa de seu período refratário mais curto. A grande descoberta de Mines foi que, se o lado A *recupera a excitabilidade antes que o impulso chegue ao fim do circuito*, o impulso pode fazer a condução de volta para o lado A e depois novamente para o lado B (que rapidamente recupera a excitabilidade por causa de seu período refratário mais curto), repetindo esse padrão de forma contínua. Teoricamente, o impulso poderia circular indefinidamente, sem qualquer estímulo externo adicional. A cada volta, uma porção da onda circulante pode vazar do circuito e ativar o tecido cardíaco circundante, como um farol enviando um sinal para navios distantes. Dessa forma, a onda circulante poderia usurpar a atividade do nó sinoatrial e se tornar o marca-passo dominante no coração.

Mines chamou esse fenômeno de "reentrada", e foi capaz de visualizar a corrente circulante em experimentos com anéis de águas-vivas. Ele publicou uma figura clássica ainda em uso (semelhante à mostrada) que ilustra o "movimento circular" nesses circuitos miocárdicos e como esse movimento pode iniciar

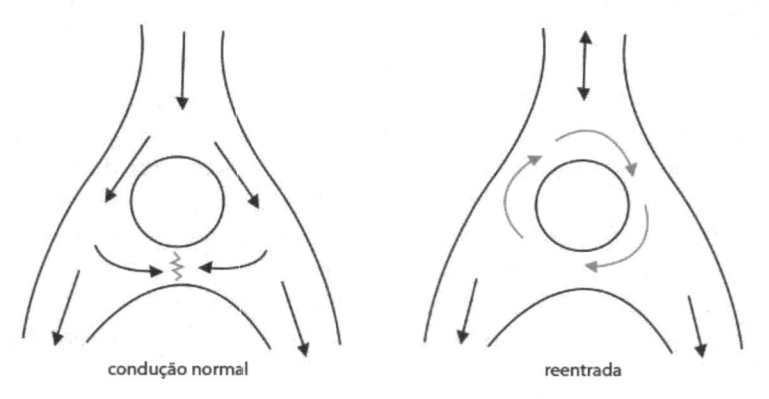

condução normal   reentrada

Reentrada cardíaca (criada por Liam Eisenberg, Koyo Designs)

arritmias rápidas. Ele também demonstrou que a interrupção do circuito cessará instantaneamente a onda circulante, uma observação que é a base para o tratamento cirúrgico de muitas arritmias atualmente.

A representação moderna da reentrada preserva a percepção essencial de Mines. Nesse esquema, uma onda circulante (ou espiral) é instaurada na presença de tecido não condutor, como uma cicatriz formada após um ataque cardíaco. Se a cicatriz é pequena em comparação com o comprimento de onda do impulso, as ondas dificilmente a notam — como quando ondas de água passam imperturbáveis por cima de uma pedrinha minúscula.

Mas, se o obstáculo for grande, a onda pode romper-se, as bordas se retraem à medida que o resto da onda se move à frente, fazendo com que os segmentos comecem a espiralar (como quando a água corrente encontra uma grande rocha e forma uma corrente em turbilhão). Longe o suficiente, as bordas das ondas se tornam o centro das ondas circulares (ou espirais).

O padrão circular reflete a necessidade de tecido cardíaco em estado refratário retornar a um estado excitável para que a onda se propague e não desapareça. O padrão mais simples para fazer isso é uma espiral, a icônica imagem psicodélica, que se ancora em um ponto, circula e se move lentamente para fora. Como Mines descobriu em suas experiências com águas-vivas,

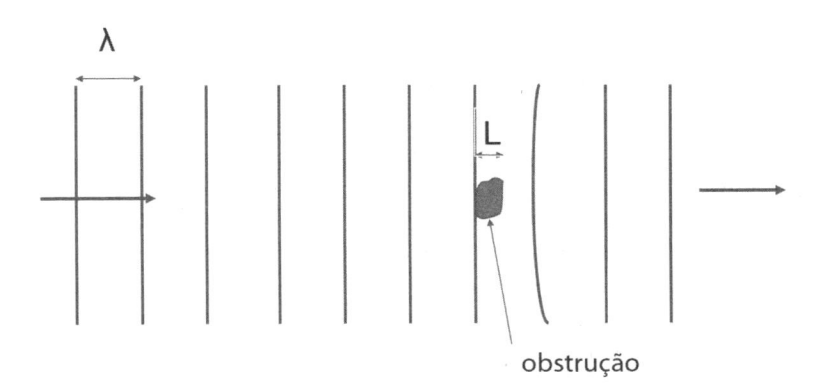

Onda atingindo uma pequena obstrução

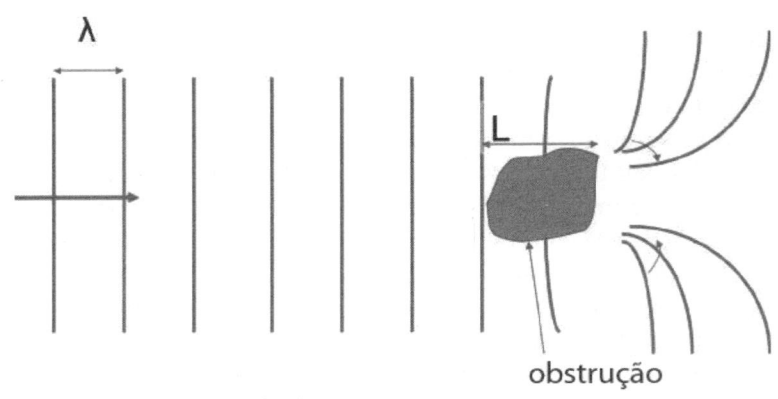

obstrução

Onda atingindo uma grande obstrução

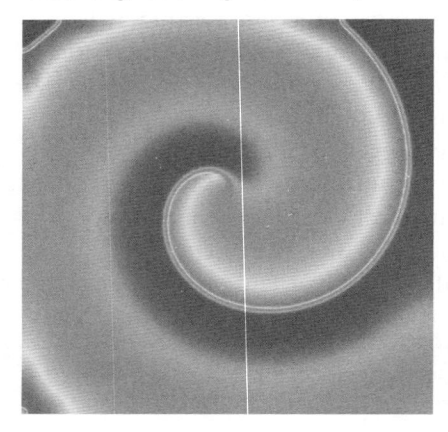

Onda espiral em um modelo
computacional de tecido cardíaco
(cortesia de Alan Garfinkel)

essas ondas espirais são autossustentáveis: elas podem reentrar constantemente em tecidos que recuperaram sua excitabilidade e persistir indefinidamente.

Ondas espirais são onipresentes na natureza. Elas são criadas quando a fumaça se dissipa através do ar frio (veja a imagem no início deste capítulo), ou quando a água flui em meio aos seixos de um rio. Ocorrem em supercondutores e agregados multicelulares de amebas, e em muitas reações químicas também. Até mesmo a massa visível no Universo é organizada em galáxias espirais. Com tantas manifestações naturais, não é surpresa que esse padrão seja visto também no coração.

Embora Mines só tenha observado a reentrada em animais inferiores, principalmente peixes, o fenômeno foi logo confirmado em corações humanos em 1924. Hoje em dia, é amplamente aceito que a onda espiral de reentrada está por trás da maioria dos ritmos cardíacos anormalmente rápidos, incluindo a fibrilação ventricular, a causa mais comum de morte cardiovascular no mundo ocidental.

Na fibrilação ventricular, o batimento cardíaco é tão rápido e irregular que o bombeamento eficaz de sangue cessa para o cérebro, pulmões e outros órgãos vitais, resultando em uma queda abrupta na pressão sanguínea e no início quase imediato da morte celular. Embora o coração ainda esteja tremendo, o fluxo sanguíneo praticamente parou.[1] "A insuficiência cardíaca súbita não costuma ocorrer na forma de uma simples parada ventricular", escreveu em 1889 o fisiologista escocês John Alexander MacWilliam. "Ela assume, pelo contrário, a forma de manifestações violentas, embora irregulares e descoordenadas, de energia ventricular." A cada hora nos Estados Unidos, 40 homens e mulheres sofrem uma parada cardíaca fora do hospital, principalmente por causa da fibrilação ventricular. Menos de 1 em 10 sobrevivem; 90% nem sequer chegam vivos ao hospital. As minorias étnicas e as comunidades socioeconômicas mais desfavorecidas são as mais atingidas, talvez devido à falta de acesso a desfibriladores externos e à falta de ensino em RCP. A sobrevivência após parada cardíaca intra-hospitalar não é muito maior, cerca de 25%. Durante as últimas décadas, a mortalidade diminuiu devido à proliferação de unidades de cuidados cardíacos, programas de resgate de emergência comunitários e desenvolvimentos em eletrofisiologia cardíaca. Ainda assim, a fibrilação ventricular continua a ser uma sentença de morte para milhões em todo o mundo. Um norte-americano morre de doença cardiovascular (incluindo acidente vascular cerebral

---

[1] A fibrilação ventricular foi provavelmente descrita pela primeira vez por Andreas Vesalius, que observou que os animais privados de oxigênio desenvolvem um movimento ondulante do coração.

e insuficiência cardíaca) a cada 33 segundos, representando 1 em cada 4 mortes em todo o país, e o acontecimento terminal na maioria dessas mortes é a fibrilação ventricular. Provedor da vida, o coração é também o Anjo da Morte.

A fibrilação ventricular ocorre com mais frequência em corações doentes, em que as células danificadas e a sinalização elétrica interrompida criam as condições para a reentrada. No entanto — e isso pode ser um choque —, a fibrilação pode ocorrer também em corações *normais*. Naquela que talvez tenha sido sua descoberta mais importante, Mines determinou experimentalmente que há um estreito período no ciclo cardíaco — um "período vulnerável", ele chamou, com cerca de dez milissegundos de duração — durante o qual um estímulo — um choque elétrico ou até mesmo um soco no peito, em que a energia mecânica é convertida em energia elétrica — pode fazer com que um coração perfeitamente normal fibrile e pare. Para demonstrar isso, Mines desenvolveu um aparato para fornecer choques elétricos únicos por meio de código Morse para eletrodos de platina colocados nos ventrículos do coração de um coelho. Em vários casos, ele descobriu que "um único toque de código Morse, *se devidamente cronometrado,* começaria a fibrilação". O momento exato era crucial. "O estímulo empregado nunca causaria fibrilação a menos que fosse estabelecido em um determinado instante crítico", escreveu Mines. Um estímulo emitido antes do período vulnerável não teria efeito e, após, apenas iniciaria um batimento cardíaco extra. Mas um estímulo aplicado no período vulnerável poderia excitar o tecido que acabara de se recuperar da última batida e precipitar a fibrilação. Em seu relatório de 1913, "On Dynamic Equilibrium in the Heart" [Sobre o Equilíbrio Dinâmico no Coração, em tradução livre], Mines escreveu que suas descobertas "sugerem uma explicação da importante e interessante condição do *delirium cordis*", ou loucura do coração.

O período vulnerável é crucial para entender por que corações normais podem se autoeletrocutar. Por exemplo, quando um atleta jovem e saudável morre depois de receber uma pancada no peito provocada por uma bola de beisebol ou disco de hóquei é porque o coração foi atingido durante seu período vulnerável. Os cientistas confirmaram a existência desse período em mamíferos ao rebaterem uma bola de beisebol colocada no final de uma haste de alumínio no peito de leitões com 8 a 12 semanas, anestesiados, e durante vários momentos do ciclo cardíaco. Eles descobriram que, quando ocorre em um intervalo curto de 10 milissegundos de duração e aproximadamente 350 milissegundos após o batimento cardíaco anterior, o impacto pode induzir parada cardíaca.

A explicação por trás da parada cardíaca em corações normais é também a reentrada. Em um coração doente com cicatriz, o mecanismo é óbvio: como vimos, uma onda é quebrada ao interagir com uma cicatriz inerte, formando espirais fora de suas bordas. Mas a reentrada pode ocorrer mesmo quando não há cicatriz. Neste caso, uma onda quebra ao interagir com outra onda, espiralando em torno do tecido refratário formado na esteira de outra onda como se uma cicatriz estivesse presente. Isso é conhecido como reentrada "funcional" (em oposição à reentrada "anatômica") e é igualmente mortal. O impulso que induz a onda espiral deve ocorrer precisamente no momento e local certos para colidir com o rastro de uma onda anterior. Este é exatamente o período vulnerável que Mines descobriu nos seus experimentos com coelhos.

A primeira observação experimental de ondas espirais cardíacas foi feita por José Jalife e equipe da Syracuse University em 1992 e publicada na revista *Nature*. Usando uma câmera especial para detectar a fluorescência do tecido cardíaco canino injetado com substâncias químicas específicas, eles produziram uma imagem com a forma de uma espiral de contrarrotação com cerca de dois centímetros. O grupo de Jalife descobriu que essas espirais muitas vezes ancoram em cicatrizes ou outras heterogeneidades e podem, teoricamente, circular indefinidamente, cada vez levando o sinal de volta à força total, como Mines primeiro demonstrou.

Jalife também descobriu que uma onda espiral não precisa permanecer em uma posição fixa. Quando a espiral se move, ela pode começar a serpentear, como um pião desacelerando sobre uma mesa, a ponta traçando um padrão de arabescos. Em determinado momento, a onda espiral pode captar tantas oscilações que se quebra, criando múltiplas espirais independentes que estimulam o coração de forma desordenada, como quando ondas colidem em uma encosta, deixando uma espuma espessa e turbulenta. Assim é a fibrilação ventricular, uma arritmia tão fervorosa, tão comprometida, tão dedicada à sua missão, que você literalmente tem que dar choques no coração para fazê-la parar. Em 1897, o fisiologista escocês MacWilliam escreveu: "O músculo ventricular é lançado em um estado de contração irregular, enquanto há uma grande queda na pressão arterial. Os ventrículos ficam dilatados com sangue, pois o movimento rápido e trêmulo de suas paredes é insuficiente para expelir seu conteúdo." Isso é essencialmente um caos elétrico, e o coração (e seu dono) morre rapidamente.[2]

Em um estudo de 2000 publicado no *Proceedings of the National Academy of Sciences,* Alan Garfinkel e equipe da Universidade da Califórnia em Los Angeles (UCLA) fizeram imagens de fatias dos corações de porco, usando um microscópio especial para mostrar que, quando o tecido fibrilou, ondas espirais se fragmentaram em novas ondas que ativaram o coração em um padrão caótico. Não se sabe precisamente por que as ondas espirais se rompem, resultando em fibrilação, mas acredita-se que depende da rapidez com que as células cardíacas recuperam sua capacidade de reexcitação, uma propriedade conhecida como recuperação. Ela depende de muitos fatores, mas pode ser amplificada pela falta de fluxo sanguíneo coronariano — o mecanismo que matou meus dois avós — bem como por picos de adrenalina durante o estresse psicológico. Seja qual for o motivo, quando as células do coração se tornam mais excitáveis, uma onda espiral pode tornar-se extremamente sensível a pequenas perturbações no ambiente elétrico, captando oscilações e estabe-

---

[2] A ideia de que um sistema excitável pode degenerar em caos foi primeiramente sugerida por David Ruelle e Floris Takens em um artigo de 1971 intitulado "On the Nature of Turbulence" [Sobre a Natureza da Turbulência, em tradução livre]. Eles provaram matematicamente que um sistema contendo três ou mais oscilações emparelhadas é inerentemente instável. Suas previsões foram confirmadas experimentalmente em estudos de dinâmica de fluidos e materiais eletrônicos posteriores. Seu trabalho mostrou que a fibrilação ventricular é uma forma de caos espacial e temporal.

lecendo as condições para a interrupção. O "aprofundamento" da recuperação cardíaca pode até mesmo ser o mecanismo por trás da "morte vodu", a misteriosa e repentina morte documentada por antropólogos que frequentemente ocorre durante períodos de intenso estresse emocional, como após a maldição de um curandeiro. As drogas betabloqueadoras que antagonizam a adrenalina têm-se mostrado eficazes na prevenção de tais arritmias fatais, e talvez por isso Mitch Shapiro, eletrofisiologista do Bellevue, tenha dito que os betabloqueadores deveriam ser adicionados ao sistema de abastecimento de água de Nova York.

•

A pesquisa de Mines sobre reentrada e o período vulnerável inspirou uma nova era na eletrofisiologia cardíaca. Infelizmente, ele não viveu o suficiente para ver o impacto de seu trabalho. Na fria noite de sábado de 7 de novembro de 1914, um zelador adentrou o laboratório de Mines na McGill e o encontrou inconsciente sob a bancada do laboratório, com equipamento de monitoramento preso ao seu corpo. Ele foi levado às pressas para o hospital, mas morreu pouco antes da meia-noite sem recuperar a consciência. Embora os resultados da autopsia tenham sido inconclusivos, historiadores médicos acreditam que sua morte fora resultado de experimentos no período vulnerável em um ser humano: ele mesmo. Essa especulação foi instigada por uma palestra proferida por Mines ao corpo docente da McGill um mês antes de sua morte, aos 28 anos. Na palestra, Mines falou em louvor à autoexperimentação, referindo-se ao trabalho de contemporâneos que cortaram os próprios nervos para entender a natureza das sensações da pele ou engoliram um tubo de plástico para estudar a fisiologia da digestão. Evidentemente, Mines decidiu testar sua teoria do período vulnerável em si mesmo. Ele não conheceu Werner Forssmann. O autoexperimento trágico de Mines antecedeu o autocateterismo do grande alemão em 15 anos.

10

Gerador

Quando uma condição é reconhecida por oferecer apenas uma perspectiva fatal ou sem esperança, as medidas desesperadas parecem menos desesperadas e, com dedicação e coragem, frequentemente, podem se tornar seguras.

— Charles P. Bailey, cirurgião cardíaco,
Hahnemann Medical College, Filadélfia

"Eu disse a ele que, se não fizer alguma coisa, estará morto até o final do ano", disse-me ao telefone Shawn, o enfermeiro de meu paciente fanático por ímãs. "O coração dele vai parar, e ele não tem tempo para perder com esses supostos nutracêuticos." Shawn fez uma pausa, obviamente frustrado. "Você sabe o que ele me disse?", disparou o enfermeiro, desolado. "Será indolor?"

Eu ligava para Jack, meu paciente da clínica, uma vez por semana para acompanhá-lo, mas, apesar do agravamento da insuficiência cardíaca, ele resistia às minhas recomendações, convencido de que suas ervas e ímãs acabariam funcionando. Por causa da falta de apoio familiar e social, Jack não era elegível para um transplante de coração. Não havia alguém disponível para ajudá-lo com as tarefas domésticas ou garantir que ele chegasse aos seus compromissos ou tomasse o remédio. Suas únicas opções eram um desfibrilador implantado cirurgicamente, de US$40 mil, ou uma casa de repouso para cuidados paliativos. Não tive notícias por alguns dias. Então, Shawn me ligou para dizer que Jack não estava bem. Dormia sentado em uma cadeira por causa do fluido acumulado em seus pulmões e acordava ofegante a cada duas horas. Shawn finalmente o persuadira a implantar o aparelho.

Internei Jack na UCC do Bellevue e agendei um cateterismo cardíaco antes do implante. Como esperado, ele rapidamente se irritou com a equipe do hospital. Certa manhã, fui chamado com urgência à unidade porque Jack brigava com as enfermeiras tentando ir para casa. Quando cheguei, ele estava em uma cabine acortinada, deitado em lençóis amarrotados, em posição fetal. A fina tubulação de plástico que transportava oxigênio suplementar pressionava suas bochechas encovadas. Imediatamente girei a válvula verde que controlava o fluxo de oxigênio. Uma minúscula bolinha flutuou no medidor de plástico, sustentada pelo aumento no fluxo de ar.

"Estou com dor no meio do peito", disse Jack, sem olhar para mim. Um gorro de tricô branco manchado substituía seu chapéu-coco. Ele parecia ainda mais emaciado do que quando o vi na clínica. Senti pena, mas um pouco de raiva também. "É por isso que você precisa de um angiograma, Jack", disse eu.

"Você deveria ter feito isso esta manhã", ele rosnou, seus olhos cintilavam raiva, apesar de lutarem para se fechar. "Mais um dia perdido."

Eu disse a ele que o exame estava marcado para o dia seguinte. Se suas coronárias estivessem limpas, implantaríamos o desfibrilador logo em seguida.

"Você está dizendo uma coisa; outras pessoas dizem outra."

"Bem, sou eu o responsável aqui", falei rapidamente. Como aluno sênior da especialização em cardiologia, era bom poder dizer que finalmente estava no comando, pelo menos dos meus pacientes da clínica.

"O formulário de consentimento mencionou uma cirurgia de revascularização de emergência", continuou Jack, monocórdico. "Não quero."

Expliquei que era apenas o texto-padrão do formulário de consentimento. Todos os riscos possíveis tinham de ser incluídos, no caso improvável de uma complicação grave.

"Minha vida era boa até você chegar e começar a me pressionar", disse Jack, tentando se sentar.

"Eu acho que você está me interpretando mal."

"A vida é minha!"

"Claro que é, Jack, mas..."

"Não!", ele gritou em tom comovente. "Eu sei o que você está fazendo, está tentando ganhar algum dinheiro comigo. Prefiro morrer. Apenas me deixe morrer. Eu não tenho medo de morrer, só quero partir do jeito certo."

Realmente senti pena de Jack. Obviamente, a última coisa que queria admitir é que precisava de mim ou da moderna cardiologia para mantê-lo vivo. Mas não havia muito mais que eu pudesse oferecer além da tecnologia na qual eu havia sido treinado. E embora ainda não tivesse certeza de que um desfibrilador fosse a escolha certa, depois que a decisão foi tomada, não havia sentido continuar ambivalente.

"Estou tentando ajudá-lo, Jack", disse eu enquanto me sentava. "Fiz tudo o que você me pediu. Até procurei o Dr. Null [o curandeiro natural] para saber de seu tratamento, mas ele não atendeu minha ligação. O assistente dele disse que nem sabe quem é você."

(Mais tarde soube que Null era um conhecido praticante de saúde alternativa que negava que o HIV causa AIDS, opunha-se à vacinação e vendia suplementos alimentares que ele produzia para tratar várias doenças graves, incluindo o câncer.)

"E isso é culpa minha?", disparou Jack.

"Olha, Jack, não quero obrigá-lo a fazer algo que não queira", falei, quase desistindo. "Pensei que queria o dispositivo. Se não o quer, não devia ter vindo ao hospital. É muito esforço desperdiçado para nada."

Percebi uma movimentação do lado de fora da cortina, provavelmente um interno ouvia a tudo. Jack se endireitou. "Eu lhe disse desde o começo que o achava muito dogmático", retrucou. "Infelizmente, seus medicamentos não funcionaram e agora estamos de volta ao ponto de partida. Eu não o culpo; você está acostumado a dizer às pessoas o que fazer. Mas isso não vai funcionar comigo."

Mas, no final, funcionou. Depois de receber uma injeção de lorazepam, Jack pareceu aliviado e concordou em prosseguir com o implante. Nesse ponto, acho que ele sabia que não havia outras opções disponíveis para ele. Mas, apontando o dedo para mim com uma raiva zombeteira, ele disse: "Se eu ouvir você se gabando de que finalmente me pegou, vou pegar você."

•

Nas décadas que se seguiram ao trabalho pioneiro de George Mines na eletrofisiologia cardíaca, a eletricidade se tornou amplamente disponível nos países industrializados. Na década de 1930, 90% dos moradores urbanos nos Estados Unidos tinham acesso à energia elétrica. De bondes a lâmpadas e eletrodomésticos, a eletricidade revolucionou a forma como as pessoas viviam. Claro, os cientistas sabiam que a eletricidade também alimentava o coração. Mas, quando a fiação do coração falhava, seria possível a eletricidade *feita pelo homem* ser usada para controlar o coração como qualquer utensílio doméstico? Esse foi um desafio que ocupou uma geração de pesquisadores.

Um dos primeiros passos para esse teste foi dado pelo cardiologista Paul Zoll no Beth Israel Deaconess Medical Center, em Boston. Durante a Segunda Guerra Mundial, Zoll foi designado para um hospital do exército na Inglaterra, onde atuou como cardiologista em uma equipe cirúrgica. Enquanto observava cirurgiões do trauma removendo estilhaços dos corações dos soldados, Zoll se impressionou com a excitabilidade do músculo cardíaco. "Basta um toque e ele dispara uma sequência de batidas extras", escreveu ele. "Então, por que o coração, que é tão sensível a qualquer tipo de manipulação, morre pela falta de algo para estimulá-lo?"

Depois da guerra, Zoll começou a tratar pacientes com bloqueio cardíaco completo, uma condição comum na qual o sistema de condução elétrica do coração adoece. No bloqueio cardíaco completo, os impulsos elétricos normais dos átrios não chegam aos ventrículos. Principais câmaras de bombeamento, os ventrículos devem regular o próprio ritmo por meio de um marca-passo reserva que normalmente é muito mais lento do que o dos átrios. Pacientes com bloqueio cardíaco frequentemente apresentam um batimento cardíaco perigosamente lento. Vivem com constante falta de ar e fadiga. Chegam a desmaiar por causa do baixo fluxo sanguíneo. Em casos raros, podem sofrer parada cardíaca e morte súbita.

Em seus primeiros experimentos, Zoll deslizou um eletrodo pelo esôfago de um cão anestesiado, posicionando-o a alguns centímetros do ventrículo esquerdo para maximizar o estímulo elétrico ao coração. Para sua surpresa, descobriu que era possível recuperar o batimento cardíaco com um impulso gerado externamente. Zoll percebeu que, em uma emergência, não haveria tempo para passar um eletrodo pela boca e descer pelo tubo digestivo de um paciente inconsciente, então, em seu próximo conjunto de experimentos, dispensou o eletrodo esofágico e aplicou eletrodos diretamente no peito. Os eletrodos no peito também funcionaram; só precisavam de uma corrente maior para conduzir a eletricidade através das costelas e dos músculos do peito. No entanto, o momento do estímulo externo tinha que ser perfeito; estimular o coração durante o período vulnerável poderia provocar fibrilação. Então, Zoll criou algoritmos para disparar corretamente o estímulo a partir de um traçado de ECG.

A estimulação externa funcionava em voluntários humanos, mas era torturantemente dolorosa. A corrente elétrica causava contrações dolorosas dos músculos do tórax e logo inflamava e ulcerava a pele. Além disso, como os demais equipamentos do hospital, os marca-passos externos eram alimentados pela rede elétrica municipal. Os cabos de força tinham que ser passados ao longo dos corredores do hospital e até pelas escadas, quando os pacientes quisessem se movimentar. A rede elétrica era propensa a paralisações e falhas, o que não era nada tranquilizador ao tratar um paciente dependente de marca-passo com bloqueio cardíaco completo. A estimulação externa era, portanto, apenas uma terapia de curto prazo para o bloqueio cardíaco.

Para uma solução mais duradoura, surgiu uma ideia revolucionária: implantar um marca-passo *dentro* do corpo, permitindo que ele fornecesse um estímulo diretamente no coração e não nos músculos do peito. O coração tem poucas terminações nervosas sensoriais, de modo que a estimulação intracardíaca não seria dolorosa. Além disso, alimentado por uma bateria própria, um marca-passo implantável pode ser duradouro e mais confiável.

O conceito de estimulação cardíaca direta se tornou realidade em um local familiar: o Departamento de Cirurgia da Universidade de Minnesota. Walt Lillehei, o pioneiro da circulação cruzada, percebeu que o bloqueio de condução era uma complicação frequente de suas cirurgias de coração aberto, seja com circulação cruzada ou, depois de 1954, com a máquina coração-pulmão. A sutura de um defeito do septo ventricular pode interromper as vias de condução ou causar inflamação do tecido o suficiente para perturbar temporariamente as vias de condução. Em 1956, durante uma conferência sobre morbidade e mortalidade em Minnesota, um fisiologista sugeriu que a estimulação direta do coração por meio de um eletrodo na superfície cardíaca poderia contornar esse problema. Ela possibilitaria que os estímulos fossem aplicados no coração em voltagens muito mais baixas, sendo mais confiáveis do que a estimulação externa da parede torácica.

A equipe de Lillehei levou essa ideia para o laboratório no Millard Hall. Eles reproduziram um bloqueio cardíaco em cães anestesiados, passando um fio de sutura em torno da parte superior do sistema de condução ventricular. Como esperado, a frequência cardíaca dos cães despencou rapidamente. Em seguida, suturaram um fio na parede externa do coração, conectaram-no a um gerador de pulsos e descobriram que a frequência cardíaca aumentava. Após experiências com cerca de 50 cães, Lillehei usou esse "fio miocárdico" pela primeira vez em um ser humano em 30 de janeiro de 1957. A menina de 6 anos de idade desenvolveu bloqueio cardíaco durante o reparo de um defeito do septo ventricular. Com o fio posicionado e conectado a um gerador, a frequência ventricular da menina aumentou imediatamente de 30 para 85 batimentos por minuto, e ela sobreviveu à operação. Dentro de pouco tempo, Lillehei passou a usar o fio miocárdico sempre que um paciente mostrava sinais de bloqueio cardíaco durante ou após a cirurgia de coração aberto. Seu dispositivo foi o primeiro instrumento elétrico deixado dentro do corpo humano por um período prolongado, e funcionou perfeitamente. No entanto, era apenas uma correção temporária, pois o fio tinha que sair do tórax através de uma incisão cirúrgica para ser ligado a um gerador, criando, assim, um possível ponto de infecção. Foi concebido para tratar o bloqueio cardíaco pós-cirúrgico em curto prazo, embora de forma mais eficaz do que a estimulação externa.

Assim como grande parte das proezas de Lillehei como cirurgião, o fio miocárdico era algo sem precedentes. Não havia como saber de antemão que funcionaria, que não causaria uma série de complicações — infecção, sangramento, cicatrizes —, que colocar um pedaço de metal dentro do corpo humano e deixá-lo lá, mantendo uma passagem aberta através de uma incisão na pele que poderia servir como um portal para germes, não era totalmente ridículo. Era impossível saber tudo isso sem tentar. Mas Lillehei, mais do que qualquer médico do século XX, especializou-se em experimentar o insólito.

No entanto, era preciso uma solução em longo prazo para corrigir o bloqueio cardíaco. Os adultos mais velhos tendem a desenvolver bloqueio cardíaco crônico por causa do infarto do miocárdio ou da cicatrização relacionada à idade e podem precisar de estimulação durante meses, até anos, para continuarem vivos. Entre 1957 e 1960, grupos de pesquisa de todo o mundo se apressavam para desenvolver e testar um marca-passo totalmente implantável. Mas, no final, Wilson Greatbatch, um despretensioso engenheiro elétrico da Universidade de Buffalo, foi o primeiro a ter sucesso.

Tal como aconteceu com tantas grandes inovações cardíacas do século passado, a inspiração para a invenção de Greatbatch veio de um erro. No início dos anos 1950, ele trabalhava em uma fazenda de gado perto de Ithaca, Nova York, testando instrumentos para monitorar a frequência cardíaca e ondas cerebrais em ovelhas e cabras, quando ouviu falar sobre o bloqueio cardíaco por meio de dois cirurgiões que tiravam uma licença sabática para pesquisa. "Quando descreveram o problema, eu sabia que poderia corrigi-lo", escreveu Greatbatch mais tarde. Alguns anos depois, em Buffalo, o engenheiro elétrico trabalhava no transistor recém-inventado quando acidentalmente instalou um resistor em um circuito que estava testando, o que fez com que ele emitisse um sinal que pulsava por 1,8 milissegundo, parava por 1 segundo, e se repetia — um ritmo que imitava o batimento cardíaco humano. "Olhei incrédulo e então percebi que era exatamente o que precisava para impulsionar um coração", escreveu Greatbatch. "Nos cinco anos seguintes, a maioria dos marca-passos do mundo usou [esse circuito] só porque peguei o resistor errado." Na primavera de 1958, Greatbatch visitou o Dr. William Chardack, chefe de cirurgia do Veterans Affairs Hospital em Buffalo, para explicar sua ideia. Chardack estava entusiasmado. "Se você puder fazer isso, poupará 10 mil vidas por ano", disse ele a Greatbatch. Então, o engenheiro elétrico voltou ao seu laboratório e criou um protótipo a partir de dois transistores da Texas Instruments. Três semanas depois, Chardack o implantou em um cachorro. Os dois homens observaram com admiração quando o minúsculo dispositivo assumiu o batimento cardíaco. "Duvido muito que qualquer coisa que eu faça me dê a alegria que senti naquele dia, quando meu projeto eletrônico de dois centímetros cúbicos controlou um coração vivo", escreveu Greatbatch. Desde a antiguidade até os tempos modernos, filósofos e médicos sonharam em controlar o batimento cardíaco humano. E isso finalmente foi possível, usando elementos de circuito simples amplamente disponíveis. Foi um momento seminal na história da ciência.

No entanto, o dispositivo de Greatbatch teve problemas. Ele era selado com fita isolante, e os fluidos corporais causavam um mau funcionamento após algumas horas. "O ambiente úmido e quente do corpo humano provou ser muito mais hostil que o espaço ou o fundo do mar", escreveu Greatbatch. Então, ele trabalhou para criar os componentes eletrônicos em epóxi sólido para torná-los mais impermeáveis, aumentando assim sua vida útil para quatro meses. Sem financiamento externo, e dividindo seu tempo entre o laboratório lotado de Chardack e uma pequena oficina no celeiro atrás de sua casa, Greatbatch trabalhou nos problemas críticos que impediam a estimulação cardíaca permanente: duração da bateria, isolamento adequado e elevação dos limiares de estimulação que exigem uma corrente cada vez mais alta para controlar o coração ao longo do tempo. (No processo, Greatbatch inventou a primeira bateria de lítio de longa duração, ainda em uso hoje). No final do verão de 1959, gastou todas suas economias pessoais, no valor de US$2 mil, para fabricar 50 marca-passos implantáveis. Quarenta foram testados em animais; o restante, em humanos. O primeiro implante humano ocorreu em 7 de abril de 1960, em um homem de 77 anos com bloqueio cardíaco completo. Ele sobreviveu por 18 meses. Os fios foram conectados à parede externa do ventrículo, mas, posteriormente, usando técnicas desenvolvidas por Wilfred Bigelow, cirurgião canadense pioneiro da hipotermia cirúrgica, os fios foram passados através das veias diretamente até o coração. O marca-passo Chardack-Greatbatch funcionou notavelmente bem. Um dos primeiros pacientes a receber um deles foi eletronicamente estimulado por mais de 20 anos e morreu aos 80 anos.

No outono de 1960, Greatbatch e Chardack licenciaram seu marca-passo implantável para uma pequena empresa de Minneapolis chamada Medtronic, criada por Earl Bakken, um engenheiro eletricista que trabalhou com Lillehei. A produção começou quase imediatamente. No fim daquele ano, a empresa recebera pedidos para 50 marca-passos por US$375 cada. Greatbatch continuou a trabalhar no dispositivo, testando transistores e outros componentes em dois fornos e uma bancada de trabalho instalada em seu quarto no norte do estado de Nova York. (O programa de mísseis nucleares Minuteman dos EUA mais tarde adotou muitas das medidas de controle de qualidade de Greatbatch.) A demanda por marca-passos cardíacos disparou rapidamente. Cerca de 40 mil unidades foram implantadas em 1970 e cerca de 150 mil em 1975. Hoje, existem mais de 1 milhão de unidades em uso em todo o mundo. Em 1984, a Sociedade Nacional de Engenheiros Profissionais considerou o marca-passo implantável uma das dez contribuições de engenharia mais importantes para a sociedade no último meio século e homenageou Wilson Greatbatch, o humilde engenheiro de Nova York, como seu inventor.

•

Além do bloqueio cardíaco completo, outro grande problema que os eletrofisiologistas cardíacos enfrentavam na metade do século era a fibrilação ventricular — a arritmia responsável pela maioria das mortes súbitas em todo o mundo. Na virada do século, Jean Louis Prévost e Frédéric Battelli, dois pesquisadores franceses da Universidade de Genebra, descobriram que a eletricidade poderia ser usada não apenas para provocar fibrilação ventricular, mas também para controlá-la. Eles foram capazes de induzir a fibrilação em animais com corrente alternada relativamente fraca e depois fazê-la cessar com um choque "desfibrilatório" muito maior, restabelecendo o batimento cardíaco. Décadas mais tarde, em 1947, o cirurgião norte-americano Claude Beck usou com sucesso a desfibrilação elétrica pela primeira vez em uma sala de cirurgia em um garoto de 14 anos, no Hospital Universitário Case Western Reserve, em Cleveland, que sofreu uma parada cardíaca após uma cirurgia torácica. O menino sobreviveu e teve alta do hospital. Beck escreveu mais tarde que a desfibrilação era uma ferramenta para salvar "corações bons demais para morrer". Ele vislumbrou a terapia como "o limiar de um enorme potencial para salvar a vida".

Assim como a estimulação eletrônica, a desfibrilação aplicada externamente veio primeiro. Em 1956, Paul Zoll, de Harvard, que também foi pioneiro em estimulação externa, realizou a primeira desfibrilação externa bem-sucedida em um ser humano. Outros cientistas — mais notavelmente William Kouwenhoven, professor de engenharia elétrica na Johns Hopkins — também fizeram contribuições seminais. Kouwenhoven trabalhou na desfibrilação externa durante décadas, principalmente em ratos e cães de rua. Em 1957, ele havia montado um desfibrilador em seu laboratório de pesquisas no 11º andar do Johns Hopkins Hospital. Naquele mês de março, um homem de 42 anos chegou ao pronto-socorro às 2h da manhã reclamando de indigestão. Na verdade, ele estava sofrendo um infarto agudo do miocárdio e, ao se despir, colapsou em fibrilação ventricular. O residente de plantão, Gottlieb Friesinger, ouvira falar sobre o desfibrilador de Kouwenhoven e subiu as escadas para pegá-lo enquanto um interno tentava ressuscitar o paciente. Friesinger persuadiu um segurança a deixá-lo entrar no laboratório de Kouwenhoven, onde pegou o pesado dispositivo, de quase 90 quilos, e o levou ao pronto-socorro. Com um eletrodo no topo do esterno e outro logo abaixo do mamilo, disparou dois choques para reanimar o moribundo. Foi a primeira desfibrilação de emergência do mundo em uma parada cardíaca.

A pesquisa de Kouwenhoven gerou um benefício colateral incomum e inesperado. Em experimentos com cães no final dos anos 1950, Guy Knickerbocker, estudante de pós-graduação no laboratório de Kouwenhoven, notou que a pressão sanguínea subia ligeiramente quando as pás do desfibrilador eram pressionadas no tórax, mesmo antes de qualquer corrente elétrica ter sido administrada. Colaborando com James Jude, um cirurgião, Knickerbocker mostrou que pressionar o tórax pode comprimir o coração e fazer com que o sangue circule temporariamente, aumentando, assim, a pressão arterial. Sua observação preparou o cenário para a introdução de compressões torácicas durante a ressuscitação cardiopulmonar, tratamento-padrão usado atualmente. Em um ano, essa técnica estava sendo ensinada aos bombeiros e a outras equipes de resgate. A descoberta, um feliz acaso, beneficiou Knickerbocker pessoalmente. Em 1963, seu pai foi submetido a RCP com sucesso durante uma parada cardíaca após um infarto.

Os desfibriladores externos proliferaram rapidamente nas novas unidades de cuidados coronários da década de 1960. As máquinas estavam de prontidão para tratar os distúrbios arrítmicos das doenças cardíacas, ou até mesmo a própria doença. O monitoramento nessas unidades confirmou que a fibrilação ventricular era a causa mais comum de parada cardíaca e morte súbita. Em 1961, um grupo liderado por Bernard Lown, em Harvard, incorporou um temporizador para sincronizar o desfibrilador e o eletrocardiograma para evitar a ocorrência de choques no coração durante o período vulnerável.

Mas, como era o caso dos marca-passos, os desfibriladores externos eram desajeitados, e os choques — nos raros casos em que os pacientes ainda estavam conscientes — eram dolorosos. Além disso, dependiam da ação de terceiros presentes, que dificilmente seriam infalíveis durante uma emergência. Portanto, assim como os marca-passos, o objetivo era miniaturizá-los, automatizá-los e implantá-los dentro do corpo.

Embora vários grupos tenham se envolvido na invenção da desfibrilação externa, apenas um, liderado por Michel Mirowski no Sinai Hospital, em Baltimore, foi responsável pela criação do desfibrilador implantável. Um judeu nascido e criado em Varsóvia, Mirowski levou uma vida itinerante. Em 1939, ainda adolescente, deixou sua família e fugiu de seu país após a invasão e ocupação alemã da Polônia. (Ele foi o único de sua família que sobreviveu à guerra.) Finalmente, retornou à Polônia e se juntou ao exército. Após a guerra, formou-se médico na França. Sionista, acabou mudando-se para Israel. Em 1966, quando já atuava como cardiologista, sofreu uma devastadora tragédia quando seu amigo e mentor, Harry Heller, morreu de taquicardia ventricular, uma disritmia maligna que muitas vezes é precursora da fibrilação ventricular. Como outros tantos traumatizados, tornou a morte súbita cardíaca sua obsessão de vida.

Em 1968, Mirowski mudou-se para os Estados Unidos. Como chefe da nova unidade coronariana do Sinai Hospital, conseguiu tempo para pesquisar no porão do prédio de pesquisas do hospital. Seu projeto, concebido em Israel após a morte de Heller, era construir um desfibrilador implantável. Em parceria, Mirowski e Morton Mower, outro cardiologista, criaram um projeto para o dispositivo. Mirowski sabia que um forte choque elétrico era necessário para cessar a fibrilação ventricular. No entanto, acreditava que a maior parte dessa energia era desperdiçada pela dissipação nos tecidos ao redor do coração. Ele se perguntou se a descarga de um simples capacitor, um elemento eletrônico que armazena carga, poderia ser suficiente para cessar a fibrilação se o capacitor estivesse em contato direto com

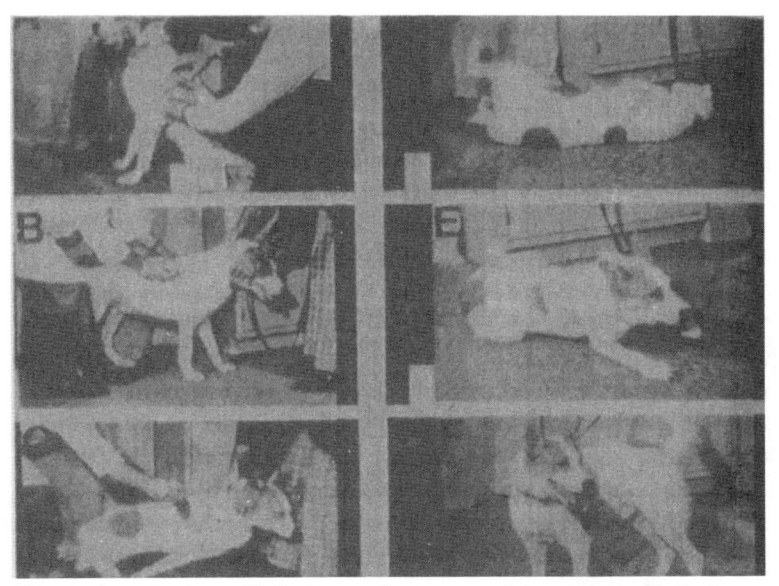

Um cão desmaiando em fibrilação ventricular e em pé depois da desfibrilação
bem-sucedida. (Cortesia de *Pacing and Clinical Electrophysiology*)

o coração. Trabalhando com engenheiros, Mirowski e Mower
projetaram circuitos para detectar a fibrilação ventricular e disparar o carregamento de um capacitor por meio de uma bateria.
Os desafios eram enormes: miniaturizar o circuito; construir
os componentes eletrônicos para garantir a entrega de choques
adequados (evitando erros que poderiam colocar pacientes saudáveis *em* fibrilação ventricular); e montar um gerador poderoso
o suficiente para fornecer vários choques para cada episódio de
fibrilação. Assim como Greatbatch, a dupla trabalhava sozinha
e usava seu próprio dinheiro para pagar por animais experimentais e componentes elétricos. Certo dia, roubaram colheres de
um restaurante próximo para fazer os eletrodos implantáveis.
Mirowski tinha grande foco e vontade. Suas "três leis" eram:
Não desista. Não ceda. E supere seus rivais.

Em agosto de 1969, Mirowski e Mower colocaram um cateter de metal dentro da veia cava superior de um cachorro, e
uma placa de metal — uma pá de desfibrilador quebrada — sob

a pele do tórax. Com uma corrente fraca, induziram fibrilação ventricular estimulando o coração durante o período vulnerável. Então, com um único e muito mais forte choque de 20 joules, eles cessaram a fibrilação e trouxeram o cão de volta à vida. Para divulgar sua proeza, fizeram um vídeo mostrando um cão desmaiando inconsciente em parada cardíaca, depois recebendo o choque com um desfibrilador implantável e, finalmente, levantando-se e abanando a cauda. Quando os observadores sugeriram que o cão tinha sido treinado para cair e levantar-se, Mirowski filmou sequências adicionais mostrando simultaneamente os traçados de ECG para provar que o coração do cão estava de fato fibrilando. O vídeo convenceu muitos médicos de que Mirowski havia descoberto algo com benefícios clínicos potencialmente grandes. Na primavera de 1970, Earl Bakken, da Medtronic, visitou Mirowski para inspecionar seu aparelho. Mirowski realizou uma demonstração bem-sucedida para seu convidado. Depois, quando Bakken perguntou o que teria acontecido se o cão revivido não tivesse sido desfibrilado, Mirowski desconectou o desfibrilador, colocou o animal de volta na fibrilação ventricular e ficou parado enquanto ele rapidamente morria.

Em um erro monumental, Bakken decidiu que o dispositivo de Mirowski não era comercialmente viável. Como a morte súbita é essencialmente aleatória, ele se perguntou como Mirowski identificaria os pacientes em maior risco. (Mirowski decidiu se concentrar em pacientes que já haviam sobrevivido à parada cardíaca. Se os pacientes com doenças cardíacas, mas sem histórico de parada cardíaca, poderiam se beneficiar de um desfibrilador implantável foi uma questão que Mirowski não conseguiu responder e que os cardiologistas ainda estão enfrentando.) Bakken também se perguntou como Mirowski testaria seu dispositivo. Ele teria que colocar as pessoas em parada cardíaca para ver se o aparelho funcionava? (A resposta era sim.) Isso era ético?

Assim, Mirowski e sua equipe continuaram sozinhos, determinados e, em grande parte, sem financiamento. Em 4 de fevereiro de 1980, finalmente fizeram seu primeiro teste em humanos. Uma mulher de 54 anos residente na Califórnia teve vários episódios de parada cardíaca. Durante a operação, os cirurgiões do Johns Hopkins Hospital implantaram um eletrodo na veia cava superior e suturaram um eletrodo adesivo na superfície do ventrículo esquerdo. Eles inseriram o gerador em seu abdômen. (Assim como em meu cadáver na faculdade de medicina, os primeiros geradores de marca-passo e desfibrilador eram instalados na cavidade abdominal.) Então, para testar o dispositivo, eles a colocaram em fibrilação ventricular. O dispositivo não foi ativado no início. Durante 15 segundos, Mirowski e seus colegas assistiram perplexos enquanto a mulher caía inconsciente. Eles preparavam-se para aplicar um desfibrilador externo quando o dispositivo implantável finalmente disparou. Um choque foi o suficiente para reanimá-la. Embora o *New England Journal of Medicine* tivesse rejeitado o primeiro artigo de Mirowski sobre seus experimentos com animais, publicou rapidamente sua experiência com seus três primeiros sujeitos em um artigo chamado "Termination of Malignant Ventricular Arrhythmias with an Implanted Automatic Defibrillator in Human Beings" [Cessação de Arritmias Ventriculares Malignas com um Desfibrilador Automático Implantado em Seres Humanos, em tradução livre]. Cinco anos depois, em 1985, a Food and Drug Administration aprovou a produção comercial do dispositivo.

•

Dezessete anos após a aprovação da FDA, Jack, meu paciente, estava pronto para se tornar um relutante beneficiário da invenção de Mirowski. Levemente sedado com midazolam e lorazepan, ele estava deitado em uma mesa no laboratório de cateterismo, com a cabeça apoiada em uma cunha de espuma para ajudar em sua respiração. Estava relaxado e atento. Quando inseri uma agulha em sua virilha em preparação para o cateter, Jack pareceu surpreso, e sentiu cócegas. "Oh, meu Deus, olha, é meu sangue!", disse ele.

Foi mais difícil do que o habitual deslizar o cateter na artéria coronária direita. Ela apresentava uma anomalia, originando-se de um lugar incomum. Então o Dr. Fuchs pegou um cateter de formato diferente. "É sempre assim comigo", disse Jack, quando lhe expliquei o que estava acontecendo. "Eu sou uma anomalia." Felizmente, a coronária direita estava limpa. A esquerda também era normal. Havia uma pequena placa na parte intermediária, mas era improvável que causasse qualquer problema, então decidimos deixá-la em paz. Quando contei a Jack que terminamos o angiograma, ele nos disse para continuar trabalhando. "Você pode continuar por mais uma hora se quiser." A enfermeira riu. Jack gostava de ser o centro das atenções. Ele parecia apreciar uma oportunidade de ser encantador, mesmo que estivesse em uma mesa cirúrgica.

Transferimos Jack para uma maca e o levamos para a suíte de eletrofisiologia, onde o desfibrilador do tamanho de um pager seria implantado. Sob as intensas luzes do teto, sua camisola hospitalar foi removida. Comecei limpando o peito com três diferentes sabonetes antissépticos. Depois pressionei uma película impregnada com antibiótico em sua pele. As infecções por desfibriladores são raras, menos de uma em mil, mas, quando ocorrem, o dispositivo deve ser removido cirurgicamente, por isso temos que ser extremamente cuidadosos para manter o campo operatório livre de germes. Em pouco tempo, Jack estava recebendo um anestésico leitoso, o suficiente para não sentir dor durante o procedimento, mas não tanto que não pudesse respirar sozinho.

Shapiro, o espirituoso eletrofisiologista, irrompeu na sala com um gracejo. "Queridas, cheguei", comunicou às enfermeiras. Juntos, vestimos as batas cirúrgicas, as máscaras e as luvas. Então inclinei a mesa para que a cabeça de Jack ficasse em uma posição mais baixa que suas pernas, assim o sangue encheria as veias do seu peito, tornando-as mais visíveis. Shapiro injetou procaína na pele e nos tecidos moles. "Isso doeu", murmurou Jack, e Shapiro lhe pediu para não falar. "É perigoso para você", disse ele, piscando para mim antes de aumentar a anestesia.

Com um bisturi elétrico, Shapiro fez uma incisão de cinco centímetros na parte superior esquerda do peito, perto do ombro. Dissecou através da camada de gordura amarela com a ponta romba de uma tesoura até o plano fascial, brilhante e branco, e depois abaixo do músculo peitoral, onde escavou uma espécie de bolso para o desfibrilador. Como Jack era muito magro, queríamos colocar o dispositivo abaixo do músculo para que não criasse muita protuberância. Fiquei de lado, principalmente assistindo. Ocasionalmente, pediam-me para cauterizar um pequeno sangramento, e então eu aplicava o bisturi elétrico, liberando uma fina camada de fumaça de sangue. A cada poucos minutos, Shapiro se afastava da mesa e dançava descontroladamente ao som das músicas "Roxanne" e "Rock Lobster" no rádio.

Em pouco tempo, Shapiro inseriu uma agulha com um calibre de 0,8mm em uma veia do tórax, puxando o êmbolo da seringa, até que ela de repente cedeu, enchendo a coluna de plástico transparente com sangue marrom, sinal de baixa tensão de oxigênio. Ele inseriu um oscilante fio guia, como uma corda de violão, através do orifício da agulha e dentro da veia. Quando se certificou de que o fio entrou em segurança, puxou a agulha. "Não solte o fio", disse ele, e eu assenti nervosamente. Shapiro enfiou um cateter de plástico sobre o fio e puxou o fio para fora do vaso, deixando o cateter em seu lugar. Em seguida, inseriu um eletrodo fino através do cateter oco e avançou para dentro do coração. Na tela de raio X, o eletrodo serpenteava pelo órgão como uma cobra pronta para atacar. A ponta se curvou levemente quando entrou em contato com a superfície interna do ventrículo direito. O cateter foi retirado, deixando o fio no lugar. Shapiro então inseriu um segundo fio por uma grande veia até a superfície do ventrículo esquerdo. Colocou o gerador, do tamanho de um cartão de crédito, mas com um centímetro de espessura, no bolso escavado e ligou-o aos fios.

Terminamos. Todo esse esforço nos últimos meses, e Jack, meu "magnético" paciente, finalmente recebeu seu desfibrilador. Era hora de testar o dispositivo fibrilando o coração de Jack. O representante da Medtronic, um homem cortês e grisalho que estava lá para ajudar nos testes, chamou-me do outro lado da sala. "Assuma", disse ele, em pé na frente de um pequeno computador. "Agora você vai matar seu paciente."

Eu deveria disparar estímulos para o coração durante o período vulnerável e, assim, induzir a fibrilação ventricular. Apertei alguns botões no teclado para ritmar o coração três vezes e depois disparar um impulso extra com um atraso variável, tentando sincronizá-lo ao período vulnerável, a fim de causar parada cardíaca. O fluxo de pulsos elétricos fazia sons de desenhos animados, como Pac-man devorando os pontos. Comecei com um estímulo extra em 330 milissegundos. Alguns rabiscos apareceram na tela, denotando uma explosão de atividade elétrica desordenada, mas o ritmo voltou ao normal. Repeti o teste em 320, 310 e 300 milissegundos, com um resultado semelhante. Mas a próxima batida, em 290 milissegundos, cumpriu a missão. No monitor, o batimento cardíaco em picos harmoniosos de Jack se transformou em uma onda senoidal oscilando em várias frequências diferentes. Era a fibrilação ventricular, o ritmo da morte. "Aqui vamos nós", disse o representante com empolgação. Ele começou a contar: "5... 10... 15". O desfibrilador foi programado para disparar o choque depois de 18 ciclos de onda senoidal. Embora Jack estivesse acordado o tempo todo até então, agora estava inconsciente. Ouvi um baque surdo, como se alguém tivesse dado um soco no peito ossudo de Jack, e seu corpo se elevou um pouco da mesa. O desfibrilador havia disparado. Na tela, houve um pico e uma pausa e, em seguida, o eletrocardiograma voltou ao normal. Uma enfermeira bateu levemente no rosto de Jack. "Acorde", ela disse. "Acabou."

Depois disso, perguntei a Shapiro o que teríamos feito se o desfibrilador implantável não tivesse funcionado e a desfibrilação externa também fosse ineficaz. "Já aconteceu antes", disse ele. "Você pega esses corações fracos e induz a fibrilação, e nem sempre consegue trazê-lo de volta." Ele fez uma pausa e começou a limpar as mãos. "Não ficamos felizes", disse ele, como se recordasse de uma lembrança ruim. Ele olhou para mim mais uma vez. "Não ficamos felizes."

•

Algumas semanas depois, vi Jack na clínica. Ele vestia seu chapéu-coco e um blazer vintage, parecendo ainda mais elegante do que de costume. Disse que se sentia melhor. Ganhara peso também. Havia mais cor em seu rosto.

Ele tinha desistido de seus ímãs, que não podia mais aplicar em seu corpo por causa da interferência no desfibrilador. (Esta provavelmente foi a razão de resistir ao dispositivo por tanto tempo.) Inspecionei o local de implantação. Estava vermelho, mas seco e íntegro. Havia pequenas ataduras cobrindo a incisão.

"Meu enfermeiro sugeriu mais diurético para tratar o inchaço nas minhas pernas", disse Jack, pulando para a mesa de exame. "O que você acha?" Não pude evitar o sorriso. Vinha recomendando isso há meses. "Acho que seria uma boa ideia, Jack", respondi.

Ele me lembrou de que, antes de sair do hospital, concordara em aumentar o fosinopril, um de seus medicamentos para o coração. "Mas às vezes me deixa tonto", disse ele. "Tudo bem se eu cortar a dose pela metade?" Comecei a rir. Jack, outrora um dos meus pacientes menos complacentes, tornou-se um novo adepto da cardiologia moderna. E pensar que tudo que precisei fazer foi trazê-lo de volta do mundo dos mortos.

Mas, antes que eu pudesse dizer qualquer coisa, Jack me lembrou de que os médicos do hospital haviam suspendido seus suplementos de ervas. "Eles me deram magnésio, mas na forma de gluconato, que não conseguimos absorver", disse ele com irritação. Assim que chegou em casa, ele voltou a tomar seu habitual coquetel nutracêutico. "Finalmente estou me sentindo melhor", declarou. "Nunca deixarei que essa situação aconteça novamente."

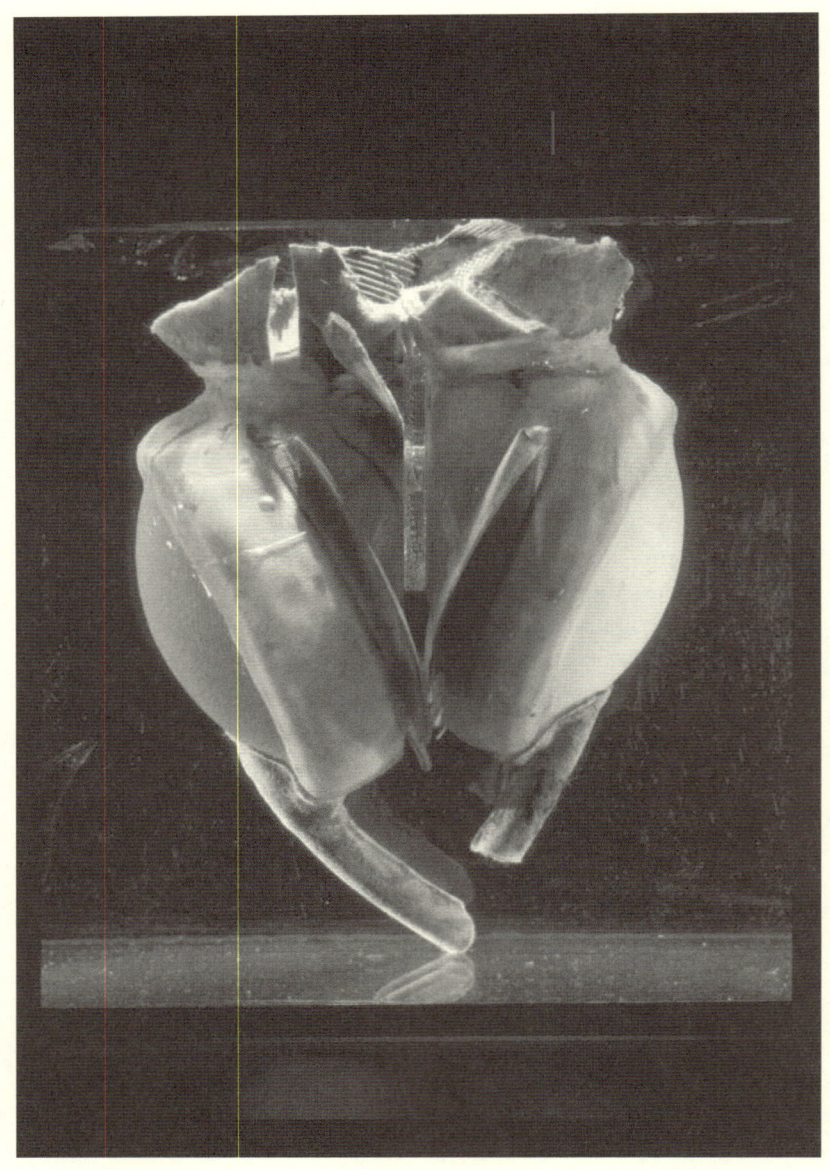

O primeiro coração totalmente artificial (presente do Dr. Denton Cooley, Departamento de Medicina e Ciência, National Museum of American History, Smithsonian Institution. Reproduzido com autorização).

11

Peças Sobressalentes

Para um homem que está morrendo, [um transplante de coração] não é uma decisão difícil... Se um leão o perseguir até a margem de um rio cheio de crocodilos, você pulará na água, convencido de que tem uma chance de nadar até o outro lado.
— Christiaan Barnard, cirurgião sul-africano

A mãe usava uma espessa camada de batom vermelho, aplicado a esmo. Seus olhos estavam inchados, o cabelo preso em um coque. Lágrimas deixavam rastros em suas bochechas marrons e esburacadas. Quando me viu, as lágrimas brotaram novamente.

Harindra, seu filho de 25 anos, estava morrendo, e nós dois sabíamos disso. Eu temia a conversa que já deveria ter ocorrido e, aparentemente, ela também. Sempre que eu dizia que precisávamos discutir a condição de seu filho, ela me pedia que falasse com o marido, pai de Harindra. Ele era um homem simples, um vendedor, que se sentava quieto, impassível, mesmo quando sua esposa explodia de dor. Quando não aguentava mais, ele colocava seu braço em volta dela e dizia rispidamente: "Ora, mulher, reaja!"

Encolhido em uma maca na sala de emergência, o filho deles arfava. Sua respiração acelerara nos últimos dias; por isso o trouxeram. Boca encrostada, olhos fundos, têmporas emaciadas: ele se deitava de forma desajeitada sob o lençol, seu corpo quase se dobrando sobre si mesmo, consequência da ataxia de Friedreich, uma doença hereditária que ataca o sistema nervoso e deteriora a função motora dos braços e pernas e, em seus estágios terminais, destrói também o coração. Em um exame de eco, seu coração parecia mais se contorcer do que bater, tentando expulsar seu conteúdo. Embora fosse adulto, o rapaz mais parecia um adolescente. Um minúsculo bigode era tudo o que o distinguia dos pacientes adolescentes no final do corredor. No Natal, dei dinheiro para a compra de um Xbox para ele, como fiz para o meu próprio filho, Mohan. Era a única coisa que Harindra queria, mas a família não tinha condições. Infelizmente, ele nunca chegou a jogar. Quando as férias chegaram, ele estava debilitado demais, confinado a uma cadeira de rodas motorizada, quando não estava deitado na cama. Lembrei-me do olhar envergonhado em seu rosto quando sua mãe me mostrou fotos dele mais jovem. Em uma fotografia, ele estava em pé em um píer, com um grande corpo de água atrás dele, com ombros largos vestindo uma regata vermelha. Quando perguntei se gostava da foto, ele assentiu sem olhar para cima. A enfermeira perguntou se era ele mesmo na foto, ele grunhiu "sim" em voz alta.

Agora estava de volta ao hospital. Fora internado no mês anterior também. Quando pacientes com insuficiência cardíaca começam a ser hospitalizados com mais frequência, significa que sua condição piorou. É um sinal de que o fim está próximo.

Pedi a Harindra que se sentasse para que pudesse auscultar suas costas. Seu pai pulou da cadeira antes que eu pudesse me corrigir. "Ele não pode se sentar, doutor", interviu, desculpando-se.

"Sim, claro", respondi, repreendendo-me em silêncio. Tinha esquecido.

Nós o puxamos para cima. Seus pulmões crepitavam. Quando pressionei seu abdômen distendido, as veias em seu pescoço saltaram como canudos. Os sintomas típicos da insuficiência cardíaca terminal incluem falta de ar, fadiga, náusea e lassidão mental. Harindra tinha todos eles.

Guardei meu estetoscópio e me afastei da maca. Seus pais me encararam. "Não deixe que ele morra", sussurrou a mãe, como se lesse meus pensamentos. "Nós não estamos prontos para dizer adeus."

Pedi ao pai de Harindra que saísse. No corredor, nós nos encaramos. Ele tinha uma barba aparada. Trabalhava em meio período como sacerdote hindu. Vestígios de pó vermelho ainda adornavam sua testa.

"Seu coração está ficando mais fraco", declarei, sem saber como começar.

"Vai ficar cada vez mais fraco até que finalmente pare?", perguntou ele. Assenti, sem forças para destruir suas ilusões. Dava para sentir seu desespero. Eu também tinha um filho.

Lembrei-me da história que me contara sobre como Harindra adoeceu. "Ele costumava puxar o cabelo, morder as roupas", contou o pai. "O professor disse que havia algo de errado com ele." Eles o levaram para um pediatra, que fez um exame de sangue. "Eu não sei para onde ele o enviou. Então fomos para mais sete lugares e colheram mais sete tubos de sangue, e então chegaram a essa conclusão. Eles nos disseram que ele acabaria em uma cadeira de rodas. Não acreditamos, mas eles estavam 100% certos. Tudo o que disseram aconteceu. A única coisa que erraram foi que disseram que ele viveria 15 anos. Ele viveu 25."

Agora, de frente para mim, do lado de fora do quarto de seu filho moribundo, ele me fez a pergunta que tanto temia. "Você pode dar a ele um coração novo?"

•

Muitas doenças têm uma trajetória final comum. Para doenças cardíacas, é a insuficiência cardíaca. Na forma mais comum, as contrações do coração enfraquecem por causa de danos — decorrentes de ataques cardíacos, químicos, virais —, resultando em uma queda no fluxo e na pressão sanguínea. Como a pressão arterial determina a liberação de oxigênio para os órgãos vitais, o corpo faz todo o possível para manter a pressão elevada. Hormônios que sinalizam ao coração para bater mais rápido e aos rins para reter a água para aumentar o volume de sangue (e, portanto, a pressão arterial) são liberados. Esses hormônios são uma solução temporária. O débito cardíaco e a pressão sanguínea frequentemente retornam aos níveis normais, mas a um grande custo. O corpo fica congestionado quando fluidos se acumulam e vazam nos tecidos. À medida que os pacientes se tornam mais fracos e malnutridos, os níveis de proteína também diminuem, mantendo ainda menos fluidos nas veias. Logo, há água por toda parte, inundando os tecidos moles das pernas, abdômen e pulmões. O escritor francês Honoré de Balzac teve insuficiência cardíaca congestiva. De acordo com Victor Hugo, seu amigo íntimo, as pernas de Balzac se assemelhavam à "banha salgada". Elas estavam tão saturadas de água que os médicos tentaram drená-las perfurando a pele tesa e congestionada com tubos de metal, resultando em gangrena, o que causou sua morte.

Embora os pacientes com insuficiência cardíaca estejam muitas vezes literalmente se afogando em seus próprios fluidos, seus rins continuam a limitar a excreção de água, percebendo incorretamente um baixo volume sanguíneo devido ao fluxo sanguíneo inadequado. Tratar insuficiência cardíaca congestiva é uma luta de Sísifo. Quanto mais fluido for removido com drogas diuréticas, mais os hormônios de retenção de fluidos serão ativados. No final, o tratamento se transforma em seu próprio inimigo. Metade de todos os pacientes com insuficiência cardíaca morre dentro de cinco anos após o diagnóstico. Para os casos mais graves, como o de Harindra, a sobrevivência média é de apenas alguns meses.

O tratamento definitivo para insuficiência cardíaca em estágio final é um transplante cardíaco. A área progrediu rapidamente ao longo das últimas décadas. Hoje, a taxa de sobrevida após o transplante cardíaco é de cerca de 85% em um ano, quase quatro vezes melhor que a sobrevida média dos pacientes tratados apenas com medicação.

Recentemente, no início dos anos 1960, o transplante de coração parecia apenas um sonho. Rejeição de órgãos e infecções com risco à vida representavam riscos proibitivos. Na segunda metade da década, no entanto, a pesquisa com animais indicara um caminho para o transplante humano.

No final, a corrida para transplantar o primeiro coração humano foi principalmente entre o Dr. Christiaan Barnard, do Groote

Schuur Hospital, na Cidade do Cabo, na África do Sul, e o Dr. Norman Shumway, em Stanford. Os dois cirurgiões eram residentes de Walt Lillehei na Universidade de Minnesota. De acordo com muitos relatos, o relacionamento entre eles era frio. Shumway desdenhava o carisma de Barnard, sua agressividade, sua disposição para tomar atalhos. Barnard, por sua vez, ressentia-se do modo como seu colega de Minnesota o via como um estrangeiro nascido na pobreza em um país pária. No entanto, eles compartilhavam a inspiração de seus grandes mentores cirúrgicos, que os guiaram ao longo de suas carreiras. Foi Owen Wangensteen, cirurgião-chefe em Minnesota, que conseguiu para Barnard sua primeira máquina coração-pulmão na Cidade do Cabo em 1958. Antes de Barnard utilizá-la — na primeira cirurgia de coração aberto na África do Sul da era do Apartheid —, ele recebeu uma carta de incentivo de Lillehei. "Tranquila e simples", Lillehei aconselhou seu protegido, descrevendo o tipo de cirurgia que Barnard deveria tentar primeiro. "Nada muito exigente, nada muito chamativo. Reitero, uma vez mais, o meu voto de confiança no senhor!"

Barnard enfrentou um grande desafio. Nos anos 1960, os Estados Unidos — em particular, Stanford — eram a meca do transplante cardíaco. Além disso, Shumway tinha muito mais experiência com transplantes em animais, nos quais foi um dos pioneiros. Em 1959, ele e Richard Lower, residente de Stanford, realizaram o primeiro transplante de coração em um cachorro. O receptor viveu por oito dias, demonstrando que um órgão poderia ser transplantado de um animal para outro e continuar funcionando. Em 1967, cerca de dois terços dos cães de pesquisa do Dr. Shumway conseguiram sobreviver por um ano ou mais. No final de 1967, ele anunciou em uma entrevista no *Journal of the American Medical Association* que iniciaria um ensaio clínico em Stanford para realizar o primeiro transplante de coração em um ser humano. "Embora o trabalho com animais deva e vá continuar", disse, "nós estamos, no mínimo, no limiar da aplicação clínica". Nesse ponto, ele havia transplantado corações em quase 300 cães. Barnard fizera cerca de 50.

Mas Shumway estava em desvantagem quando se tratava de encontrar um doador humano. As regulamentações nos Estados

Unidos na época proibiam a extração de órgãos de pacientes com morte cerebral se os corações ainda estivessem batendo. O coração tinha que parar completamente antes que os órgãos — o coração inclusive — pudessem ser coletados.[1] Barnard, por outro lado, estava sujeito a leis mais liberais da África do Sul — legislação visionariamente preconizada por ele — que permitiam a um neurocirurgião declarar a morte se um paciente não mostrasse resposta a estímulos de luz ou dor, um parâmetro muito menor do que o seu homólogo norte-americano.[2] Pelos padrões sul-africanos, uma vez obtido o consentimento familiar, uma equipe de transplante poderia rapidamente coletar os órgãos, incluindo o coração, enquanto ainda estavam perfundidos com sangue.

Foi uma disputa acirrada, mas Barnard cruzou a linha de chegada do transplante primeiro, em 3 de dezembro de 1967, 34 dias antes de Shumway. Seu primeiro paciente, Louis Washkansky, um comerciante de 55 anos, recebeu o coração de uma jovem que sofrera danos cerebrais após ser atropelada por um carro enquanto atravessava a rua. Ele viveu 18 dias após o procedimento, sucumbindo a uma infecção no pulmão depois que seu sistema imunológico foi enfraquecido por drogas para evitar a rejeição de órgãos. Shumway teve que se contentar em fazer o primeiro transplante de coração em adultos nos Estados Unidos um mês depois, em 6 de janeiro de 1968. Seu paciente, um metalúrgico de 54 anos, viveu duas semanas antes de se render ao que Shumway descreveu como "uma fantástica galáxia de complicações", incluindo hemorragia gastrintestinal e sepse.

Hoje, com o desenvolvimento de medicamentos antirrejeição, os resultados em longo prazo após o transplante cardíaco são excelentes. A média de sobrevida é provavelmente superior a 12 anos (14, se o paciente sobreviver ao primeiro ano). No

---

[1] Esse foi o caso em outros países também. Em 1968, um cirurgião japonês foi acusado de assassinato após remover o coração de um paciente enquanto ainda estava batendo para colhê-lo para transplante. As acusações foram finalmente abandonadas, após seis anos de litígio, mas transplantes de coração foram proibidos no Japão — na verdade, o próprio termo "transplante de coração" era tabu — até 1997, quando a morte cerebral foi oficialmente reconhecida.

[2] A morte cerebral como uma definição legal de morte não foi amplamente aceita nos Estados Unidos até 1981, quando uma comissão presidencial emitiu um relatório sobre o assunto.

entanto, o sucesso tem sido paradoxal. Embora muitas vidas tenham sido salvas, muitas outras se perderam enquanto os pacientes esperavam por um órgão viável. Apenas cerca de 3 mil norte-americanos recebem um coração a cada ano, embora cerca de 4 mil aguardem na lista de transplantes, e talvez um número 10 vezes maior pudesse se beneficiar se houvesse um órgão disponível. Apesar das campanhas públicas para aumentar a conscientização dos doadores, o número de órgãos disponíveis tem permanecido relativamente constante ao longo dos anos (em parte devido às leis sobre cinto de segurança e capacetes de motociclistas, que resultaram em menos mortes na estrada). Por essa razão, os transplantes de coração nunca serão a solução para os cerca de 250 mil pacientes nos Estados Unidos com insuficiência cardíaca avançada. Como Lynne Warner Stevenson, cardiologista da Universidade de Vanderbilt, declarou: "Depender de transplantes para curar a insuficiência cardíaca é um pouco como confiar na loteria para curar a pobreza."

Assim, substituir o coração humano por um dispositivo mecânico pronto para uso tem sido a grande ambição dos cardiologistas e cirurgiões cardíacos nos últimos 50 anos. À primeira vista, os obstáculos parecem intransponíveis. O sangue coagula rapidamente no contato com plástico ou metal. Sem anticoagulantes adequados, coágulos podem ser expelidos de um coração artificial e atravessar o corpo, bloqueando as artérias e causando derrames e outros danos. Um coração artificial também nunca pode parar de bombear, ainda que temporariamente, de modo que, sem uma bateria interna para acionar o dispositivo, os fios de alimentação precisam sair do corpo, o que representa um risco de infecção. Além disso, bem recentemente, no final dos anos 1960, um dispositivo mecânico nunca havia sido alojado dentro de um corpo humano em contato direto com a corrente sanguínea. Era impossível prever as consequências. E assim, até uma geração atrás, construir um coração artificial parecia um delírio absurdo. Mas isso não impediu que alguns tentassem.

Willem Kolff, médico holandês, seria o primeiro a ter sucesso. Inventor do rim artificial, ele passou para um órgão mais vital quando realizou, em 1957 na Cleveland Clinic, a primeira substituição cardíaca usando um coração artificial em um animal. O órgão de Kolff continha dois sacos cheios de sangue dentro de ventrículos de plástico. Ar pressurizado enchia os ventrículos e comprimia os balões, forçando o sangue da mesma maneira que um coração batendo. O sujeito de Kolff, um cão, sobreviveu por aproximadamente 90 minutos. Alguns anos depois, em uma audiência no Congresso em 1963, Michael DeBakey, um renomado cirurgião do Baylor College of Medicine, em Houston, pediu investimentos federais para apoiar pesquisas como a de Kolff. "É possível substituir completamente o coração por um [dispositivo] artificial e os animais conseguirem sobreviver por 36 horas", disse ele aos legisladores. Essa ideia poderia chegar à "satisfação plena", previu, se houvesse financiamento para apoiar mais pesquisas, especialmente em bioengenharia. O apelo de DeBakey ecoou em ouvidos receptivos. A pesquisa cardiovascular norte-americana produziu, ao longo da década anterior, um fluxo constante de inovações que prolongam a vida, incluindo a máquina coração-pulmão, marca-passos implantáveis e desfibriladores externos e implantáveis. Apesar desse progresso, as doenças cardíacas continuaram sendo a principal causa de morte nos Estados Unidos. Críticos, como o congressista John Fogarty, presidente do Subcomitê de Saúde de Apropriações da Câmara — e paciente cardíaco, que morreu de um ataque cardíaco em 1967 —, observaram que milhões estavam sendo gastos para colocar um homem na lua. Por que não seria possível investir mais dinheiro para ajudar os cidadãos norte-americanos que morriam no país?

E assim, em 1964, os Institutos Nacionais de Saúde deram início ao Artificial Heart Program [Programa do Coração Artificial] "com um senso de urgência", conforme recomendação de um comitê especial, com o objetivo de colocar um coração artificial em um ser humano até o final da década.

Em 4 de abril de 1969, pouco antes do fim da década, o cirurgião Denton Cooley, grande rival de DeBakey no Episcopal St. Luke Hospital, em Houston, implantou o primeiro coração artificial, feito de poliéster e plástico e alimentado por ar comprimido, em Haskell Karp, um homem de Illinois de 47 anos que sofria de insuficiência cardíaca terminal. Após o implante, que deveria ser uma solução temporária por alguns dias, começou uma busca frenética por um coração de doador. Um órgão compatível foi identificado 3 dias depois em Boston. O doador foi colocado em um Learjet fretado e equipado com uma equipe médica completa de Houston, mas no voo de volta o sistema hidráulico do avião falhou, e o piloto foi forçado a fazer um pouso de emergência. Outro jato foi enviado, contudo, quando o doador chegou a Houston, eles tiveram um problema; seu coração estava danificado. Na viagem de ambulância para o hospital, o doador cardíaco fibrilou, exigindo choques elétricos e compressões torácicas para manter o coração bombeando. O órgão foi transplantado com sucesso, mas Karp morreu 32 horas após a operação.

Embora depois de quase uma década e US$40 milhões de recursos federais gastos, muitos consideraram prematura a tentativa de Cooley. Mais pesquisas foram necessárias para projetar superfícies que não criariam coágulos sanguíneos, bem como desenvolver um gerador interno para que os pacientes não precisassem ser ligados a uma fonte de energia externa. Ao longo da década de 1970, muitos aperfeiçoamentos foram feitos no design do coração artificial, incluindo a mudança da forma do órgão e o desenvolvimento de materiais mais compatíveis com o sangue. Em 1981, Cooley tentou de novo. Desta vez, o coração artificial forneceu 39 horas de apoio, mas novamente o paciente morreu logo após o transplante cardíaco.

Os corações artificiais de Cooley foram planejados como terapia interina, uma ponte temporária para o transplante de coração. Nenhum deles foi projetado para ser uma substituição em longo prazo. No entanto, muitos pacientes com insuficiência cardíaca terminal não se qualificam para o transplante devido à idade avançada ou condições médicas coexistentes. Tais pacientes requerem apoio permanente ou "terapia de destino", uma ponte não para o transplante, mas para a eventual morte.

O conceito de suporte mecânico permanente foi colocado em teste um ano após o segundo implante de Cooley, quando um dentista aposentado chamado Barney Clark foi levado para uma sala de cirurgia no Centro Médico da Universidade de Utah.

Clark, que tinha 61 anos, tinha insuficiência cardíaca em estágio terminal causada por uma infecção viral. Sua cirurgia fora originalmente programada para a manhã de 2 de dezembro — coincidentemente quase 15 anos exatos após o primeiro transplante de coração realizado por Christiaan Barnard —, mas quando sua condição piorou agudamente na noite de 1° de dezembro de 1982, em meio a uma forte nevasca, seus médicos decidiram seguir em frente e implantar o primeiro coração artificial permanente do mundo. Quando a operação de sete horas chegou ao fim, desencadeou um diferente tipo de nevasca.

Segundo todos os relatos, quando Clark foi hospitalizado, no final de novembro, estava quase no fim de sua vida. Por meses sofria de insuportável falta de ar, náusea e fadiga. No Dia de Ação de Graças, os membros da família tiveram que carregá-lo até a mesa de jantar em sua casa em Seattle, mas ele não conseguiu comer. Na unidade de terapia intensiva em Salt Lake City, ele foi colocado em um quarto escuro e a visitação foi restrita; os médicos temiam que qualquer tipo de excitação pudesse precipitar a fibrilação ventricular. William DeVries, o cirurgião-chefe, tinha certeza de que "a morte era iminente dentro de horas ou dias".

Devido à sua idade e ao enfisema grave, Clark não era elegível para um transplante de coração. Quando seus médicos trouxeram a opção de um coração artificial, Clark visitou um laboratório na Universidade de Utah, no qual bezerros foram mantidos vivos por meses com um dispositivo Jarvik-7. O Jarvik-7 foi desenvolvido em Utah por Robert Jarvik, um engenheiro que trabalhava no laboratório de Willem Kolff, responsável pelo primeiro implante de coração artificial em um cão na Cleveland Clinic em 1957, antes de transferir sua empresa de pesquisa para Salt Lake City. Embora o Jarvik-7 levasse o nome de Jarvik (Kolff generosamente nomeou seus corações artificiais em homenagem a seu colega de laboratório que trabalhara no modelo mais recente), o dispositivo se baseou em muitos dos projetos originais de Kolff dos anos 1950. O coração de alumínio e plástico, que tinha dois ventrículos separados e enxertados com mangas de poliéster até os átrios e grandes vasos naturais, era alimentado por um compressor de ar que pesava quase 200 quilos. A visão deve ter perturbado Clark, porque ele disse a seus médicos que preferia se arriscar com a terapia médica. Mas o agravamento da insuficiência cardíaca forçou-o a reconsiderar; assim, no início da manhã de 2 de dezembro, Clark saiu da sala de cirurgia com tubos de plástico saindo de seu peito, conectados a uma máquina do tamanho de um refrigerador. Embora estivesse bem vivo, seu eletrocardiograma era uma linha reta. Seu próprio coração fora removido de seu corpo. O Jarvik-7 fazia o seu trabalho.

DeVries e seus colegas não poderiam ter previsto o intenso interesse mundial em seu experimento. Embora eu tivesse apenas 13 anos na época, ainda me lembro da cobertura diária das notícias. Equipes de repórteres da mídia impressa e televisiva invadiram o centro médico, ansiando por informações sobre a condição de Clark, chegando a entrar na unidade de tratamento intensivo para obter informações. A lanchonete do hospital foi transformada em um clube de imprensa virtual, com porta-vozes do hospital fornecendo boletins médicos duas vezes ao dia. A luta particular de Clark rapidamente se tornou um espetáculo público.

Embora ele tenha aberto os olhos e movido os membros apenas três horas após a operação, o caminho de sua recuperação foi penoso. No dia 3, ele foi submetido à cirurgia exploratória por causa de bolhas de ar na parede torácica. No dia 6, sofreu convulsões generalizadas que o deixaram em coma. No dia 13, a válvula mitral da prótese apresentou problemas e ele teve que voltar para a sala de cirurgia para substituir o ventrículo esquerdo. Muitas complicações se seguiram, incluindo insuficiência respiratória que exigiu uma traqueostomia, insuficiência renal, pneumonia e sepse. No 92° dia, DeVries conversou com Clark em uma entrevista gravada em vídeo. "Tem sido difícil, não é, Barney?", perguntou DeVries. "Sim, tem sido difícil", respondeu Clark. "Mas o coração em si está bombeando sem parar." E continuou bombeando até que Clark finalmente sucumbiu à falência de múltiplos órgãos no 112° dia.

O Jarvik-7 de Clark tornou-se o Sputnik da medicina; nunca antes uma inovação médica desencadeou um debate tão furioso, que acabou transformando-se em uma espécie de embate nacional. Embora alguns médicos considerassem o experimento — duas décadas e US$200 milhões depois — bem-sucedido, a maioria das pessoas ficou profundamente perturbada com o que havia testemunhado. Alguns chegaram a sentir repulsa pelo fato de o coração humano ter sido substituído por uma máquina feita de metal e plástico. Para eles, o coração ainda carregava significados espirituais e emocionais especiais que impossibilitavam a substituição por um dispositivo feito pelo homem. (Una Loy, esposa de Clark, expressou essa crença quando se preocupou se o marido ainda a amaria depois do transplante.) Outros achavam que Clark não havia sido adequadamente informado sobre os riscos do coração artificial, embora o mau prognóstico tenha sido devidamente explicado e ele tenha assinado dois formulários de consentimento — 11 páginas, com espaçamento duplo — com 24 horas de intervalo para lhe dar tempo para mudar de ideia. Essas preocupações parecem ignorar o fato de que Clark via seu papel como uma espécie de missão humanitária. "Tem sido um prazer poder ajudar as pessoas", disse ele três semanas antes de morrer. "E talvez vocês tenham aprendido alguma coisa." Outros ainda se preocuparam com o fato de que Clark nunca saiu do hospital. Ele sobreviveu por quase quatro meses, eles disseram. Mas ele realmente viveu?

Depois da morte de Clark, houve um período de desencantamento público com órgãos artificiais. O *New York Times* comparou a pesquisa do coração artificial a uma espécie de "Drácula" que sugava dinheiro de programas mais pertinentes. Depois de Clark, mais três pacientes nos Estados Unidos e um na Suécia foram implantados com o Jarvik-7 como um substituto permanente do coração. (O sobrevivente mais longevo foi um homem que viveu por 620 dias, grande parte fora do hospital, mas morreu em decorrência de derrames e infecções.) Em 1985, três novos modelos de coração artificial foram introduzidos, incluindo o Jarvik 7–70, que era menor do que o anterior e movido a fluido, não a ar pressurizado, de modo que não havia grandes tubos saindo do corpo. O projeto, nas palavras de Jarvik, o engenheiro, "veio do entendimento de que as pessoas querem uma vida normal, e apenas estarem vivas não é bom o suficiente". No entanto, as complicações foram graves e a maioria dos pacientes morreu em poucos meses. Na última parte da década, os corações artificiais voltaram a ser usados quase exclusivamente como terapia ponte para transplante. Em 1990, a FDA ordenou a suspensão do uso do dispositivo Jarvik-7.

Embora a pesquisa começasse a se concentrar em dispositivos novos e menores que ajudariam o coração natural, a busca por um coração artificial total continuou. Em 2 de julho de 2001, o primeiro coração artificial totalmente interno, sem fios de transmissão, foi implantado em um homem de 58 anos no Jewish Hospital, em Louisville, Kentucky. O dispositivo acionado hidraulicamente, feito de titânio e poliuretano, material das rodas de skate, tinha aproximadamente o tamanho de uma toranja e uma bateria que podia ser recarregada através da pele intacta, evitando a necessidade de uma fonte de energia externa. O paciente viveu por cinco meses antes de morrer em decorrência de um derrame.

A pesquisa em corações artificiais continua. Quase 100 pacientes se beneficiaram do modelo mais recente, o CardioWest. O recorde de suporte em longo prazo é de um paciente italiano, que sobreviveu por 1.373 dias antes de um transplante cardíaco bem-sucedido. Mas obstáculos significativos permanecem, incluindo infecção, sangramento, coagulação e derrames. Os dispositivos mais recentes produzem fluxo sanguíneo contínuo, de modo que os pacientes saem da sala de cirurgia sem pulso. Dispositivos de fluxo contínuo são mais simples que dispositivos que enviam pulsações de sangue, imitando o coração natural. Eles não exigem válvulas e têm menos partes móveis, resultando em menos desgaste. Ainda bombeiam o sangue, é claro, mas o fluxo é constante, não periódico. Incrivelmente, os seres humanos, sabemos agora, são capazes de viver por longos períodos sem fluxo sanguíneo pulsátil. No entanto, corações de fluxo contínuo trazem complicações próprias. Eles "maceram" as células sanguíneas por causa da tensão de cisalhamento gerada pelo dispositivo e podem remover as proteínas de coagulação do sangue. Por razões incertas, esses dispositivos provocam o surgimento de pequenos vasos sanguíneos no trato gastrointestinal que tendem a se romper, de modo que os pacientes geralmente sangram internamente. Eles também podem causar degeneração nas paredes arteriais e cicatrizes. O fluxo sanguíneo contínuo é antitético ao modo como os seres humanos, seres pulsáteis, evoluíram. Embora o fluxo contínuo consiga nos manter vivos, altera nossa fisiologia de maneira idiossincrática e imprevisível.

Não faz muito tempo, fiz uma visita a uma unidade cirúrgica cardiotorácica no Advocate Christ Medical Center, uma importante instituição de atendimento terciário nos arredores de Chicago. Minha guia, uma cardiologista indiana de cerca de 60 anos, iniciou um dos principais programas de coração artificial do país em Louisville, Kentucky, antes de se transferir para o Christ. Ela me levou a uma visita a uma unidade de 25 leitos, em que os pacientes recebiam todo tipo de suporte cardíaco, desde o balão intra-aórtico a dispositivos de assistência ventricular e corações transplantados. Perguntei-lhe o que achava das perspectivas de um coração artificial total. "É um campo em evolução", disse com cautela, "mas as complicações são realmente preocupantes". Ela me contou sobre um de seus pacientes com arritmias intratáveis que recebeu um coração artificial. A dor e sofrimento foram tão grandes que a família processou o hospital e os médicos depois que ele morreu.

Passamos por uma paciente em um ventilador e uma máquina de diálise que sofrera um infarto maciço do miocárdio e agora recebia suporte de dispositivos de assistência ventricular em ambos os lados do coração. Os vários consoles a rodeavam como uma matilha pronta para o ataque. "Depois de tantos anos de estudo, concluí que a melhor coisa que podemos fazer pela maioria de nossos pacientes é medicá-los", disse-me a cardiologista. "É claro que precisamos de dispositivos mecânicos para pacientes que estão à beira de um colapso, mas para a maioria dos nossos pacientes a tecnologia ainda traz muitos problemas."

Atualmente, o suporte mecânico aos pacientes com insuficiência cardíaca não é o coração artificial, mas o dispositivo de assistência do ventrículo esquerdo (DAVE), que se liga ao coração natural, bombeando sangue diretamente do ventrículo esquerdo para a aorta, essencialmente ignorando o órgão deficiente. Aprovado pela FDA para terapia permanente e ponte, os DAVEs se tornaram uma opção para salvar as vidas dos pacientes com insuficiência cardíaca terminal. Entre 2006 e 2013, mais de 10 mil pacientes, incluindo o vice-presidente Dick Cheney, receberam DAVEs para suporte cardíaco. Infelizmente, os dispositivos ainda não são uma opção para pacientes com insuficiência grave de ambos os ventrículos, direito e esquerdo. Para tais pacientes, como

Barney Clark, um coração artificial permanente ainda pode ser a melhor esperança. Por enquanto, continua a ser um sonho, mas não exatamente o sonho que era em 1982, quando um dentista de fala mansa de Seattle decidiu ser pioneiro.

•

Não foi fácil dizer ao pai de Harindra que não havia nada mais que eu pudesse oferecer, que seu filho não era elegível para um coração mecânico ou humano, porque nenhum deles mudaria seu mau prognóstico. Mas acredito que ele já soubesse. "O que é importante para minha esposa não é tão importante para mim", disse ele.

"O que é importante para você?", perguntei.

"Toda a dor que ele está passando." Seus lábios tremeram antes de seu rosto se apertar novamente. "Eu não quero que ele sofra mais. Ele já sofreu o suficiente."

Infelizmente, o sofrimento ainda não tinha terminado. Nos dias seguintes, Harindra teve terríveis dores nas pernas. Eu não tinha certeza do porquê — pouco fluxo sanguíneo para os músculos, talvez —, mas não podia deixá-lo em tal agonia. Coloquei-o em um gotejamento de morfina para mantê-lo sonolento e o mais confortável possível. Eu me certifiquei de que o pai dele assinasse um formulário de não ressuscitação. Não significava que não faríamos tudo ao nosso alcance para ajudar Harindra, só que no final o deixaríamos ir em paz. Seu pai entendeu. Ele estava pronto para o fim de toda a provação, tanto para ele quanto para seu filho.

Sob efeito da morfina, Hari perdia e recuperava a consciência. Cochilava e então abria os olhos em pânico, antes de fechá-los e afundar de novo em uma névoa. Às vezes, exibia uma respiração "agonal" — tragadas ruidosas de ar, seguidas por períodos de apneia, ou sem respiração —, um padrão que frequentemente prenuncia a morte. Seus pulmões emitiam gemidos profundos e guturais, como uma buzina de navio, de tão congestionados de fluido. Às vezes ele se contorcia de dor, a boca espumava, os dentes cerravam, seu rosto se transformava em uma carranca. Outras vezes, gritava: "Mãe, me ajude, mãe." Sua mãe massageava-lhe as pernas, dia e noite, murmurava preces e chorava. Como médico e pai, achei uma coisa terrível de se testemunhar.

Ele morreu em uma manhã, antes de minha ronda. Quando cheguei ao andar de cima, a porta do quarto dele estava fechada, mas ainda dava para ouvir a comoção lá dentro. Uma enfermeira se ofereceu para entrar comigo, mas eu disse a ela que não era necessário. Como especialista em insuficiência cardíaca, havia experimentado morte suficiente para toda uma vida. Houve uma época em que era difícil testemunhar a dor dos entes queridos. Mas meu coração se endurecera, e não era mais assim.

Ao lado da cama havia uma mesa de madeira com gavetas, e, do outro, cortinas cinza-escuro emoldurando janelas com vista para o estacionamento. A mãe de Hari sufocava o rosto do filho de beijos, falando quase roboticamente, enquanto sua dor irrompia em guinadas cada vez mais intensas. "Se foi, se foi, meu filho se foi! Oh, meu Pai, meu amado filho se foi!"

Uma parente sentada no sofá florido tentou consolá-la. "Ele sofreu muito, irmã", disse ela. "É a escolha de Deus. Ele retornará em um corpo são."

O pai veio e me abraçou. Ele vestia um casaco, embora fosse primavera. "Ela vai se acalmar", sussurrou, referindo-se à sua esposa. "Ela viu como ele sofreu."

"Oh, meu filho só teve agonia e provação", chorou a mãe. "Ele disse: 'Mãe, estou morrendo, estou morrendo, não consigo respirar!' Eu pedi a Deus para deixá-lo, eu aceitaria 50%. Mas Ele nem sequer me deu isso."

Não havia muito que pudesse oferecer naquele momento, então disse que voltaria e saí. O pai me seguiu. No corredor, ele me perguntou o que aconteceria em seguida.

O corpo seria levado ao necrotério, expliquei. A funerária telefonaria para providenciar transporte. Ele parecia calmo falando sobre os arranjos. Então seu celular tocou. Ele colocou o aparelho no ouvido. "Olá… sim, meu filho se foi." E, finalmente, ele também desmoronou.

PARTE III

O Mistério

12

Coração Vulnerável

Quando o coração é acometido, afeta o cérebro; e o
estado do cérebro afeta novamente... o coração; de
modo que, sob efeito de qualquer excitação, haverá
muita ação mútua e reação entre eles, os dois órgãos
mais importantes do corpo.
— Charles Darwin, *A Expressão das Emoções no
Homem e nos Animais* (1872)

O necrotério ficava dentro da Brooks Brothers. Eu estava na
esquina das ruas Church e Dey, bem ao lado dos escombros do
World Trade Center, quando um policial gritou que precisava
de médicos na loja de roupas masculinas dentro do One Liberty
Plaza. Os corpos estavam empilhando-se lá, ele disse, e outro
necrotério improvisado do outro lado dos escombros acabara de
fechar. Ofereci-me para ajudar e saí pela rua cheia de destroços.
Foi no dia seguinte ao ataque. A fumaça e o cheiro de plástico
queimado ainda eram mais fortes do que na terça-feira. A rua estava enlameada e, como eu, por uma ideia estúpida, usava crocs,
a lama encharcava minhas meias.

Cheguei ao prédio. No saguão, bombeiros exaustos e seus
pastores alemães sentavam no chão, em meio a cacos de vidro.
Um soldado guardava a entrada da loja, onde uma multidão de

policiais perambulava. "Ninguém tem permissão para entrar no necrotério, exceto médicos", ele gritou.

Entrei relutante por uma cortina escura. Cadáveres sempre me deixavam nauseado, desde os árduos dias no laboratório de anatomia em St. Louis. No canto mais próximo, havia um pequeno grupo de médicos e enfermeiros, e ao lado deles, uma maca de plástico vazia. Atrás do grupo ficava uma mesa de madeira com uma enfermeira e dois estudantes de medicina sentados de cara fechada, formando uma espécie de tribunal macabro. Camisas da Brooks Brothers se empilhavam em prateleiras nas paredes. Estavam cobertas de sujeira, mas ainda dava para distinguir os vermelhos, laranjas e amarelos. No canto mais distante, ao lado do que parecia uma porta arrombada, havia uma pilha de sacos laranja de cadáveres, cerca de 20 deles. Soldados mantinham guarda. No vestiário da loja, havia pilhas de sacos para corpos ainda não usados.

O grupo discutia o protocolo para lidar com os corpos. Uma jovem médica disse que não achava que alguém devesse assinar qualquer formulário, para que ninguém achasse que tínhamos atestado o conteúdo dos sacos, o que não estávamos qualificados para fazer. Isso, ela disse, dependia do médico legista. Alguém perguntou se era necessário usar um saco de cadáver diferente para cada parte do corpo, mas ninguém sabia a resposta. O líder do grupo era um homem na casa dos 50 anos. Olhei para seu distintivo. Dizia: "PGY-3". Ele era um residente do terceiro ano, o que significava que eu provavelmente era o médico mais experiente da sala, um pensamento que me perturbou profundamente. Minha especialização em cardiologia começara havia apenas alguns meses.

Nesse ponto, alguns membros da Guarda Nacional trouxeram um saco de cadáver e o colocaram na maca. A médica abriu o zíper e inspecionou o conteúdo. "Santa mãe de Deus", disse ela, virando o rosto. No saco, havia uma perna esquerda e parte de uma pelve, ainda com o pênis. A perna em si quase não parecia ferida, mas o coto pélvico estava em carne viva, e partes do intestino pendiam para fora. Um bolso de calça cobria parcialmente a pelve e estava vazio; foi colocado em um saco separado.

Um policial disse que parte do corpo da vítima havia sido trazida mais cedo, junto com um telefone celular.

Na verdade, essa era uma boa notícia. Se a vítima tivesse o número de membros da família na discagem rápida, não demoraria para que fosse identificada. Mas a identificação não era meu trabalho. E sim o processamento.

Após cinco minutos, o saco foi fechado. O médico mais velho, que já trabalhava havia horas, disse que precisava sair. A outra também disse que tinha que fazer uma pausa por cerca de uma hora. "Você é médico?", perguntou ela. "Sim", respondi. "Ótimo", disse. "Você pode assumir." Então, começou a me dar instruções sobre como catalogar as partes dos corpos. Basicamente, eu tinha que declarar o conteúdo de cada saco para uma enfermeira, que os anotaria em um formulário. Era isso.

Fiquei paralisado. De repente, estava no comando, mas não era patologista. Só poderia improvisar. Lembrei-me de amigos que fizeram internato clínico na África. Eles me contaram sobre as terríveis tragédias e a profunda frustração de não ter suprimentos médicos adequados. Mas não estávamos sofrendo pela falta de suprimentos. Não era medicina de Terceiro Mundo. Era do mundo dos mortos; não havia regras.

Outro saco de cadáveres chegou. Esse tinha um baço, pedaços do intestino e parte de um fígado. Depois de verificar o conteúdo do saco, comecei a me sentir mal. Caminhei passando por manequins sem cabeça e alcancei o ar carregado de fumaça.

Nosso centro de triagem havia sido instalado em um quartel dos bombeiros na esquina das ruas Liberty e Spring, a poucos metros da praça do World Trade Center. A partir desse ponto, a destruição era ainda mais profunda. Destroços de carros, recobertos por três centímetros de poeira de cimento, espalhavam-se pelas ruas enlameadas. Vigas de aço das torres demolidas se erguiam em meio aos escombros como guimbas em um cinzeiro. Mangueiras e cabos gigantes serpenteavam dos prédios. Havia janelas e vidros quebrados por todo lado. O chão estava coberto de papéis e sapatos abandonados, como se as pessoas tivessem literalmente desaparecido no ar. O Dr. Abramson, chefe de eco israelense que me acompanhara ao centro da cidade, contemplou a carnificina. "Pensei que já tinha visto tudo", murmurou.

O centro estava equipado com suprimentos — tanques de oxigênio, caixas de alimentos — que haviam sido transportados de ambulância. Uma escada de incêndio servia de suporte para as bolsas de soro. Vinte e poucos médicos e enfermeiros cuidavam dos diferentes "departamentos": trauma, queimaduras e lesões, ferimentos e fraturas. Eu estava com asma e dor no peito. Tratávamos os bombeiros que sofriam pela inalação de fumaça dando-lhes oxigênio e nebulização com albuterol para ajudar a abrir as vias aéreas. Mas, fora isso, as coisas estavam estranhamente quietas.

No meu caminho para o centro da cidade na tarde anterior, em uma caravana de médicos do Bellevue, preparei-me para encarar multidões de pessoas gravemente feridas. Mas não havia ninguém a não ser as equipes de resgate. "Onde estão todos os pacientes?", disparei assim que cheguei, pensando que eles poderiam estar em um local diferente.

"Estão todos mortos", respondeu um colega.

Sentamo-nos em meio à névoa compartilhando histórias; cinzas ainda caíam como neve. Um médico me disse que estava parado do lado de fora da primeira torre quando desabou. "Corri para debaixo de uma ponte", disse ele. "Escombros enormes caíam ao meu redor. A cada passo que eu dava, ficava dizendo para mim mesmo: 'Não acredito que ainda não morri; não acredito que ainda não morri.'" Então, ele começou a ouvir estranhos sons de pancadas. O que, segundo um bombeiro, eram pessoas pulando dos prédios.

Ficamos sentados por horas, esperando que algo acontecesse. Então, no início da tarde, chegou a notícia de que uma vítima — uma jovem — havia sido encontrada viva nos escombros. Uma bandeira dos Estados Unidos foi hasteada no local, e os trabalhadores da equipe de resgate começaram o doloroso trabalho para libertar a jovem. No final da tarde, cerca de 50 médicos e outros voluntários haviam formado uma corrente humana da rua até o topo dos escombros, com vários andares de altura, passando os entulhos de mão em mão, pedaço por pedaço. Então, dois grandes guindastes com garras enormes recolhiam os estilhaços e os transferiam para caminhões à espera.

Fiquei até a noite, esperando poder ajudar de alguma forma, mas já havia passado a maior parte dos últimos dois dias no local, longe da minha esposa, que estava preocupada, e me sentia exausto. Eles ainda estavam trabalhando quando fui embora.

Durante semanas após retornar ao trabalho naquele outono, o cheiro de cadáveres ainda emanava das tendas de necrotério instaladas na esquina da First Avenue com a rua 29th, perto do Bellevue. Eu costumava cortar caminho pela rua para chegar às conferências no hospital principal, mas não mais. Então, um dia, ouvi dizer que a vítima salva no Marco Zero estava no serviço de arritmia cardíaca, e não por causa de sua perna quebrada. Após seu resgate, arritmias ventriculares recorrentes se instalaram inexplicavelmente, fazendo com que sofresse desmaios. A medicação não fora capaz de suprimir as arritmias, o aconselhamento psicológico não ajudara, e as opções cirúrgicas, incluindo um desfibrilador implantável, estavam sendo estudadas. No final do outono, ela já estava na mesa de cateterismo enquanto os eletrofisiologistas do Bellevue tentavam descobrir o que havia de errado em seu coração.

•

Ritmos cardíacos são muito influenciados por estados emocionais. Mas como as emoções desencadeiam os distúrbios do ritmo cardíaco? Como exatamente o dano psicológico afeta o coração, que bateu um bilhão de vezes sem falhar, de uma jovem traumatizada? Bernard Lown, coganhador do Prêmio Nobel da Paz por seu trabalho na congregação International Physicians for the Prevention of Nuclear War [Médicos Internacionais para a Prevenção da Guerra Nuclear], realizou alguns dos estudos seminais que exploraram essas questões. Quando ainda era aluno do ensino médio, Lown era fascinado pela psiquiatria, mas na faculdade de medicina rapidamente se desencantou com a natureza subjetiva da disciplina. No entanto, seu interesse fundamental em interações mente-corpo persistiu ao longo de sua carreira.

Como cardiologista na década de 1960, decidiu investigar se o estresse psicológico poderia desencadear a morte súbita cardíaca. Em seus primeiros experimentos, estudou a fibrilação ventricular em camundongos anestesiados. Para predispor os animais à fibrilação, Lown bloqueava uma artéria coronária, causando um pequeno ataque cardíaco. Ele descobriu que 6% de seus animais desenvolveram fibrilação ventricular por causa da oclusão coronária. No entanto, Lown descobriu que a fibrilação ocorria com dez vezes mais frequência quando regiões do cérebro que mediam a ansiedade eram eletricamente estimuladas ao mesmo tempo em que a artéria coronária era ocluída. Posteriormente, Lown e colegas descobriram que não precisavam estimular o cérebro para produzir uma arritmia fatal. A estimulação dos nervos autonômicos que mediam a pressão arterial e os batimentos cardíacos fez a mesma coisa.

Mas o que Lown realmente queria demonstrar era que o estresse psicológico por si só era capaz de provocar arritmias perigosas. Ele decidiu estudar as contrações ventriculares prematuras (CVP) em cães. Esses batimentos cardíacos extras são muitas vezes precursores de arritmias fatais, porque podem ocorrer durante o período vulnerável do ciclo cardíaco. As CVPs indicam que o coração está em um estado de excitação e, portanto, vulnerável. Para aplicar o estresse psicológico, Lown colocou cada cão em dois ambientes diferentes: uma gaiola, na qual eram essencialmente deixados em paz; e em uma espécie de rede, na qual ficavam suspensos, com as patas logo acima do chão, e recebiam um único pequeno choque elétrico em três dias consecutivos. Quando os cães mais tarde retornaram a esses dois ambientes, Lown observou uma diferença notável. Os animais, ao serem colocados na gaiola, pareciam normais e relaxados. No entanto, quando foram transferidos para a rede, ficaram inquietos, e seus batimentos cardíacos e pressão sanguínea subiram. A taxa de CVPs aumentou drasticamente também. Mesmo depois de meses, a lembrança do leve trauma na rede estava profundamente enraizada no cérebro dos cães e afetou profundamente a reatividade cardíaca. Esses achados, Lown escreve em seu livro *A Arte Perdida de Curar,* demonstraram que o estresse psicológico, já conhecido por ser um fator de risco para doença arterial coronariana, também pode aumentar substancialmente a suscetibilidade a arritmias malignas.

Mais tarde, trabalhando com psiquiatras no Brigham and Women's Hospital, em Boston, a equipe de Lown descobriu que os sobreviventes de morte súbita frequentemente experimentam um estresse psicológico agudo que precede sua parada cardíaca. Quase 1 em cada 5 de um grupo de 117 pacientes sofrera algum tipo de humilhação pública, separação conjugal, luto ou falência de negócios nas 24 horas anteriores a seus ataques. Além disso, Lown e seus colegas demonstraram que os medicamentos que bloqueiam a atividade do sistema nervoso simpático, como os betabloqueadores, protegem os pacientes dessas arritmias. Meditação, em grande parte, faz o mesmo.

A pesquisa de Lown confirmou pela primeira vez que o estresse emocional pode iniciar arritmias potencialmente fatais. Essa conclusão é agora amplamente aceita na medicina. Todos concordamos, por exemplo, que o estresse pós-traumático exacerbara as arritmias na jovem resgatada no Marco Zero. Mas nos meses após o 11 de Setembro descobri um corolário notável às observações de Lown: não apenas as arritmias são desencadeadas por traumas psicológicos, mas elas (ou pelo menos seu tratamento) podem também *causá-los*. Esse estresse pode então alimentar o coração, criando um ciclo maligno e vicioso. A ligação entre mente-coração, em outras palavras, se dá nos dois sentidos. Uma noite, em novembro, dois meses após os ataques, pude ver isso de perto.

•

Em uma noite chuvosa, conheci Lorraine Flood no refeitório do NYU Medical Center, em uma reunião do grupo de apoio composto por 20 pacientes com desfibriladores cardíacos. Em junho de 1998, oito anos após seu primeiro ataque cardíaco, na véspera do casamento de seu filho, Lorraine se submeteu a uma cirurgia de uma hora para implantar um desfibrilador do tamanho de um pager sob a pele do lado esquerdo do peito. Como a maioria dos pacientes, ela fora informada de que o dispositivo monitoraria seu batimento cardíaco e aplicaria um choque se o ritmo se degenerasse de forma perigosa. "Fiquei tão aliviada", disse Lorraine naquela noite. "Eu costumava me preocupar: 'Se algo acontecer, eu posso não sobreviver.'" Mas então seu desfibrilador começou a trabalhar.

Lorraine estava sentada ao lado do marido, Al, com quem viera de Colonia, Nova Jersey, onde ele era executivo de banco e ela, dona de uma agência de viagens. Ela era uma mulher alta de 71 anos, com um porte imponente e cabelos louros muito bem arrumados. Perguntei por que tinha vindo para a reunião. "Passei por maus bocados", respondeu ela. "Ainda acordo todas as manhãs e oro a Deus: 'Senhor, por favor, nada de choques hoje. Por favor, sem choques hoje.'"

Eles começaram algumas semanas após o implante, quando ela começou a ter arritmias que fizeram com que seu desfibrilador disparasse. "Eu costumava ver a luz branca azulada, e este era o meu aviso de que receberia um choque", disse. Ela se sentava rapidamente e então sentia o dispositivo descarregar em seu peito. "Ninguém me disse como seria. Ah, eles disseram que eu sentiria algo, mas nunca que seria como se um burro erguesse as patas traseiras e simplesmente escoiceasse meu peito com toda a força — tum!"

Houve um período em que ela chegou a receber 16 choques em 9 dias. "Eu estava sentada no sofá quando comecei a receber os choques. Gritei como uma louca. Minha pobre governanta não sabia o que fazer. Ela subiu as escadas e me deu um roupão e chinelos para ir ao hospital. Respondi: 'Catherine, posso muito bem usar roupas!'"

Enquanto falava ao telefone com seu médico, foi sacudida por outro choque intenso. "Sempre tive um alto limiar de tolerância a dor — nunca tomo anestesia no dentista —, mas era simplesmente insuportável."

Uma tarde, estava na pré-escola do neto quando viu a luz azulada. "Senti que era um aviso para que eu saísse da sala e não assustasse as crianças", declarou. Entrou em um banheiro, onde recebeu o que descreveu como um "choque leve". Mais tarde, quando seus médicos checaram, disseram que o desfibrilador não havia disparado. "Eles disseram que foi um choque-fantasma", disse Lorraine.[1] "Mas ninguém foi capaz de me convencer de que não foi o desfibrilador. Já havia recebido choques o suficiente para saber como eram." O desfibrilador de Lorraine foi ajustado para diminuir a sensibilidade às arritmias, mas ela continuou ansiosa, aumentando a probabilidade de futuros choques.

Ela parou de trabalhar e contratou um motorista em tempo integral. Parou de sair com amigos ou cantar no coro da igreja e, em certo ponto, afastou-se do conselho escolar. Tinha ingressos para *O Rei Leão* na Broadway, mas não os usou porque estava com medo de receber um choque durante a apresentação. "Dr. Shapiro me disse: 'E daí se você gritar no meio da peça? Você grita e depois assiste ao restante da apresentação.' Mas não consegui fazer isso."

Lorraine logo desenvolveu um medo pavloviano dos lugares em que já havia recebido choques. Um deles era seu chuveiro. "Uma vez o choque me jogou contra o box do banheiro", disse ela. "Bem, você nunca viu alguém sair do banho tão rápido. Tinha shampoo no cabelo, espuma em todo o corpo e corri para o meu quarto gritando, então Al entrou correndo. Foi terrível." Ela começou a usar a banheira do marido. "Eu não conseguia nem olhar para o chuveiro de tanto medo que sentia", disse ela. "Então decidi: 'Lorraine, isto é ridículo'. Um dia abri a porta do chuveiro e abri a torneira. Mas não consegui entrar. Apenas observei a água."

Sua preocupação constante criava tensão na família. "Acredito que meu marido me achava doida", disse Lorraine. Perguntei a ele, um homem alto de cabelos brancos e rosto aristocrático, se era assim. O marido escolheu suas palavras com cuidado. "É um pouco difícil para mim entender tanta paranoia com isso", admitiu ele.

Em uma mesa vizinha, Mohammed Siddiqui, um homem bem-vestido de quase 50 anos, sentava em silêncio com sua es-

---

[1] Alguns pacientes experimentam o que descrevem como um choque; no entanto, a interrogação do dispositivo (análise dos dados via computador) não mostra qualquer registro de choque. Essa condição foi denominada choque-fantasma.

posa, Anjali, esperando a reunião começar. Siddiqui disse que se juntou ao grupo de apoio três anos antes, depois que seu desfibrilador foi implantado, mas somente em março último recebeu seu primeiro choque, no banco do passageiro de seu Nissan enquanto sua esposa estava dirigindo. "O corpo dele todo se levantou do assento", disse sua esposa. "Ele pulou bem na minha frente. E me olhava de um modo tão estranho que achei que tinha errado o caminho."

Esse choque foi seguido por outros dois no intervalo de dez dias, incluindo um enquanto ele dormia. Quando os médicos verificaram o dispositivo, disseram que o desfibrilador estava respondendo adequadamente às irregularidades no batimento cardíaco e que ele não deveria se preocupar. Mas, em vez de ficar mais tranquilo, ele se via constantemente preocupado com o próximo choque. Antes executivo de uma empresa de empreendimentos imobiliários, parou de dirigir porque temia receber um choque na estrada e sofrer um acidente. Evitava sair de casa e adiou indefinidamente uma visita à família no exterior. Perdeu dez quilos e começou a se sentir cronicamente "fraco". Sofria do que parecia ser um transtorno de estresse pós-traumático clássico, com pesadelos e pensamentos recorrentes sobre o evento. Suas palpitações, disse a esposa, aumentaram desde os ataques de 11 de Setembro.

Fui até a mesa do bufê, na qual Dr. Shapiro, que me convidara para a reunião, saboreava espetinhos de frango. Ele acabara de sair de um procedimento e ainda usava o uniforme azul. "Vejo que conheceu o Sr. Siddiqui", disse ele com um sorriso. Contei a ele o que Siddiqui havia dito. Shapiro encolheu os ombros, aparentemente sem palavras. "Eu não consigo explicar. Como um choque pode deixá-lo fraco por nove meses?"

Segundo Shapiro, a reunião fora planejada para as pessoas compartilharem suas experiências com seus desfibriladores. Desde os ataques de 11 de Setembro, os pacientes estavam relatando mais choques de desfibriladores do que nunca, talvez por causa do aumento do estresse psicológico. A taxa de arritmias ventriculares em pacientes com desfibriladores implantáveis mais do que duplicou. Uma de suas pacientes, ele disse, ficou tão perturbada depois de receber repetidos choques que realizou uma sessão espírita em sua casa para se livrar de "espíritos malignos". Outro fez Shapiro desligar seu desfibrilador. "Ele disse que preferia dar um fim à sua vida do que lidar com a dor e a frequência dos choques." Shapiro mencionou a jovem que fora resgatada no Marco Zero. Nenhum tratamento para suas arritmias havia funcionado. O próximo passo provavelmente seria um complexo procedimento de radiofrequência ablativa em seu ventrículo direito.

Shapiro me contou que seu pai recebera um desfibrilador após uma série de ataques cardíacos. Depois do implante, o coração do pai inexplicavelmente entrou em arritmias incessantes, uma "tempestade elétrica", e ele chegou a receber 85 choques em três horas. Traumatizado, não conseguiu dormir por semanas. "Mas continuei dizendo a ele que o desfibrilador era uma coisa boa, que estava fazendo o que deveria", disse Shapiro. "E estava permitindo que convivesse com os netos."

•

Nas compilações históricas sobre a morte, a morte súbita arrítmica é um paradoxo: é ao mesmo tempo o modo mais desejável de morrer e o mais temido. Arritmias fatais repentinas são a principal causa de mortalidade cardiovascular em todo o mundo. Milhões de pessoas morrem todos os anos, e a maioria das vítimas, como os meus avôs, nunca chega ao hospital. A maior parte das mortes súbitas cardíacas deixará entes queridos desamparados. Mas algumas deixarão apenas gratidão por um fim misericordioso.

Até recentemente, há 30 anos, a morte súbita arrítmica costumava ser recebida com um desamparo quase total. Lembra-se de filmes antigos em que executivos caem sobre a mesa e um colega de trabalho põe dois dedos em suas carótidas e depois o declara morto? O cinema tratou essas mortes com uma indiferença quase cômica, como se fossem apenas predestinação, e isso refletia a impotência da sociedade diante dessa assassina. Mas as coisas mudaram desde que Michel Mirowski inventou o desfibrilador implantável. Em 2016, cerca de 160 mil desfibriladores foram implantados nos Estados Unidos, mais que o dobro de uma década antes. A população de pacientes elegíveis também aumentou — de sobreviventes reais de parada cardíaca a pacientes como Jack, meu paciente magnético, que correm um risco maior de morrer assim.

Hoje, a invenção de Mirowski é minúscula (nove desfibriladores caberiam nesta página), quase infalível e altamente eficaz. As baterias duram quase uma década e podem ser substituídas cirurgicamente. Apesar do custo de aproximadamente US$40 mil para a implantação, considerando que os desfibriladores frequentemente prolongam a vida dos pacientes em três anos ou mais, o procedimento em muitos casos é uma pechincha.

Mas cada tecnologia médica carrega um custo diferente. Corações artificiais causam coágulos sanguíneos e infartos incapacitantes. A diálise salva vidas, mas geralmente resulta em infecções dolorosas e até potencialmente fatais. Para desfibriladores implantáveis, projetados para proporcionar tranquilidade, uma das maiores desvantagens, paradoxalmente, é o medo.

Poucas semanas antes da reunião do grupo de apoio, eu e um colega sênior da especialização em cardiologia fomos chamados ao leito de um homem de 24 anos, jogador profissional de basquete na Europa, que, mais cedo naquele dia, recebera pela primeira vez um choque de um desfibrilador implantado. Ele fora internado no Bellevue alguns dias antes, logo depois de desmaiar no treino; seus médicos identificaram uma anormalidade genética do coração. Era um homem musculoso e intimidador que, quando chegamos, choramingava de dor. Sua namorada queria saber por que o desfibrilador havia disparado. Meu colega e eu "interrogamos" o dispositivo com um computador especial e descobrimos que ele havia aplicado um choque "inapropriado" — o que significa que achava que o coração estava fibrilando quando não estava. Fizemos alguns ajustes. "Tente não se preocupar", eu disse ao paciente, que parecia perplexo, enquanto nos preparávamos para sair. "Se futuramente receber outro choque, será porque precisou." Sua namorada queria saber se ele ainda poderia jogar basquete. O desfibrilador dispararia se um passe o atingisse no peito ou se o ritmo cardíaco acelerasse durante um jogo? Era improvável, respondeu meu colega, mas ele admitiu que não era impossível. O paciente nos agradeceu e saímos. De alguma forma eu sabia que ele nunca pisaria em uma quadra novamente.

•

Alguns meses após o implante, Lorraine Flood foi à sua primeira reunião do grupo de apoio. "Pensei que as histórias que ouviria de outras pessoas me ajudariam", disse ela. Ela ficou surpresa com o bom desempenho dos outros pacientes: trabalhavam, saíam de férias, continuavam com suas vidas. Foi inspirador, mas um pouco desanimador também, porque ela achava que algumas pessoas na reunião estavam em negação. "Às vezes tinha a impressão de que as pessoas não estavam de fato se abrindo", disse-me Lorraine, "que não eram 100% honestas sobre o quanto um choque poderia ser doloroso. Uma senhora com quem fiz amizade recebeu o primeiro choque em um banco. Segundo ela: 'Não foi nada.' Ora, não é 'nada'."

Apesar de o grupo de apoio ter ajudado Lorraine a decidir continuar com sua vida, sua ansiedade persistiu. Em pouco tempo, ela estava tendo ataques de pânico, o que só piorou suas arritmias. Uma noite, quando estava sozinha em casa, de repente sentiu um medo avassalador de que seu desfibrilador estivesse prestes a disparar. Ela começou a suar. Foi para a casa do vizinho; na garagem havia um sensor de movimento ligado a uma lâmpada. Quando o sensor disparou, o mesmo aconteceu com Lorraine. "Eu gritava, chorava incontrolavelmente, batia na porta, me descabelava", disse ela. "Sou o tipo de pessoa que precisa estar sempre arrumada, e eu parecia um trapo velho."

Como muitos pacientes com transtorno de estresse pós-traumático, ela começou a tomar lorazepam, que ajudou. Mas uma noite, deitada na cama, viu um homem de terno preto e um chapéu ao pé da cama. Alucinações são um efeito colateral incomum, mas isso a fez desistir do lorazepam.

Os psicólogos criaram duas teorias para explicar o transtorno de estresse pós-traumático após choques de desfibrilador implantável. O primeiro, o condicionamento clássico, refere-se ao emparelhamento psicológico de um estímulo anteriormente neutro (como tomar banho) com um nocivo (o choque doloroso), de modo que ambos provocam a mesma resposta de medo. No caso de Lorraine, assim como de outros pacientes na reunião do grupo de apoio — e, presumivelmente, da jovem que sobreviveu no Marco Zero —, o medo pode aumentar a excitação e resultar em ainda mais arritmias e choques. O medo gera um círculo vicioso.

A segunda teoria deriva de experimentos em que os cães foram repetidamente submetidos a choques elétricos. Em comparação com os sujeitos de controle, os animais impossibilitados de controlar os choques ficam fisicamente exaustos e rapidamente deixam de lutar, apesar de terem a oportunidade de evitá-los. Pesquisadores concluíram que os animais adquirem um estado de "desamparo aprendido", como os ratos selvagens presos em cilindros de natação nas experiências de Curt Richter descritas no Capítulo 1. Seres humanos que experimentam choques frequentes desenvolvem uma resposta semelhante.

A solução para evitar um estado de tamanho desespero é tirar o elemento surpresa. Ratos que recebem choques repetidamente sem aviso desenvolvem úlceras de estômago, sinal de alerta extremo. No entanto, ratos que conseguem prever quando receberão os choques por causa de uma campainha de advertência desenvolvem significativamente menos úlceras. Além disso, ratos que são capazes de evitar alguns choques pressionando uma alavanca desenvolvem menos úlceras do que aqueles que recebem o mesmo número de choques, mas não têm controle sobre eles. As úlceras são ainda mais reduzidas quando os ratos, após pressionar a alavanca, recebem um sinal de que o choque foi prevenido com sucesso. Em outras palavras, previsibilidade, controle e feedback sobre a eficácia do enfrentamento reduzem o estresse induzido por choque.

A partir dessa pesquisa, pesquisadores da Wake Forest University investigaram como atenuar a resposta de sobressalto dos seres humanos a choques súbitos de desfibrilação. Eles aplicaram choques de 150 volts nos braços de 20 voluntários e pediram que classificassem a dor. Alguns choques foram disparados sozinhos; outros depois de um "pré-pulso" ínfimo e indolor, de modo que os participantes pudessem se preparar. Os choques acompanhados de pré-pulsos foram classificados como menos dolorosos do que os aplicados sem aviso prévio. O efeito analgésico foi maior nos sujeitos que sentiram mais dor no primeiro choque.

No entanto, nada se mostrou mais eficaz para pacientes ansiosos do que simplesmente reduzir o número de choques que recebem. A reprogramação de um desfibrilador para torná-lo menos sensível a arritmias é a base do tratamento. A maioria dos pacientes também recebe medicamento antiarrítmico, como a amiodarona, que pode ter sérios efeitos colaterais como problemas no pulmão e na tireoide, mas que a maioria dos cardiologistas acha aceitáveis caso impeçam choques errôneos ocasionais e a subsequente cascata psicológica. Os pacientes também costumam trabalhar com um psicólogo clínico especializado em ansiedade induzida por choque e terapia cognitivo-comportamental. Muitos (como Lorraine) requerem medicamentos ansiolíticos ou antidepressivos. Para alguns, o melhor tratamento é simplesmente se abster das atividades que induzem os choques — por exemplo, no caso do paciente que recebia choques durante sexo vigoroso. (Sua parceira também conseguia senti-los.)

Mas, apesar dos esforços para torná-los mais amigáveis ao usuário, os desfibriladores, como qualquer tecnologia médica, sempre envolverão uma concessão: do que você está disposto a abrir mão para viver um pouco mais? Em última análise, acho que meu avô materno morreu do jeito certo; não era um fardo para sua família, conseguia andar e falar até o final, e ouvia a BBC todas as manhãs. Ele não gostaria de viver com um burro no peito pronto para escoiceá-lo a qualquer momento. Um desfibrilador poderia ter-lhe dado um ou dois anos a mais. Mas qual seria o preço desse tempo extra?

•

Não muito tempo depois da nossa reunião, fui a Nova Jersey para ver como Lorraine Flood estava indo. Era uma noite fria e chuvosa de dezembro. Sua casa de dois andares em Colonia ficava em um *cul-de-sac* arborizado. Nós nos sentamos em sua sala de estar, onde ela servira uma generosa porção de coquetel de camarão e salada de frutas. Vestida de calça bege e suéter creme, ela parecia calma, em paz. Dava para ouvir sons de jazz suave vindo do andar de cima. "Recebi um choque bem ali", disse ela, apontando para uma cadeira de balanço. "Ainda não consigo sentar nela."

Embora seu medo não fosse tão incapacitante como antes, segundo me contou, ainda era um ritual diário. Ela visitava a "panicolândia" sempre que se aproximava de um celular. (Apesar de infundado, o medo de que um celular possa fazer um desfibrilador se descontrolar é comum entre os pacientes.) "Há dias que o desfibrilador está constantemente em minha mente", confidenciou. "Às vezes sinto meu coração batendo, girando, ficando de pernas para o ar. Isso me assusta porque não tenho certeza se significa que estou prestes a receber um choque. Em momentos como esses, esqueço que devo ser uma menina grande e superar o medo."

Quando o medo batia, ela usava técnicas simples para desviar seus pensamentos. Cantava músicas de sua infância. Recitava um mantra sânscrito que aprendera em seus dias de instrutora de ioga. E rezava.

Lorraine começou a dirigir novamente, mas disse que não se afastava mais de seis quilômetros de sua casa, um raio que abrangia seu escritório, o shopping center e a igreja. (Quando tinha que percorrer distâncias maiores, um motorista a levava.) No entanto, conseguia tomar banho no chuveiro todos os dias. "Mas mesmo agora, quando entro no chuveiro, digo a mim mesma: 'é melhor ficar de frente para esse lado', caso leve um choque, assim não caio pela porta do box."

Por mais que tentasse superá-lo, o medo de receber um choque ainda a deixava nervosa de vez em quando. "Se você me conhecesse antes, eu era um espírito livre e despreocupado", declarou. "Sou muito reservada agora, muito cautelosa. Tenho medo de fazer as coisas."

No final, questionei, o desfibrilador valeu a pena? "Sim", disse ela, "porque sinto que pode me dar mais seis meses ou um ano". Em seguida, fez uma pausa e acrescentou: "De vez em quando, minha mente sai do controle, pensando que aquele será meu último dia. Digo ao Senhor: 'Se for a minha hora, deixe-me partir dormindo, por favor.'"

•

Alguns anos atrás, finalmente levei meus filhos para ver o Memorial do 11 de Setembro no centro de Manhattan. Por mais de uma década, evitei ler quase tudo sobre os ataques desse fatídico dia, então não tinha ideia do que esperar. Ao me aproximar da praça principal, perto de onde havia catalogado partes de corpos na Brooks Brothers, comecei a me sentir enjoado. Minhas axilas ficaram úmidas e meu coração disparou. Uma multidão se aglomerava no mural de exposição, que cercava o espelho d'água de granito onde estivera a Torre Sul. Mais uma vez pensei na jovem com arritmias que fora resgatada no dia seguinte ao ataque. Nunca descobri o que aconteceu com ela. Talvez em algum momento ela tenha começado a responder à medicação (ou à meditação). Talvez tenha passado pelo procedimento de radiofrequência que Shapiro mencionou, ou até pela cirurgia para cortar os nervos simpáticos que intermedeiam a resposta do coração ao estresse emocional. Mais provavelmente, recebeu um desfibrilador para protegê-la dos vórtices sinuosos de seu coração. Seja qual for o caso, perguntei-me se ainda estaria viva para ver o Memorial. Abrimos caminho em meio a uma lacuna na multidão. Puxei meus filhos até a mureta de pedra. E então eu vi: a pedra negra, o poço sem fundo, sorvendo a água. Parecia uma onda espiral reentrante, o sinal da morte de um coração. Fechei os olhos. Minha cabeça girava.

13

Coração de Mãe

Em certas circunstâncias, a morte pode surgir como um ladrão no meio da noite para uma pessoa suscetível que vive com condições circulatórias que se aproximam da linha de perigo.
— John A. MacWilliam,
British Medical Journal (1923)

Minha mãe adorava dormir. O sono era um bálsamo para as irritações diárias de um marido antiquado, um emprego em tempo integral como técnica de laboratório da universidade e três crianças exigentes. Mas as noites dela raramente eram tranquilas. Ela sofria de um distúrbio do sono que nunca foi diagnosticado com precisão. Acordava gritando, chutando, debatendo-se. Às vezes até caía da cama, como se estivesse sendo perseguida, e aterrissava, suando frio, com o pulso acelerado e a respiração pesada, em travesseiros que colocávamos no chão para sua proteção. Meu pai tentava consolá-la, mas esta era uma missão quase impossível, em grande parte porque minha mãe nunca sabia o que tinha acontecido. Nós a levamos a um psiquiatra, que lhe perguntou se estava infeliz em seu casamento. (Meu pai, falando por ela, rapidamente rejeitou essa possibilidade.) O médico receitou Valium e outros sedativos que, além de a deixarem grogue e improdutiva, não ajudaram em nada, então minha mãe parou de tomá-los. Por fim, meus pais passaram a dormir em quartos separados sempre que meu pai precisava descansar. Minha mãe continuou a ter noites permeadas de terror durante a maior parte de sua vida adulta.

Não me lembro de pensar que os sonhos da minha mãe pudessem ser fatais, mas, em retrospecto, depois que ela colocou um stent coronário, acho que deveríamos ter-nos preocupado mais. Em um artigo seminal de 1923, "Blood Pressure and Heart Action in Sleep and Dreams" [Pressão Sanguínea e Ação Cardíaca no Sono e nos Sonhos, em tradução livre], John MacWilliam, fisiologista escocês que identificou a fibrilação ventricular como a principal causa de morte súbita, escreveu que há aumentos acentuados da pressão arterial, da frequência cardíaca e respiratória durante o sono que apresentam um "desenvolvimento repentino". As mudanças fisiológicas, ele escreveu, são frequentemente mais marcantes do que as que ocorrem depois de subir correndo lances de escada. Em seu artigo, MacWilliam observou que os animais experimentam tanto o sono profundo quanto o perturbado. No primeiro caso, a pressão arterial, a frequência cardíaca e respiratória diminuem à medida que os animais relaxam no sono. O segundo tipo de sono, em contraste, muitas vezes tem manifestações violentas: gemidos, mordidas, rosnados (em cães) e explosões verbais. Tais mudanças "impõem súbitas e perigosas exigências ao coração", e MacWilliam supôs que a morte súbita poderia ocorrer mesmo que o corpo estivesse em estado de repouso. "Em um coração suscetível à fibrilação", escreveu ele, "uma súbita exigência do coração durante o esforço muscular e a excitação em um estado de vigília são muitas vezes fatais. Nas condições de perturbação do sono e dos sonhos, um mecanismo similar é, às vezes, repentina e fortemente posto em ação".

A crença de que sonhos intensos podem causar morte súbita cardíaca está arraigada no folclore — na Tailândia, por exemplo, "viúvas fantasmas" arrebatam homens na calada da noite, segundo as lendas locais, e os homens são conhecidos por se disfarçarem de mulheres na hora de dormir para se proteger —, mas a pesquisa sobre esse fenômeno só começou há cerca de

100 anos. Sabemos agora que 12% das mortes cardiovasculares e 14% dos infartos do miocárdio ocorrem provavelmente durante o sono, embora as vítimas estejam supostamente descansando. Em comparação com o que acontece durante a vigília, ocorrem intensas mudanças na atividade do sistema nervoso simpático durante o movimento rápido dos olhos, ou sono REM, quando ocorrem os sonhos mais vívidos. O sono REM pode resultar em picos de adrenalina que rompem a placa aterosclerótica, estimulam a coagulação e causam espasmo coronariano e arritmias ventriculares, que podem manifestar-se apenas após o despertar e, assim, ser erroneamente atribuídas ao período matutino, e não ao sono em si. Momentos especialmente vulneráveis são às 2h da manhã, quando os eventos coronarianos parecem atingir o pico; às 4h da manhã, quando ocorrem mais mortes dentre os pacientes com arritmias súbitas; e o último episódio de sono REM antes do despertar, que é frequentemente o mais intenso da noite. Nesse último caso, a respiração normalmente se torna rápida e irregular, e a pressão arterial pode aumentar drasticamente. A frequência cardíaca pode aumentar de 50 a 170 batimentos por minuto durante apenas alguns segundos em um pesadelo. Provavelmente, a causa da morte de minha mãe.

Em 2006, aos 64 anos, minha mãe recebeu um stent. Muitas vezes me preocupei que ela pudesse ser a primeira em nossa família próxima a sucumbir a um ataque cardíaco, como seu pai. No entanto, a doença cardíaca não foi seu maior problema. Em 2011, depois de meses movimentando-se lentamente, como se estivesse imersa em lama, ela fora diagnosticada com a doença de Parkinson. Sinemet, a droga antiparkinsoniana, ajudou a aliviar sua rigidez muscular, mas sua condição se agravou rapidamente. Sua memória ficou prejudicada. Conversas, algo antes tão fácil com ela, pararam de fluir. Ela gaguejava, seus lábios se apertavam como se estivesse sugando uma bebida espessa através de um canudo fino. O Parkinson também causou quedas perigosas na pressão arterial, resultando em tombos frequentes. Após cerca de um ano, pressionamos nosso pai, que lutava com o próprio problema de memória, a se aposentar de sua cátedra de genética em Dakota do Norte, mudar-se para Long Island e, assim, morar perto de mim e de meu irmão. Quando meus pais chegaram, em agosto de 2014, era alarmante o quanto a situação da minha mãe se agravara.

Tornara-se praticamente incapaz. Nas noites em que a visitava, eu a encontrava sentada à mesa de jantar, com papéis espalhados e comida derramada em seu babador. Seu precipitado declínio sem dúvida sobrecarregou meu pai, que agora tinha ataques de raiva, algo inusitado para ele. A amiga que ajudou meus pais na mudança me chamou de lado depois que eles chegaram. "Seu pai tem que ter esperança", disse ela.

"Esperança de quê?", perguntei.

"De que um dia sua mãe será capaz de fazer as coisas que ela não pode agora."

Queríamos que minha mãe permanecesse em sua própria casa, o que significava que nós — meu irmão, minha irmã e eu — teríamos que dividir as despesas e os cuidados. Era um preço pequeno a pagar, pensamos, para que nossos pais continuassem vivendo de forma independente. Quando minha irmã vinha de Mineápolis nos visitar, ela dava banho e vestia minha mãe. Eu administrava os medicamentos e ajudava com as compras. Meu irmão cuidava de problemas domésticos. Ainda assim, a casa dos meus pais, bem como meus pais, vivia em constante estado de abandono.

É claro que queríamos fazer mais, entretanto, minha mãe, envergonhada por sua deficiência, sentia-se culpada. Certa noite, eu a ajudei a subir os degraus até o quarto dela. Ela caminhava devagar; depois de várias quedas recentes, tinha medo de cair novamente. Mas mesmo com todo o esforço, com as mãos esbranquiçadas de segurar com força no corrimão, ela se virou para mim e disse: "Isso deve ser tão difícil para você."

À medida que a carga de trabalho aumentou, contratamos cuidadores — tanto por nossa mãe quanto por nós mesmos. Mas, depois de alguns roubos, percebemos que precisávamos ter mais cuidado com quem permitíamos entrar na casa de nossos pais. Uma cuidadora roubou um iPhone, colheres de prata e brincos de diamante da minha mãe. Dirigi furiosamente até a casa dela em uma área decadente do Queens para recuperar os itens. Ela morava em um porão com seus dois filhos. A pia estava cheia de pratos sujos. Qualquer vibração repentina e minúsculas baratas corriam para se esconder nas rachaduras na parede. As crianças olhavam com medo enquanto eu exigia diante de um pôster descomunal da deusa Lakshmi que ela devolvesse os brincos — minha mãe estava deprimida por causa deles —, mas ela negou veementemente ter pegado qualquer coisa. No final, saí de mãos abanando. A doença da minha mãe progrediu. Ela quebrou o pé em uma queda e passou metade do dia na sala de emergência. Desenvolveu episódios catatônicos nos quais não respondia, causando uma nova rodada de pânico. Mais de uma vez nós a levamos ao pronto-socorro para descartar AVC. Por causa do Sinemet, ela começou a ter alucinações visuais de insetos rastejando em sua cama ou pessoas dormindo no tapete. Ela resistia a usar uma comadre, então meu pai precisava levá-la constantemente ao banheiro, mesmo no meio da noite, quando temíamos que ela caísse e quebrasse o quadril. Minha mãe ainda tinha pesadelos, mas, por causa do Parkinson, não caia mais da cama. Por fim, ela precisou de uma cuidadora em tempo integral para ajudá-la nas atividades básicas: tomar banho, alimentar-se, andar, vestir-se. Uma vez ela me disse: "Filho, faça as coisas que você quer enquanto é jovem. O declínio acontecerá mais rápido do que imagina."

Adicionamos diferentes medicações — fludrocortisona para pressão baixa, Seroquel para alucinações, medicamentos para tratar os efeitos colaterais de outras drogas — com pouco resultado, sem saber se nossa mãe estaria melhor se não tivéssemos ajustado os medicamentos. Mesmo que o Parkinson tenha roubado a vida que desfrutara, uma vida plena criando filhos bem-sucedidos e gerenciando uma casa que sempre funcionava a pleno vapor, minha mãe nunca se perguntou: "Por que eu?" Mas nós sempre questionamos: "Por que ela?"

Depois de cada declínio gradual, ela insistia: "Se eu puder continuar assim, tudo ficará bem." Ela foi capaz de reajustar suas expectativas à medida que sua condição se deteriorava, deixando seu espírito praticamente intacto. Mas foi doloroso assistir. Um dia, meu irmão, Rajiv, sempre o pragmático, disse que desejava que nossa mãe morresse rapidamente. Foi assim que nosso avô materno morreu, de um infarto do miocárdio logo após seu 83° aniversário, e lembrei-me de que minha mãe agradecera pela morte rápida e indolor. Mas fiquei furioso com meu irmão. Eu não estava pronto para perder minha mãe. Queria que ela permanecesse viva pelo maior tempo possível.

Na manhã em que ela morreu, Rajiv me ligou de seu carro. Era uma hora estranha para ele ligar — eu me preparava para ir trabalhar — então sabia que algo estava errado. "Mamãe não está nada bem", disse calmamente. "Eu acho que você deveria ir até lá."

Respondi que iria assim que deixasse meus filhos na escola. "Vá agora", disse ele. "Acho que mamãe acabou de morrer."

Era um dia ensolarado de abril. Uma brisa suave soprava sob um céu azul claro, quase sem nuvens. Acelerando na estrada, liguei para meu pai. Ele atendeu o telefone friamente, mas, quando ouviu minha voz, começou a soluçar. Não conseguiu dizer nada — além de pedir que eu dirigisse com cuidado —, então eu disse a ele para entregar o telefone para Harwinder, a cuidadora de minha mãe. Ela me disse que acordara às 5h da manhã com gemidos. Chamou minha mãe de sua cama do outro lado do quarto, mas ela não respondeu. Estava prestes a se levantar para checá-la quando minha mãe respirou fundo e ficou em silêncio. Ela presumiu que minha mãe voltara a dormir — isso acontecera antes durante um pesadelo —, mas de manhã, quando tentou acordá-la, minha mãe não reagiu. Não estava respirando; sua pele estava pálida e fria. "Ela descansou, senhor", disse Harwinder, antes que eu ouvisse meu pai gritar que a ambulância havia chegado.

Eu visitara minha mãe na noite anterior. Ela tinha mais dificuldade em andar do que o habitual. Quando perguntei, ela admitiu sentir uma leve pressão no lado esquerdo do peito, o que atribuí a uma recente queda. Agora, irritantemente preso na estrada atrás de um ônibus escolar, percebi que a dor no peito provavelmente era angina coronariana e que minha mãe possivelmente morrera de um ataque cardíaco durante o sono. Nada mais poderia tê-la matado tão rapidamente.

Quando cheguei à casa dos meus pais, não havia carros na garagem. Corri até a porta da frente, mas estava trancada. Toquei freneticamente a campainha, mas ninguém atendeu. Quando liguei para meu irmão, ele me disse que os paramédicos levaram minha mãe ao pronto-socorro do Plainview Hospital, a alguns quilômetros de distância. Ele chegara bem a tempo de impedi-los de administrar RCP na traseira da ambulância. Os paramédicos insistiram — minha mãe não tinha uma ordem de não ressuscitar —, mas meu irmão foi inflexível, chegando a usar seu cargo no hospital para intimidar os paramédicos. Ele não deixaria que tocassem em nossa mãe. Era nítido, argumentou meu irmão, que ela partira.

Na sala de emergência, fui conduzido a um espaço reservado onde Rajiv, Harwinder e meu pai estavam sentados com minha mãe. Ela estava deitada em uma maca, coberta por um lençol roxo. Usava esmalte escarlate, um bindi vermelho brilhante ainda adornava sua testa. Meu pai estava sentado em um banquinho ao lado da maca, com os braços sobre o corpo, a cabeça apoiada no braço dela. Ele tocava suas mãos, massageava seus pés. A boca de minha mãe estava aberta. Ele me perguntou se fechariam para o funeral. "Ela era tão bonita", disse ele, e então desmoronou.

Mais tarde naquela manhã, levei Harwinder de volta à casa dos meus pais para que ela pudesse arrumar o local para os visitantes. Quando paramos, a névoa do aspersor de um vizinho refratava um arco-íris colorido, uma pequena afronta em um dia tão solene. Dentro da casa, consegui chegar ao patamar da escada antes de ser vencido pela dor. O ventilador ainda estava ligado no quarto da minha mãe. Seu xale, dependurado na cabeceira da cama de latão. O travesseiro que usava para sustentar os pés ainda sob o edredom. Dentro do armário, encontrei o massageador de costas com que lhe presenteara anos antes, ainda na caixa; ela estava esperando para abri-lo. No chão do quarto estavam as tampas descartadas de frascos de remédios, gaze e um "patch inteligente" para verificar as arritmias: vestígios da ressuscitação inútil e interrompida deixados para trás pelos paramédicos. Como meus dois avôs, minha mãe sucumbira à fibrilação ventricular após um ataque cardíaco súbito, embora no caso dela tenha ocorrido durante o sono. A possibilidade de morrer repentinamente dormindo fazia com que a morte cardíaca parecesse ainda mais ameaçadora.

Nos dias úmidos e letárgicos que se seguiram, havia tanto o que fazer — informar amigos e parentes, receber convidados, depois o funeral e a cremação — que quase não havia tempo para chorar. Mas, assim que as cerimônias terminaram, a tristeza me atingiu como ondas do mar, retrocedendo periodicamente apenas para me inundar mais uma vez. No funeral da mãe de um amigo, dois anos antes, um colega me disse: "Você nunca cresce até que seus pais morram." Agora, finalmente, entendia o que ele quis dizer. Enquanto seus pais estão vivos, sempre há alguém que pensa em você como uma criança. Quando eu era menino, minha mãe costumava me contar um mito hindu sobre um homem a quem prometeram o mundo — riquezas ilimitadas — se afogasse sua mãe. No leito do rio, quando ele começa a submergi-la na água gelada, a mãe implora: "Saia da água, filho! Você vai pegar um resfriado." E assim foi com a minha mãe. Se nossa família fosse um corpo, minha mãe seria o coração: a peça que nutre e garante o funcionamento do resto. Na manhã de seu funeral, enquanto ajustava minha gravata em frente ao espelho, quase a ouvi dizer: "Aguente firme, use um terno apropriado e fale com confiança." Lembrei-me dos sapos no colégio e comecei a chorar. Dava para ouvir minha mãe me dizendo mais uma vez: "Você deveria fazer um experimento diferente, filho. Seu coração é pequeno demais para isso."

De certo modo, sua morte foi misericordiosa, pondo fim ao seu sofrimento. Mas foi repentina e deixou um buraco profundo. "Este mundo é assim", disse-me a dona da confeitaria favorita da minha mãe. Nos três últimos meses, ela perdera a sogra, o cunhado e os pais. E, embora eu soubesse que muitas pessoas sofreram tragédias muito piores que a minha, a rapidez da morte de minha mãe me atormentava. Às vezes, ficava com raiva: raiva de ela ter-se contentado em desempenhar um papel secundário na vida de meu pai, ressentimento pela sua leve influência em minha vida adulta. E, claro, eu me senti culpado. Ela reclamara de dores no peito na noite anterior à sua morte. Será que deveria ter levado sua queixa mais a sério? Como cardiologista, sabia que uma em cada duas mulheres desenvolve doença cardíaca durante a vida, e uma em cada três morre em decorrência dela, dois terços com sintomas não reconhecidos. Mas me deu um branco no caso de minha mãe. Rajiv não tinha paciência para meu autoflagelo. "Eu não quero ouvir você dizendo que cometeu um erro com mamãe", bradou. "Você não errou, não errou, não errou! Nós nunca saberemos com certeza do que ela morreu. Tudo o que sabemos é que foi uma bênção."

Na fisiologia, existe o conceito de dor referida, quando uma lesão de um órgão visceral é sentida em outro lugar — por exemplo, quando a lesão cardíaca causa dor no braço ou na mandíbula. E talvez seja assim com a dor emocional também. O que realmente estava sentindo era remorso por negligenciar minha mãe em seus últimos dias. Estava ocupado, concentrado demais em meus próprios interesses. Nos últimos dois meses, quando estava doente e terrivelmente solitária, perguntava quando eu a visitaria. Então, invariavelmente, ela me dizia para não ir naquele dia; estava muito frio, muito quente ou chovia demais — sempre algo com o clima — e ela não queria que eu ficasse doente. Depois de sua morte, era uma luta diária tentar impedir que esses arrependimentos se instalassem. Mas a pessoa que mais teria lutado contra eles seria minha mãe.

Gostaria que ela pudesse ter visto seu funeral, testemunhado os amigos que vieram de todo o país. Para alguém que se contentava em ceder os holofotes ao marido e filhos, ela ficaria chocada com a quantidade de pessoas que prestaram homenagens, não por causa de qualquer coisa que ela tenha feito, mas por causa de quem ela era, o que talvez seja a maior proeza de todas.

•

As cinzas permaneceram no armário do meu pai por quase dois meses. Não conseguia decidir se as espalharia na água sagrada em Haridwar, às margens do rio Ganges, na Índia, ou no Atlântico, na costa de Long Island. No final, optou por não fazer a

longa viagem. Então, Rajiv reservou uma lancha em Freeport e
partimos em uma manhã esplendorosa logo após o Memorial
Day para lançar os restos mortais de minha mãe. Em uma mesa
no barco, o sacerdote abriu uma mala e arrumou os itens de que
precisaríamos: incenso, bolas de algodão, a urna, alguns manti-
mentos. Meu pai, vestido com calças marrons e camisa amarela,
observava em silêncio. Ele nunca fora particularmente religioso,
e estava claro que, para ele, a morte de minha mãe, apesar desse
último ritual, fora o fim. Quando o barco acelerou sobre as ondas, minha barriga se agitou. Tive que manter minha cintura em
contato com a mesa do sacerdote para não cair.

O sacerdote começou colocando um longo pedaço de fio
vermelho na minha cabeça e na de meu irmão, pendendo até
os ombros. Ele pintou tikkas de pasta vermelha em nossas sobrancelhas. Em seguida, acendeu incensos e bolas de algodão
embebidas em óleo. Rajiv e eu fizemos 16 bolas de massa, mais
ou menos do tamanho de um donut, de farinha, água e leite e
as colocamos em uma bandeja de metal, juntamente com nozes
de carvalho, arroz e uma variedade de sementes e outras provi-
sões, incluindo água sagrada de Haridwar — suprimentos que
deveriam alimentar a alma de minha mãe em sua jornada após
a morte. O sacerdote desatarraxou o topo da urna e jogamos
água benta na sacola plástica contendo os restos mortais da minha mãe. Em seguida, abrimos a sacola e despejamos mais água
e um pouco de leite, juntamente com os itens na bandeja. Em
seguida, esvaziamos o conteúdo da bolsa em uma cesta de vime
branca. As cinzas eram cor de carvão; era difícil acreditar que
eram tudo o que restara do corpo. Também colocamos a sacola
vazia na cesta. Então esperamos que a poeira assentasse.

O barco diminuiu a velocidade até parar. Como o filho mais
velho, Rajiv recebeu a honra de espalhar as cinzas, mas eu não
teria conseguido fazê-lo; até então me sentia terrivelmente enjoado. No convés, enquanto o sacerdote declamava cânticos, sua
careca brilhando no calor, Rajiv colocou a cesta de vime em um
gancho de metal na ponta de um longo bastão. Então, sem cerimônias ou palavras — tirando as inescrutáveis sílabas em sânscrito que saíam dos lábios do sacerdote —, ele se inclinou para

o lado do barco e baixou-a na água. A cesta tinha um peso de metal para ajudá-la a afundar. Assisti-a submergir como uma cabeça, fantasmagórica, seu conteúdo explodindo em uma nuvem escura na água esverdeada. O sacerdote nos disse para unirmos as mãos em oração. Ninguém disse nada enquanto ele entoava as palavras com fervor. Então, quando terminou, um membro da tripulação pegou a cesta com uma corda e a içou de volta ao barco. A embarcação deu meia volta e retornamos para a praia.

Meu pai fez a viagem de volta em meu carro. Nós dois estávamos cansados e meu estômago estava começando a se acalmar. Coloquei a Sonata para Piano n° 8 de Beethoven, *Pathétique*. Olhei para o meu pai. Ele olhava para frente em silêncio, ouvindo a música. Baixou a janela e um vento quente passou por nós. Ele permaneceu calado por um tempo; havia apenas os barulhos e rugidos dos carros que passavam. Então, ele disse: "Passamos toda a nossa vida juntos. Sinto falta dela o tempo todo."

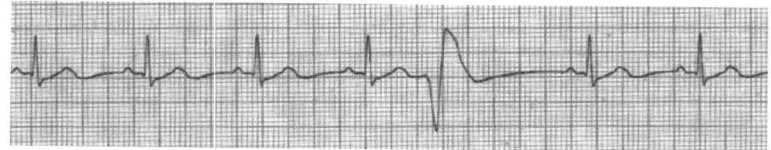

ECG mostrando uma contração ventricular prematura.

14

Pausa Compensatória

A satisfação não pode ser armazenada.
— Peter Sterling, neurobiólogo

Em 1990, Dean Ornish, cardiologista da Universidade da Califórnia, em São Francisco, e colegas publicaram o ensaio Lifestyle Heart Trial, na revista britânica *The Lancet*. No estudo, 48 pacientes com doença arterial coronariana moderada ou grave foram aleatoriamente designados em dois grupos: um grupo de controle, que seguia o tratamento usual, e um grupo experimental, com um "estilo de vida rigoroso" que incluía uma dieta vegetariana com baixo teor de gordura, uma hora de caminhada diária, suporte psicossocial de grupo e gerenciamento de estresse. Depois de 1 ano, os pacientes do grupo experimental tiveram uma redução de quase 5% na placa coronária. Após 5 anos, a redução foi de cerca de 8%. Os pacientes que seguiram mais rigorosamente o programa obtinham mais benefícios em uma relação quase dose-dependente. Os pacientes do grupo de controle, por outro lado, tiveram em média 5% a mais de obstrução coronariana após 1 ano e 28% após 5 anos. Eles também tiveram aproximadamente o dobro da taxa de eventos cardíacos, incluindo ataques cardíacos, angioplastia coronária, cirurgia de revascularização miocárdica e mortes relacionadas ao coração.

O estudo de Ornish foi muito criticado. Testou um grupo pequeno, disseram os críticos, pouco representativo da população em geral. Apenas metade dos pacientes que foram convidados realmente participaram, sugerindo um possível viés de seleção. Além disso, praticamente nenhum dos pacientes usava estatinas ou outras drogas para baixar o colesterol, então o efeito da rigorosa modificação no estilo de vida em pacientes cardíacos submetidos aos bons tratamentos disponíveis atualmente era impossível de determinar. Ademais, um estudo publicado em 2013 no *New England Journal of Medicine* mostrou que pacientes que adotam uma dieta mediterrânea rica em azeite, frutas, vegetais, peixe e nozes têm um risco aproximadamente 30% menor de eventos cardíacos, incluindo ataques cardíacos e morte, do que pacientes aconselhados a seguir uma dieta com baixo teor de gordura, embora menos restritiva do que a de Ornish.

Entretanto, Ornish acreditava em seus resultados e expandiu seu programa, oferecendo-o em 25 hospitais e clínicas em todo o país. Ele persuadiu o Medicare a pagar por ele como uma espécie de "reabilitação cardíaca intensiva". Atualmente, o plano de Ornish consiste em duas sessões de quatro horas por semana durante nove semanas, cada uma com uma aula de nutrição de uma hora; uma hora de exercício; uma hora de grupo de apoio com um assistente social; e uma hora de ioga e meditação.

Eu já ouvira Ornish falar sobre os benefícios de seu programa, então, em uma tarde de sexta-feira no início do outono, fui até o Chambers Center for Well Being em Morristown, Nova Jersey, o centro de Ornish mais próximo de onde moro, para me informar melhor. Fui por uma razão egoísta. Recentemente soubera dos resultados da minha tomografia computadorizada. Quando a Dra. Trost me mostrou minhas obstruções coronarianas, não posso dizer que fiquei surpreso. Preocupei-me tanto com doenças cardíacas durante toda a minha vida que o resultado pareceu quase predestinação. A doença ainda era relativamente leve, mas eu sabia que a maioria das rupturas de placa coronária — e, portanto, a maioria dos ataques cardíacos — ocorre em locais de estreitamento leve e não grave. A placa leve tende a ser mais macia, mais fina, mais gordurosa e possivelmente mais propensa à ruptura e trombose do que a placa mais avançada.[1] Então, acabei em um dilema clínico, com uma doença muito amena para uma intervenção, mas grande demais para ignorar. Por que ela se desenvolveu? Eu não conseguia parar de pensar. Foram os poucos cigarros que fumei na faculdade? Excesso de doces e brigas conjugais? Ou a doença estava programada em mim? Seja qual for a razão, meu futuro de repente parecia insuportavelmente imprevisível. Tive a sensação peculiar de que queria acelerar minha vida para experimentar momentos importantes antes que fosse tarde demais.

Durante anos, desde a faculdade de medicina, sofri de contrações ventriculares prematuras, uma condição quase sempre benigna que cria palpitações anormais, ou faz com que o coração dê uma espécie de reviravolta súbita quando ocorre uma batida extra inesperada. A maioria das CVPs é seguida por uma "pausa compensatória", quando o batimento cardíaco seguinte é atrasado, para que o coração possa voltar ao ritmo normal. Durante a pausa compensatória, os ventrículos se enchem de sangue um pouco mais do que o habitual, de modo que a primeira batida após uma contração prematura é excepcionalmente forte, um baque no peito para anunciar que o ritmo do coração voltou ao normal. Deitado em meu escritório depois da tomografia ouvindo os grilos do lado de fora, ocorreu-me que meu exame era como uma CVP, uma interrupção da sequência normal das coisas. Eu permitiria que as coisas voltassem a ser como eram? Ou seria um recomeço?

Nos dias seguintes, passei por mais exames. Um ecocardiograma mostrou que as câmaras e válvulas do meu coração estavam funcionando normalmente. Um ultrassom das carótidas não revelou placas nas artérias que alimentam o cérebro. No entanto, um exame de sangue mostrou que meu nível de lipoproteína (a), uma molécula transportadora de colesterol, estava elevado. Uma alta concentração sérica de lipoproteína (a) está

---

[1] Testes de esforço não são capazes de dizer se uma placa é vulnerável. Mesmo hoje, não há testes capazes de fazê-lo de maneira confiável.

associada a mais que o dobro do risco normal de desenvolver doença arterial coronariana ou acidente vascular cerebral.

A lipoproteína (a), aprendi, poderia explicar parcialmente as taxas extraordinariamente altas de doenças cardíacas e morte cardiovascular entre os sul-asiáticos, mas há outros fatores. Os sul-asiáticos parecem ter artérias coronárias menores do que outros grupos étnicos, o que pode resultar em fluxo sanguíneo mais turbulento e o estresse das paredes que podem iniciar a aterosclerose. O sangue de sul-asiáticos também pode conter partículas de colesterol menores e mais densas que são mais propensas a causar o endurecimento arterial. A adoção de um estilo de vida "ocidental" — altas calorias, pouco exercício — também não ajudou, possivelmente ativando os chamados genes frugais que criam gordura abdominal, aumentando, assim, o risco de resistência à insulina e diabetes. (Esses genes podem ter sido favoráveis em tempos de fome, mas em um mundo de abundância eles são um problema.) Os fatores sociais e culturais, sem dúvida, também desempenham um papel. Isso foi certamente verdade para minha mãe. A cultura em que foi criada desestimulava os adultos a reservarem um tempo para si mesmos, longe das responsabilidades de trabalho, casa e filhos, com a finalidade de se exercitar. Além disso, como muitos de seus amigos indianos, minha mãe acreditava no destino, que seu futuro — e sua futura saúde — eram predeterminados. Influenciada por essa filosofia fatalista, ela nunca acreditou que alguém pudesse mudar o curso natural de sua vida.

Mas eu não queria que minha tomografia computadorizada selasse meu destino. Pretendia fazer mudanças para tentar estabilizar — ou possivelmente reverter — o dano. Mas que tipo de mudanças eram necessárias? Já levava uma vida muito saudável. Tomava uma estatina redutora de colesterol profilaticamente. As mudanças, percebi, teriam que ser mais radicais.

Liguei para o meu amigo Ashok, produtor de televisão e iogue. Ele sugeriu nos reunirmos uma noite depois do trabalho no templo hindu em Flushing. Era uma noite quente de verão quando nos encontramos. O templo fica em um bairro de classe média de casas unifamiliares divididas por cercas enferrujadas.

Uma placa na frente lembrava aos frequentadores: "Não quebre cocos aqui." Quando cheguei, uma cerimônia de oração estava acabando. Um homem vestido com um *dhoti* branco tocava um sino e entoava fervorosamente: "Shanti, shanti, shanti..." Vi Ashok, um homem de meia-idade, barrigudo, usando um kurta bege e um traço de pó vermelho adornando sua testa. Com a cabeça baixa, ele se movia meticulosamente de uma estátua ornamentada para outra, ajoelhava em cada uma e murmurava algumas palavras. Quando terminou, ele se aproximou e apertou minha mão. Então, descemos para a cantina, pedimos *dosas* e *lassi* doce e sentamos em uma mesa em estilo cafeteria para esperar pela comida.

Senti como se devesse explicar por que o convidara, mas Ashok parecia não precisar de explicação. Ele sentou-se satisfeito, contemplando o ambiente lotado. Depois de um pouco de bate-papo educado, contei a ele sobre meu exame. Com o cenho franzido, ele ouvia atentamente, como um psicanalista.

"Sempre achei que você leva as coisas muito a sério", finalmente disse Ashok. Não havia dúvida de que, em sua opinião, os resultados de meus exames estavam relacionados a isso. "Aprenda a sair da sua mente."

Eu ri. "E como se faz isso?"

Seu rosto ficou sério. "Ioga, meditação, um passeio no parque, qualquer coisa que funcione. Quando está praticando, você acha que é uma perda de tempo, mas é um momento muito valioso, porque o ajuda a administrar o resto do seu dia."

Tentei ioga algumas vezes. Depois que Sonia e eu nos casamos, aventuramo-nos em um estúdio em Tribeca, onde uma senhora usando um colar *mala* nos fez ficar em posturas dolorosas enquanto nos concentrávamos em um ponto em uma parede texturizada. De fato me senti mais relaxado depois (provavelmente alcalose respiratória aguda provocada pela respiração profunda, supus), mas não continuei com a prática.

Ashok aconselhou que a retomasse. "Veja esse exame como uma bênção", disse ele em um tom encorajador. "Ele o ajudará a encontrar maneiras de encontrar a serenidade. Sua mente e seus pensamentos não são seus donos, mas estão se comportando como tal. Vá além da mente. Lá é o único lugar em que você é verdadeiramente livre."

•

E então me vi em Morristown, Nova Jersey. A instalação de Ornish ficava em um grande complexo de escritórios ao lado de uma estrada densamente arborizada. Os carvalhos gigantes já perdiam suas folhas em pilhas coloridas. Encontrei Carole, a enfermeira que administra o programa, na recepção assim que cheguei. "Alguns jovens indianos têm-nos ligado", dissera quando nos falamos ao telefone.

As sessões daquele dia já tinham sido finalizadas, então Carole me mostrou as instalações: a cozinha, com seus fogões polidos, onde os participantes passavam uma hora juntos, desfrutando um almoço vegetariano; a academia, supervisionada por duas enfermeiras e um fisiologista do exercício, onde alguns poucos adeptos ainda corriam nas esteiras; e a sala de controle do estresse, onde as cadeiras eram dispostas em círculo e as esteiras de ioga ainda estavam no chão. Carole me contou que seu pai tinha 70 anos quando foi diagnosticado com doença cardíaca. Vinha tendo dores no ombro e, embora o teste de esforço fosse normal, uma angiografia coronária revelou doença triarterial tão avançada que a cirurgia ou angioplastia não era mais uma opção. "Sua vida estava por um fio", disse ela. Sem alternativas de tratamento, o pai tentou o programa Ornish. Ele o seguiu por dois meses até morrer de repente de uma arritmia. Apesar dessa introdução mórbida, desde então, Carole trabalhava em cardiologia preventiva ao estilo Ornish. Em sua sala, ela me mostrou angiogramas de participantes do programa cuja doença coronariana havia regredido. "Quando as pessoas falam sobre o programa Ornish, geralmente falam da dieta", disse ela. "Mas o apoio social e o gerenciamento do estresse são provavelmente os elementos mais importantes." Muitas vezes, os pacientes relutavam em participar da terapia de grupo, disse ela. "Alguns pedem isenção da atividade. Não querem se abrir para estranhos. Mas quase sempre acaba sendo a parte favorita deles."

O próprio Ornish dava grande ênfase à parte psicossocial de seu programa. Ele apontou, por exemplo, que alguns pacientes em seu grupo de controle original adotaram planos de dieta e exercícios que eram quase tão intensos quanto os do grupo de intervenção. No entanto, sua doença cardíaca ainda progrediu; dieta e exercício sozinhos não foram suficientes para ajudar na regressão da placa coronária. Em ambos os acompanhamentos, de um e cinco anos, o controle do estresse correlacionou-se mais intensamente com a reversão da doença arterial coronariana do que o exercício. "A necessidade de conexão e comunidade muitas vezes não é suprida em nossa cultura", disse Ornish em uma entrevista em 2015. "Sabemos que essas coisas afetam a qualidade de nossas vidas, mas também afetam nossa sobrevivência em um grau muito maior do que a maioria das pessoas imagina."

Muitos estudos sugerem que Ornish provavelmente está certo. Por exemplo, pacientes deprimidos após um ataque cardíaco têm quatro vezes mais chances de morrer dentro de seis meses do que aqueles que não estão, independentemente dos fatores de risco habituais de Framingham, como colesterol alto, hipertensão, obesidade e tabagismo. Em outro estudo, mulheres na menopausa sem histórico de doença cardiovascular que expressaram mais desesperança em um questionário psicológico tiveram mais espessamento da artéria carótida e uma idade vascular superior à de pacientes correlatos que se sentiam bem com suas vidas.[2] Sem dúvida, muitos desses estudos são pequenos e, claro, a correlação não prova a causa; é possível que o estresse leve a hábitos não saudáveis — malnutrição, menor atividade física, maior tabagismo — e esta pode ser a verdadeira razão para o aumento do risco cardiovascular. Mas assim como a associação do tabagismo com o câncer de pulmão, em que tantos estudos demonstram a mesma coisa, e existem mecanismos para explicar uma relação causal, parece teimosia negar que provavelmente exista uma. O que Ornish e outros concluíram é totalmente coerente com o que aprendi nas minhas duas décadas de medicina:

---

[2] As mulheres com maior pontuação na escala de desesperança apresentaram mais espessamento das carótidas, equivalente ao causado por um ano de envelhecimento.

que o coração emocional afeta sua contraparte biológica de diversas maneiras misteriosas.

Carole me disse que usa "rastreadores" para ver como os pacientes seguem o programa nos dias em que não comparecem ao centro. Existem rastreadores para dieta e exercícios, é claro, mas também para amor e apoio. Os pacientes são solicitados a avaliar "O quanto estou conectado?" em uma escala numérica simples. Aqueles que fazem mais de uma hora de controle do estresse diariamente têm maior melhora no fluxo sanguíneo coronariano. "Vivemos em um ritmo tão frenético", disse Carole. "Nossos sistemas nervosos simpáticos estão em hiperatividade. Mas como reagimos ao estresse está sob nosso controle."

Infelizmente, percebi que não seria capaz de participar do programa Ornish. Viajar para Nova Jersey duas vezes por semana durante quase três meses não era viável, e cursos mais breves, infelizmente, segundo Carole me informou, ainda não estavam disponíveis. Ela prometeu enviar-me algum material para que eu pudesse começar por conta própria. "Tente encontrar alegria em cada dia", disse ela, enquanto me acompanhava até o elevador. "Em vez de pensar no passado ou se preocupar com o futuro, concentre-se no presente." Disse a ela que faria o meu melhor. Depois desci ao estacionamento, entrei no carro e juntei-me ao congestionamento de sexta-feira à noite em direção a Long Island.

•

Talvez mais do que qualquer outra área da medicina, a cardiologia tem estado na vanguarda da inovação tecnológica e aprimoramento nos últimos 50 anos. Esse período áureo testemunhou uma enxurrada de avanços que prolongam a vida, muitos deles discutidos neste livro, incluindo marca-passos e desfibriladores implantáveis, angioplastia coronária, cirurgia de revascularização do miocárdio e transplante cardíaco. Iniciativas de prevenção de saúde, como abandono do tabagismo e redução do colesterol e da pressão arterial, complementaram esses avanços biomédicos. O resultado foi uma queda de 60% na mortalidade cardiovascular desde 1968, ano em que nasci. Há poucas histórias na medicina do século XX tão edificantes ou de tão longo alcance.

Por um tempo, pareceu que o câncer substituiria a doença cardíaca como a principal causa de morte nos Estados Unidos, mas não mais. A taxa de declínio na mortalidade cardiovascular diminuiu significativamente na última década. São muitas as razões para que seja assim. A queda nas taxas de tabagismo se nivelou. Os norte-americanos tornaram-se mais obesos. Estima-se que os casos de diabetes quase dobrem nos próximos 25 anos. Mas acredito que há outro motivo também. A cardiologia, na sua forma atual, pode ter atingido os limites de sua capacidade para prolongar a vida.

Isso teria sido heresia para pioneiros como Walt Lillehei, Andreas Gruentzig e Michel Mirowski, mas hoje é difícil refutar. A lei dos rendimentos decrescentes se aplica a todo empreendimento humano, e a medicina cardiovascular não é diferente. Por exemplo, desde que a trombose coronária mostrou ser a causa da maioria dos ataques cardíacos, os cardiologistas consideraram ponto de honra que o tratamento mais rápido de tais tromboses melhorasse a sobrevida do paciente. "O tempo é músculo", diz o mantra cirúrgico, e quanto menor a demora, melhor. No entanto, um estudo com quase 100 mil pacientes publicado em 2013 no *New England Journal of Medicine* descobriu que tempos mais curtos "da porta ao balão" — o período desde a chegada do paciente ao hospital até a inflação de um balão para restaurar o fluxo sanguíneo coronariano — não melhoraram a sobrevida hospitalar. O tempo mediano entre a porta e o balão caiu de 83 para 67 minutos no período estudado, mas as taxas de mortalidade em curto prazo não se alteraram.

Existem várias explicações plausíveis para esse resultado. Talvez os pacientes com ataque cardíaco que são mais saudáveis e com baixo risco de morte já estejam recebendo tratamento rápido, e aqueles que estão sob maior risco enfrentem mais atrasos. Talvez o tempo de acompanhamento no estudo tenha sido muito curto, e, se esperássemos um pouco mais, um benefício na taxa de sobrevida seria percebido. Ou talvez haja outro motivo. A mortalidade após um ataque cardíaco já caiu 10 vezes, de 30%

para 3%, desde que Mason Sones inventou a angiografia coronária em 1958. A adaptação ou a aceleração dos procedimentos existentes pode gerar algum benefício adicional significativo?

Há outros exemplos desses retornos decrescentes. Na minha especialidade, insuficiência cardíaca, medicamentos como beta-bloqueadores e inibidores da enzima conversora de angiotensina (ECA) melhoraram profundamente a sobrevida desde seu advento em meados dos anos 1980. No entanto, estudos recentes de novos agentes — bloqueadores da endotelina, antagonistas da vasopressina — mostraram pouco benefício. Hoje, os fatores de risco de Framingham dos pacientes, como hipertensão e colesterol alto, são mais bem controlados. Está ficando mais difícil aprimorar os sucessos já obtidos.

Sem dúvida, devemos celebrar o surgimento da medicina de alta tecnologia. Por exemplo, mais de 90% dos pacientes que procuram diretamente hospitais que fazem angioplastia têm, hoje, menos de 90 minutos de tempo "da porta ao balão", com um tempo mediano de aproximadamente 60 minutos, uma grande melhora em relação a apenas alguns anos. No entanto, isso significa que o parâmetro está continuamente sendo aprimorado a cada novo tratamento.

Acredito que a medicina cardiovascular em sua forma atual, concentrando-se em drogas "de imitação", terapias complementares ou otimizando procedimentos existentes, produzirá cada vez mais apenas avanços marginais nos próximos anos. Precisamos criar um novo paradigma, voltado para a prevenção — afinal, é melhor prevenir do que remediar — para continuar a fazer o tipo de progresso com o qual os pacientes e os médicos se acostumaram. Nesse paradigma, os fatores psicossociais precisarão ser primordiais na maneira como pensamos sobre os problemas de saúde. Apesar da associação secular entre o coração e as emoções, este ainda é um domínio que permanece em grande parte inexplorado. No entanto, hoje está cada vez mais claro que doenças crônicas como hipertensão, diabetes e insuficiência cardíaca estão inextricavelmente ligadas às condições de nossos bairros, empregos, famílias e mentes.

A doença cardíaca, como vimos, tem raízes psicológicas, sociais e até políticas. Para tratar nossos corações de maneira ideal, necessitaremos de intervenções em todas essas frentes. Claro que isso é muito mais fácil falar do que fazer. O "reparo" psicossocial é tão propenso a consequências inesperadas, concessões difíceis, valores conflitantes e retornos decrescentes quanto qualquer tratamento médico. Não conseguimos sequer concordar sobre o que deve ser reparado. Mas teremos que encontrar maneiras, como colocou Peter Sterling, neurobiólogo, de "reduzir a necessidade de vigilância e restaurar as pequenas satisfações", tais como nosso contato com a natureza e uns com os outros. Para alguns, isso exigirá iniciativas de planejamento urbano para incentivar a caminhada ou o ciclismo, por exemplo, em vez de estilos de vida mais sedentários. Outros necessitarão de corroboração de mais esferas sociais, como a melhoria da vida social. Para outros, ainda, os benefícios cardiovasculares virão de atividades mais individualistas, como a meditação. Seja qual for o caso, hoje está cada vez mais claro que o coração biológico está indissociavelmente ligado à sua contraparte metafórica. Para tratar nossos corações, devemos reparar nossas sociedades e mentes. Precisamos olhar não apenas para nossos corpos, mas também para nós mesmos.

●

Estou deitado em uma manta, olhando as estrelas. Embora o pôr do sol tenha ocorrido há mais de uma hora, o céu está cheio de manchas alaranjadas. O ar está parado e cheira a citronela e repelente. Embora a festa esteja chegando ao fim, as crianças continuam a brincar em um frenesi movido a açúcar, descendo em tobogãs infláveis e correndo no gramado. Minha filha, Pia, está sentada no meu peito, enterrando a cabeça carinhosamente no meu pescoço. "Você está feliz?", ela me pergunta, seu hálito quente fazendo cócegas na minha pele.

"Sim", respondo. "E você?"

"Sim, pai", diz ela. "Estou feliz também."

Ao fim de mais um verão, minha tomografia computadorizada é apenas uma lembrança distante. Era para mudar tudo, mas
no final foi um soluço, uma CVP, e minha vida retomou o ritmo
normal. Como quando você planeja uma viagem para algum
lugar e acha que lá se sentirá diferente, do jeito que vê em fotos,
e então, ao chegar, o lugar é o mesmo de onde veio: mesmo céu,
mesmo ar, mesmas nuvens. Claro, implementei mudanças. Faço
exercícios quase todos os dias e também me alimento melhor.
Passo mais tempo com meus filhos e amigos. Ainda gosto de me
dedicar muito ao trabalho, mas não desprezo tanto o descanso.

Muitos fatores que afetam nossa saúde estão fora de nosso
controle direto — não somos capazes de diminuir o estresse
que vem da leitura do jornal, de ter que sustentar uma família
em uma economia competitiva ou de viver em um bairro violento, pelo menos não sem esforço coletivo e paciente. Mas muito
do estresse envolve decisões e modos de comportamento que
podemos dominar. Você quer viver uma vida longa, saudável e
próspera? Não fume. Faça exercícios. Coma direito. Mas também cuide bem dos seus relacionamentos interpessoais e da maneira como você lida com os transtornos e traumas inevitáveis
da vida. Sua atitude mental, suas estratégias de enfrentamento,
como você lida com circunstâncias desafiadoras, sua capacidade
de transcender a aflição, sua capacidade de amar — essas coisas,
creio eu, também são uma questão de vida ou morte.

Imagino que repetirei a tomografia computadorizada em
algum momento para ver se minha placa coronária progrediu.
Mas não tenho tanto medo do que encontrarei. Sinto-me tranquilo com o conhecimento acumulado em minha área ao longo
do último século, até mesmo na década passada. Agora podemos
substituir válvulas cardíacas sem cirurgia de coração aberto. Podemos injetar células-tronco para curar o músculo cardíaco danificado. Meu avô paterno tinha 50 e poucos anos quando morreu. Tenho 48 anos ao escrever estas palavras. Mas não sou meu
avô. Tenho o privilégio de viver em uma era na qual o coração
humano se rendeu à mão humana. A viagem de três centímetros
levou milênios, começando supostamente pelo pericárdio, mas
de fato em uma época em que o coração era um objeto quase so-

brenatural cercado de tabus. Ao longo dessa jornada, o coração foi transformado em uma máquina que pode ser manipulada e controlada. Mas essas manipulações, como aprendemos, devem ser complementadas pela atenção à vida emocional que acreditava-se, durante milhares de anos, residir no coração.

Depois de tantos anos na profissão, vejo formas de coração em todos os lugares: no respingo de gotas de chuva no para-brisa, nas beterrabas que corto na cozinha, em fatias de morango e cerejas mordidas. E todas as manhãs, as gotas de leite no redemoinho de minha xícara de café criam uma onda espiral.

Ainda penso com frequência em meus avôs e, claro, em minha mãe. Posso imaginar meu avô paterno desfalecendo em parada cardíaca no piso de pedra em Kanpur, cercado por sua família alarmada. Ou meu avô materno sentado em sua sala de estar em Nova Delhi no dia em que morreu, ouvindo as notícias na BBC enquanto esperava o café da manhã. No espaço de alguns segundos, ele se foi. Embora os mecanismos de suas mortes (e provavelmente da de minha mãe) fossem os mesmos, os resultados foram muito diferentes. Uma morte deixou um trauma duradouro, as outras duas, gratidão por um fim misericordioso. Durante grande parte da minha vida, temi o poder do coração, mas não o vejo tão ameaçador como outrora. Sim, o coração pode apagar a chama da vida, mas, quando a pressão da existência se acumula, este órgão, força motriz e fortaleza, é também uma válvula de segurança que pode facilitar um final rápido e humano.

Leitura Complementar

INTRODUÇÃO: O MOTOR DA VIDA

Ford, Earl S., Umed A. Ajani, Janet B. Croft, Julia A. Critchley, Darwin R. Labarthe, Thomas E. Kottke, Wayne H. Giles e Simon Capewell. "Explaining the Decrease in U.S. Deaths from Coronary Disease, 1980–2000." *New England Journal of Medicine* 356, n°. 23 (2007): 2388–98.

1. UM CORAÇÃO PEQUENO

Cannon, Walter B. "'Voodoo' Death." *American Anthropologist* 44, n°. 2 (1942): 169–81.

Hall, Joan Lord. "'To the Very Heart of Loss': Rival constructs of 'heart' in *Antony and Cleopatra*." *College Literature* 18, n°. 1 (1991): 64–76.

Kriegbaum, Margit, Ulla Christensen, Per Kragh Andersen, Merete Osler e Rikke Lund. "Does the Association Between Broken Partnership and First Time Myocardial Infarction Vary with Time After Break-Up?" *International Journal of Epidemiology* 42, n°. 6 (2013): 1811–19.

Leor, Jonathan, W. Kenneth Poole e Robert A. Kloner. "Sudden Cardiac Death Triggered by an Earthquake." *New England Journal of Medicine* 334, n°. 7 (1996): 413–19.

McCraty, Rollin. "Heart-Brain Neurodynamics: The making of emotions." HeartMath Research Center, HeartMath Institute. Publicação 03-015 (2003).

Nager, Frank. *The Mythology of the Heart*. Basel: Roche, 1993.

Richter, Curt P. "On the Phenomenon of Sudden Death in Animal and Man." *Psychosomatic Medicine* 19, n°. 3 (1957): 191–98.

Rosch, Paul J. "Why the Heart Is Much More Than a Pump." HeartMath Library Archives.

Samuels, Martin A. "The Brain–Heart Connection." *Circulation* 116 (2007): 77–84.

Weiss, M. "Signifying the Pandemics: Metaphors of AIDS, cancer, and heart disease." *Medical Anthropology Quarterly*, n.s., 11 (1997): 456–76.

Yawger, N. S. "Emotions as the Cause of Rapid and Sudden Death." *Archives of Neurology and Psychiatry* 36 (1936): 875–79.

2. FORÇA MOTRIZ

Harvey, William. "On the Motion of the Heart and Blood in Animals." Traduzido por R. Willis. Em *Scientific Papers: Physiology, medicine, surgery, geology, with introductions, notes, and illustrations*. Nova York: P. F. Collier and Son, 1910.

O'Malley, C. D. *Andreas Vesalius of Brussels, 1514–1564*. Berkeley: University of California Press, 1964.

Park, K. "The Criminal and the Saintly Body: Autopsy and dissection in renaissance Italy." *Renaissance Quarterly* 47 (1994): 1–33.

Pasipoularides, A. "Galen, Father of Systematic Medicine: An essay on the evolution of modern medicine and cardiology." *International Journal of Cardiology* 172 (2014): 47–58.

Rosch, Paul J. "Why the Heart Is Much More Than a Pump." HeartMath Library Archives.

Schultz, Stanley G. "William Harvey and the Circulation of the Blood: The birth of a scientific revolution and modern physiology." *Physiology* 17, n°. 5 (2002): 175–80.

Shoja, Mohammadali M., Paul S. Agutter, Marios Loukas, Brion Benninger, Ghaffar Shokouhi, Husain Namdar, Kamyar Ghabili, Majid Khalili e R. Shane Tubbs. "Leonardo da Vinci's Studies of the Heart." *International Journal of Cardiology* 167, n°. 4 (2013): 1126–33.

West, John B. "Marcello Malpighi and the Discovery of the Pulmonary Capillaries and Alveoli." *American Journal of Physiology — Lung, Cellular, and Molecular Physiology* 304, n°. 6 (2013): L383–L390.

3. ENGRENAGEM

Alexi-Meskishvili, V. e W. Bottcher. "Suturing of Penetrating Wounds to the Heart in the Nineteenth Century: The beginnings of heart surgery." *The Annals of Thoracic Surgery* 92, n°. 5 (2011): 1926–31.

Asensio, Juan A., B. Montgomery Stewart, James Murray, Arthur H. Fox, Andres Falabella, Hugo Gomez, Adrian Ortega, Clark B. Fuller e Morris D. Kerstein. "Penetrating Cardiac Injuries." *Surgical Clinics of North America* 76, n°. 4 (1996): 685–724.

Cobb, W. Montague. "Daniel Hale Williams — Pioneer and Innovator." *Journal of the National Medical Association* 36, n°. 5 (1944): 158.

Dunn, Rob. *The Man Who Touched His Own Heart*. Nova York: Little, Brown, 2015.

Johnson, Stephen L. *The History of Cardiac Surgery, 1896–1955*. Baltimore: Johns Hopkins University Press, 1970.

Meriwether, Louise. *The Heart Man: Dr. Daniel Hale Williams*. Englewood Cliffs, N.J.: Prentice-Hall, 1972.

Werner, Orla J., Christian Sohns, Aron F. Popov, Jannik Haskamp e Jan D. Schmitto. "Ludwig Rehn (1849–1930): The german surgeon Who performed the worldwide first successful cardiac operation." *Journal of Medical Biography* 20, n°. 1 (2012): 32–34.

4. DÍNAMO

Goor, Daniel A. *The Genius of C. Walton Lillehei and the True History of Open Heart Surgery*. Nova York: Vantage Press, 2007.

Lillehei, C. W. "The Birth of Open Heart Surgery: Then the golden years." *Cardiovascular Surgery* 2, n°. 3 (1994): 308–17.

Lillehei, C. W., M. Cohen, H. E. Warden, N. R. Ziegler e R. L. Varco. "The Results of Direct Vision Closure of Ventricular Septal Defects in Eight Patients by Means of Controlled Cross-circulation." *Surgery, Gynecology, and Obstetrics* 101 (1955): 446.

Miller, G. Wayne. *King of Hearts: The true story of the maverick who pioneered open heart surgery*. Nova York: Crown, 2000.

Rosenberg, J. C. e C. W. Lillehei. "The Emergence of Cardiac Surgery." *Lancet* 80 (1960): 201–14.

5. BOMBA

Brock, R. C. "The Surgery of Pulmonary Stenosis", *British Medical Journal*, n°. 2 (1949): 399–406.

Castillo, Javier G. e George Silvay. "John H. Gibbon Jr. and the 60th Anniversary of the First Successful Heart-Lung Machine." *Journal of Cardiothoracic and Vascular Anesthesia* 27, n°. 2 (2013): 203–207.

Cohn, Lawrence H. "Fifty Years of Open-Heart Surgery." *Circulation* 1007 (2003): 2168–70.

Gibbon, John H., Jr. "Development of the Artificial Heart and Lung Extra-corporeal Blood Circuit." *JAMA* 206, nº. 9 (1968): 1983–86.

——. "The Early Development of an Extracorporeal Circulation with an Artificial Heart and Lung." *Transactions of the American Society for Artificial Internal Organs* 13, nº. 1 (1967): 77–79.

——. "The Gestation and Birth of an Idea." *Philadelphia Medicine* 13 (1963): 913–16.

Shumacker, Harris B., Jr. *The Evolution of Cardiac Surgery.* Bloomington: Indiana University Press, 1992.

——. *John Heysham Gibbon, Jr., 1903–1973: A biographical memoir.* Washington, D.C.: National Academy of Sciences, 1982.

Stoney, William S. "Evolution of Cardiopulmonary Bypass." *Circulation* 119, nº. 21 (2009): 2844–53.

6. PARAFUSOS

Altman, Lawrence K. *Who Goes First? The Story of Self-Experimentation in Medicine.* Nova York: Random House, 1987.

Forssmann, Werner. *Experiments on Myself.* Nova York: St. Martin's Press, 1974.

Forssmann-Falck, Renate. "Werner Forssmann: A pioneer of cardiology." *American Journal of Cardiology* 79, nº. 5 (1997): 651–60.

7. FRATURAS POR ESTRESSE

Friedman, Meyer e Ray H. Rosenman. *Type A Behavior and Your Heart.* Nova York: Alfred A. Knopf, 1974.

Kannel, William B. "Contribution of the Framingham Study to Preventive Cardiology." *Journal of the American College of Cardiology* 15, nº. 1 (1990): 206–11.

Kannel, William B., Thomas R. Dawber, Abraham Kagan, Nicholas Revotskie e Joseph Stokes. "Factors of Risk in the Development of Coronary Heart Disease — Six-Year Follow-Up Experience: The Framingham Study." *Annals of Internal Medicine* 55, nº. 1 (1961): 33–50.

Kannel, William B., Tavia Gordon e Melvin J. Schwartz. "Systolic Versus Diastolic Blood Pressure and Risk of Coronary Heart Disease: The Framingham Study." *American Journal of Cardiology* 27, nº. 4 (1971): 335–46.

Kaplan, J. R., S. B. Manuck, T. B. Clarkson, F. M. Lusso, D. M. Taub e E. W. Miller. "Social Stress and Atherosclerosis in Normocholesterolemic Monkeys." *Science* 220, nº. 4598 (1983): 733–35.

Kriegbaum, Margit, Ulla Christensen, Per Kragh Andersen, Merete Osler e Rikke Lund. "Does the Association Between Broken Partnership and First Time Myocardial Infarction Vary with Time After Break-Up?" *International Journal of Epidemiology* 42, n°. 6 (2013): 1811–19.

Mahmood, Syed S., Daniel Levy, Ramachandran S. Vasan e Thomas J. Wang. "The Framingham Heart Study and the Epidemiology of Cardiovascular Disease: A historical perspective." *Lancet* 383, n°. 9921 (2014): 999–1008.

Marmot, Michael G. "Health in an Unequal World." *Lancet* 368 (2006): 2081–94.

Marmot, Michael G. e S. Leonard Syme. "Acculturation and Coronary Heart Disease in Japanese-Americans." *American Journal of Epidemiology* 104, n°. 3 (1976): 225–47.

Nerem, Robert M., Murina J. Levesque e J. Fredrick Cornhill. "Social Environment as a Factor in Diet-Induced Atherosclerosis." *Science* 208, n°. 4451 (1980): 1475–76.

Oldfield, Benjamin J. e David S. Jones. "Languages of the Heart: The biomedical and the metaphorical in american fiction." *Perspectives in Biology and Medicine* 57, n°. 3 (2014): 424–42.

Oppenheimer, Gerald M. "Becoming the Framingham Study, 1947–1950." *American Journal of Public Health* 95, n°. 4 (2005): 602–10.

Ramsay, Michael A. E. "John Snow, MD: Anaesthetist to the Queen of England and pioneer epidemiologist." *Baylor University Medical Center Proceedings* 19, n°. 1 (2006): 24.

Sterling, Peter. "Principles of Allostasis: Optimal design, predictive regulation, pathophysiology, and rational therapeutics." Em *Allostasis, Homeostasis, and the Costs of Physiological Adaptation*, revisado por Jay Schulkin, 17. Nova York: Cambridge University Press, 2004.

Worth, Robert M., Hiroo Kato, George G. Rhoads, Abraham Kagan e Sherman Leonard Syme. "Epidemiologic Studies of Coronary Heart Disease and Stroke in Japanese Men Living in Japan, Hawaii, and California: Mortality." *American Journal of Epidemiology* 102, n°. 6 (1975): 481–90.

8. TUBULAÇÕES

Monagan, David e David O. Williams. *Journey into the Heart: A tale of pioneering doctors and their race to transform cardiovascular medicine.* Nova York: Gotham, 2007.

Mueller, Richard L. e Timothy A. Sanborn. "The History of Interventional Cardiology: Cardiac catheterization, angioplasty, and related interventions." *American Heart Journal* 129, n°. 1 (1995): 146–72.

Payne, Misty M. "Charles Theodore Dotter: The father of invention." *Texas Heart Institute* 28, n°. 1 (2001): 28.

Rösch, Josef, Frederick S. Keller e John A. Kaufman. "The Birth, Early Years, and Future of Interventional Radiology." *Journal of Vascular and Interventional Radiology* 14, n°. 7 (2003): 841–53.

Sheldon, William C. "F. Mason Sones, Jr. — Stormy Petrel of Cardiology." *Clinical Cardiology* 17, n°. 7 (1994): 405–407.

9. FIAÇÕES

Davidenko, Jorge M., Arcady V. Pertsov, Remy Salomonsz, William Baxter e José Jalife. "Stationary and Drifting Spiral Waves of Excitation in Isolated Cardiac Muscle." *Nature* 355, n°. 6358 (1992): 349–51.

De Silva, Regis A. "George Ralph Mines, Ventricular Fibrillation, and the Discovery of the Vulnerable Period." *Journal of the American College of Cardiology* 29, n°. 6 (1997): 1397–402.

Garfinkel, Alan, et al. "Preventing Ventricular Fibrillation by Flattening Cardiac Restitution." *Proceedings of the National Academy of Sciences* 97, n°. 11 (2000): 6061–66.

Garfinkel, Alan, et al. "Quasiperiodicity and Chaos in Cardiac Fibrillation." *Journal of Clinical Investigation* 99, n°. 2 (1997): 305.

Gray, Richard A., José Jalife, Alexandre Panfilov, William T. Baxter, Cándido Cabo, Jorge M. Davidenko e Arkady M. Pertsov. "Nonstationary Vortex-Like Reentrant Activity as a Mechanism of Polymorphic Ventricular Tachycardia in the Isolated Rabbit Heart." *Circulation* 91, n°. 9 (1995): 2454–69.

Link, Mark S., et al. "An Experimental Model of Sudden Death Due to Low-Energy Chest-Wall Impact (Commotio Cordis)." *New England Journal of Medicine* 338, n°. 25 (1998): 1805–11.

McWilliam, John A. "Cardiac Failure and Sudden Death." *British Medical Journal* 1, n°. 1462 (1889): 6.

Mines, George Ralph. "On Circulating Excitations in Heart Muscles and Their Possible Relation to Tachycardia and Fibrillation." *Transactions of the Royal Society of Canada* 8 (1914): 43–52.

Myerburg, Robert J., Kenneth M. Kessler e Agustin Castellanos. "Pathophysiology of Sudden Cardiac Death." *Pacing and Clinical Electrophysiology* 14, n°. 5 (1991): 935–43.

Ruelle, David e Floris Takens. "On the Nature of Turbulence." *Communications in Mathematical Physics* 20, n°. 3 (1971): 167–92.

Winfree, Arthur T. "Electrical Turbulence in Three-Dimensional Heart Muscle." *Science* 206 (1994): 1003–1006.

———. "Sudden Cardiac Death: A problem in topology?" *Scientific American* 248, n°. 5 (1983): 144–61.

10. GERADOR

Heilman, M. S. "Collaboration with Michel Mirowski on the Development of the AICD." *Pacing and Clinical Electrophysiology* 14, n°. 5 (1991): 910–15.

Jeffrey, Kirk. *Machines in Our Hearts: The cardiac pacemaker, the implantable defibrillator, and american health care*. Baltimore: Johns Hopkins University Press, 2001.

Kinney, Martha Pat. "Knickerbocker, G. Guy." Science Heroes. www.scienceheroes.com/index.php?option=com_content&view=article&id=338&Itemid=284.

Mirowski, M., et al. "Termination of Malignant Ventricular Arrhythmias with an Implanted Automatic Defibrillator in Human Beings." *New England Journal of Medicine* 303, n°. 6 (1980): 322–24.

Mower, Morton M. "Building the AICD with Michel Mirowski." *Pacing and Clinical Electrophysiology* 14, n°. 5 (1991): 928–34.

Worthington, Janet Farrar. "The Engineer Who Could." *Hopkins Medical News* (Inverno de 1998).

11. PEÇAS SOBRESSALENTES

Cooley, Denton A. "The Total Artificial Heart as a Bridge to Cardiac Transplantation: Personal recollections." *Texas Heart Institute Journal* 28, n°. 3 (2001): 200.

DeVries, William C., Jeffrey L. Anderson, Lyle D. Joyce, Fred L. Anderson, Elizabeth H. Hammond, Robert K. Jarvik e Willem J. Kolff. "Clinical Use of the Total Artificial Heart." *New England Journal of Medicine* 310, n°. 5 (1984): 273–78.

McCrae, Donald. *Every Second Counts: The race to transplant the first human heart*. Nova York: G. P. Putnam's Sons, 2006.

"Norman Shumway, Heart Transplantation Pioneer, Dies at 83." Stanford Medicine News Center, 10 de fev. de 2007. med.stanford.edu/news/all-news/2006/02/norman-shumway-heart-transplantation-pioneer-dies-at-83.html.

Perciaccante, A., M. A. Riva, A. Coralli, P. Charlier e R. Bianucci. "The Death of Balzac (1799–1850) and the Treatment of Heart Failure During the Nineteenth Century." *Journal of Cardiac Failure* 22, n°. 11 (2016): 930–33.

Strauss, Michael J. "The Political History of the Artificial Heart." *New England Journal of Medicine* 310, n°. 5 (1984): 332–36.

Woolley, F. Ross. "Ethical Issues in the Implantation of the Artificial Heart." *New England Journal of Medicine* 310, n°. 5 (1984): 292–96.

12. CORAÇÃO VULNERÁVEL

Lown, Bernard. *The Lost Art of Healing.* Boston: Houghton Mifflin, 1996.

Sears, Samuel F., Jamie B. Conti, Anne B. Curtis, Tara L. Saia, Rebecca Foote e Francis Wen. "Affective Distress and Implantable Cardioverter Defibrillators: Cases for psychological and behavioral interventions." *Pacing and Clinical Electrophysiology* 2, n°. 12 (1999): 1831–34.

13. CORAÇÃO DE MÃE

De Silva, Regis A. "John MacWilliam, Evolutionary Biology, and Sudden Cardiac Death." *Journal of the American College of Cardiology* 14, n°. 7 (1989): 1843–49.

14. PAUSA COMPENSATÓRIA

Dimsdale, Joel E. "Psychological Stress and Cardiovascular Disease." *Journal of the American College of Cardiology* 51, n°. 13 (2008): 1237–46.

Índice